Alexander Weber

Imperfektionen bei Magnetic Particle Imaging

Behandlung von Imperfektionen bei Magnetic Particle Imaging mit Hilfe mathematischer Methoden

Imprint of Infinite Science GmbH,
Technikzentrum | MFC 1
Maria-Goeppert-Straße 1
23562 Lübeck, Germany

Cover Design and Illustration: Uli Schmidts, metonym
Editorial and Copy Editing: Infinite Science Publishing

Publisher: Infinite Science GmbH, Lübeck, www.infinite-science.de
Printed in Germany, BoD, Norderstedt

ISBN Hardcover: 978-3-945954-36-2

Bibliografische Information der Deutschen Nationalbibliothek:
Die Deutsche Nationalbibliothek verzeichnet diese Publikation in der Deutschen Nationalbibliografie; detaillierte bibliografische Daten sind im Internet über http://dnb.d-nb.de abrufbar.

Author

Dr. rer. nat. Alexander Weber
E-mail: weber-al@gmx.net

Series Editor

Thorsten M. Buzug
Institute of Medical Engineering
University of Lübeck

Research Series of the Institute of Medical Engineering University of Lübeck

The book series includes reserach foci of the Institute of Medical Engineering of the University of Lübeck, which is working on physical sensing and imaging instrumentation as well as image computing and system modeling in medical and technical applications. In particular, the series covers the areas of medical and technical imaging using tomographic techniques. This includes the development of reconstruction algorithms, signal-processing methods, front-end electronics, and contrast agents.

Alexander Weber

Imperfektionen bei Magnetic Particle Imaging

Behandlung von Imperfektionen bei Magnetic Particle Imaging mit Hilfe mathematischer Methoden

Research Series of the
Institute of Medical Engineering
University of Lübeck – Volume 5

Infinite Science Publishing

Danksagung

Ich möchte an dieser Stelle allen Personen danken, die durch ihre Unterstützung zum Gelingen dieser Arbeit beigetragen haben.

Bei Prof. Dr. Thorsten M. Buzug sowohl für die Möglichkeit diese Arbeit in Kooperation mit dem Institut für Medizintechnik in Lübeck anfertigen zu können als auch für die wertvollen wissenschaftlichen Impulse bei den Treffen.

Bei allen Kollegen der Bruker BioSpin MRI GmbH, die mir mit Rat und Tat zur Seite standen und mich so durch die kleineren und größeren Unwägbarkeiten der Promotionszeit begleiteten. Ausdrücklich möchte ich hier das MPI Kernteam um Prof. Dr. Ulrich Heinen, Jochen Franke, Heinrich Lehr und Ralf Dombrowski sowie Dr. Rainer Pietig aus dem Magnetbau anführen.

Bei Prof. Dr. Jürgen Weizenecker für die vielen fruchtbaren Diskussion und Anregungen, die entscheidend zum Erfolg dieser Arbeit beigetragen haben.

Bei Prof. Dr. Tobias Knopp für die Einführung ins wissenschaftliche Arbeiten und die Ermutigung eine Dissertation zu schreiben. Außerdem möchte ich mich für die offenen Diskussionen und die Unterstützung durch Messdaten bedanken.

Bei den Kollegen der Philips GmbH und insbesondere Dr. Jürgen Rahmer für den hervorragenden wissenschaftlichen Austausch und die Bereitstellung von Messdaten.

Zu guter Letzt bei meinen Eltern und meiner Freundin Kathrin, die mir stets vollstes Vertrauen schenkten.

Kurzfassung

Magnetic Particle Imaging (MPI) ist ein neues Bildgebungsverfahren, das die Visualisierung einer Verteilung von superparamagnetischen Eisenoxid-Nanopartikeln mit einer hohen räumlichen und zeitlichen Auflösung ermöglicht. Abweichungen von der vereinfachten Theorie von MPI sowie technische Limitierungen bei der Instrumentalisierung führen zu Fehlinterpretationen der Bilddaten oder verringern die Bildqualität. In der vorliegenden Arbeit steht die Behandlung solcher Imperfektionen mit Hilfe mathematischer Methoden im Mittelpunkt.

Der Bildgebungsbereich bei MPI entspricht dem Gebiet, das von dem feldfreien Punkt abgetastet wird. Auf Grund der Beziehung zum Anregungsfeld wird dieses als Anregungssichtfeld (Drive-Field Field-Of-View, kurz FOV$_{DF}$) abgekürzt. Da die Größe des FOV$_{DF}$ begrenzt ist, werden sogenannte Fokusfelder eingesetzt, um das FOV$_{DF}$ im Raum zu verschieben und damit einen größeren Bereich für die Bildgebung nutzbar zu machen. Infolge von Magnetfeldinhomogenitäten und nichtlinearen Magnetdeldbeiträgen durch weichmagnetische Materialien besteht zwischen der Position des FOV$_{DF}$ und der Stromeinstellung für die Magnetfeldspulen jedoch ein nichtlinearer Zusammenhang. Zur präzisen Steuerung des FOV$_{DF}$ wird in der vorliegenden Arbeit ein messbasiertes Verfahren entwickelt, das auf einer Reihenentwicklung in Kugelflächenfunktionen basiert. Hierbei wird gezeigt, dass eine Positionierung des FOV$_{DF}$ mit einer Genauigkeit im Zehntelmillimeterbereich möglich ist.

Die Systemmatrix, die für die Rekonstruktion der Partikelverteilung verwendet wird, enthält auf Grund des messbasierten Kalibrierungsprozesses Rauschen und dies wiederum verringert die Qualität der Rekonstruktionsergebnisse. In dieser Arbeit wird ein Verfahren vorgestellt, mit dem die Systemmatrix nachträglich nach der Kalibration entrauscht werden kann. Hierbei kommen sogenannte Frequenzraum-Filter zum Einsatz, die die gute Komprimierbarkeit der einzelnen Systemfunktionskomponenten ausnutzen. Es wird anhand von realen Messdaten gezeigt, dass durch das Entrauschen die erzielbare Auflösung erhöht werden kann.

In der vorliegenden Arbeit werden Signalbeiträge von magnetischen Partikeln untersucht, die sich außerhalb des FOV_{DF} befinden und dadurch nicht direkt vom feldfreien Punkt überstrichen werden. Es wird gezeigt, dass diese Partikel ein messbares Signal generieren, das aber nicht korrekt lokalisiert werden kann. Daher kann dem Rekonstruktionsergebnis außerhalb des FOV_{DF} nicht vertraut werden. Dieses kann nur dafür genutzt werden zu erkennen, ob und in welche Richtung sich Partikel außerhalb des FOV_{DF} befunden haben. Allerdings muss für ein artefaktfreies Rekonstruktionsergebnis im Inneren des FOV_{DF} eine Systemmatrix verwendet werden, die das FOV_{DF} überabtastet.

Bei der Rekonstruktion der Partikelverteilung mit Hilfe des Systemmatrix-Ansatzes werden die Zeitdaten in den Frequenzraum transformiert. Dabei werden die MPI-Signale, die von einer statischen Partikelverteilung stammen, auf Grund ihrer Periodizität durch die diskrete Fourier-Transformation exakt abgebildet. Dagegen können Störfrequenzen infolge des Leck-Effektes zu breitbandigen Störungen führen und beeinträchtigen das gesamte Spektrum. Im Rahmen dieser Arbeit wird das Verfahren der spektralen Bereinigung entwickelt, das diese breitbandigen Störungen reduziert. Dieses Verfahren beruht auf einer geeigneten Kombination aus der Anwendung einer Fensterfunktion und der Erhöhung des Abtastzeitraumes. Des Weiteren erzeugen dynamische Partikelverteilungen im Allgemeinen keine periodischen Signale, sodass es in diesem Fall ebenfalls zum Leck-Effekt kommt. Anhand einer Simulationsstudie wird nachgewiesen, dass für Dynamikmessungen mittels spektraler Bereinigung die Rekonstruktion stabilisiert und die erzielbare Auflösung erhöht werden kann. Zusätzlich wird anhand eines vereinfachten Dynamikmodells der Einfluss der Fensterung auf die Quantifizierbarkeit analysiert.

Inhaltsverzeichnis

1 Einleitung

1.1 Hintergrund

Bildgebende Verfahren in der Medizin visualisieren die anatomischen Strukturen oder physiologischen Aktivitäten einzelner Organe mit Hilfe mehrdimensionaler Bilddaten. Dadurch sind diese Verfahren zu einem wichtigen Hilfsmittel für die Diagnose verschiedenster Krankheitsbilder geworden. Bei Magnetic Particle Imaging (MPI) handelt es sich um eine relativ neue Modalität, die unter Zuhilfenahme magnetischer Felder die Verteilung von paramagnetischen Eisenoxid-Nanopartikeln bestimmt. Somit zählt MPI zur Klasse der indirekten funktionellen Bildgebungsverfahren. Erfunden wurde das Verfahren von B. Gleich und J. Weizenecker, die im Jahre 2005 die erste Veröffentlichung zu MPI in der Fachzeitschrift Nature publizierten [32]. MPI zeichnet sich durch eine hohe zeitliche Auflösung, eine hohe Sensitivität sowie eine Auflösung im Submillimeterbereich aus. Des Weiteren handelt es sich um ein quantitatives Verfahren, da das Messsignal proportional zur Partikelmenge ist. Da sowohl die verwendeten Nanopartikel bei korrekter Dosierung nur sehr geringe toxische Eigenschaften aufweisen, als auch die angelegten Magnetfelder bei Einhaltung der Grenzwerte keine Schädigung des Patienten bewirken, gehört MPI zu den nichtinvasiven Bildgebungsverfahren.

Für die Detektion und Lokalisierung der paramagnetischen Nanopartikel wird im traditionellen Konzept ein Gradientenfeld mit einem sinusförmigen Anregungsfeld, dem sogenannten Drive-Field, überlagert [32]. Dadurch wird der feldfreie Punkt des Gradientenfeldes auf einer Lissajous-Trajektorie im Raum bewegt. Sobald der feldfreie Punkt in der Nähe eines Partikels vorbei bewegt wird, verändert sich dessen Magnetisierung. Aufgrund dieser Magnetisierungsänderung wird in den Empfangsspulen ein Spannungssignal induziert und die Partikel können detektiert werden. Der Bereich, der vom feldfreien Punkt abgetastet wird, bildet den intrinsisch sensitiven Bereich von MPI und wird wegen der Beziehung zum Anregungsfeld als Drive-Field Field-Of-View (FOV_{DF}) bezeichnet. Bei der Rekonstruktion der Partikelverteilung mit Hilfe des Systemmatrix-Ansatzes wird ein lineares Gleichungssystems gelöst, das aus dem Messvektor und der sogenannten Systemmatrix besteht [33]. Die Systemmatrix beinhaltet sowohl Informationen über die Partikeleigenschaften als auch über die Einstellungen und Eigenschaften des Scanners. Typischerweise wird die Systemmatrix in einem Kalibrationsprozess bestimmt, bei dem eine Kalibrierprobe an die verschiedenen Ortspositionen bewegt und die Systemantwort bestimmt wird [34].

Seit der ersten Veröffentlichung im Jahre 2005 [32], in der schon eine Auflösung im Submillimeterbereich erzielt wurde, hat eine rege Weiterentwicklung im Bereich MPI stattgefunden. Während in [32] das Messobjekt noch mechanisch bewegt wurde, konnte 2008 erstmals die hohe Zeitauflösung mit Hilfe dynamischer Anregungsfelder nachgewiesen werden [35]. Die ersten in-vivo Messungen wurden dann schon ein Jahr später veröffentlicht [36]. Hierbei wurde der Blutfluss durch das Herz einer Maus unter Einsatz einer klinisch zulässigen Tracer-Dosis mit 46 Bildern pro Sekunde visualisiert. Nachdem der Meilenstein der schnellen in-vivo Bildgebung geglückt war, stieg die Anzahl an Forschungsgruppen, die sich mit MPI beschäftigen, stetig an. Es wurden zum Beispiel neue Konzepte der Bildgebung mit einer feldfreien Linie entwickelt und evaluiert [37, 38] sowie das bestehende Konzept der FFP-Bildgebung erweitert und validiert [39, 40, 41]. Seit 2013 ist von der Bruker BioSpin MRI GmbH ein MPI-Scanner kommerziell erhältlich [9]. Dadurch ist es nun möglich, dass auch Forschungsgruppen, die keinen eigener Scanner entwickeln wollen oder können, einen Zugang zu MPI bekommen. Dementsprechend ist zukünftig mit einer Zunahme in der Erforschung von Applikationen für MPI zu rechnen.

Da bei MPI nur die paramagnetischen Nanopartikel ein Signal liefern, ist für die exakte Einordnung der Lage der Partikelverteilung eine zusätzliche Messung der morphologischen Informationen notwendig. Typischerweise wird dabei der MPI-Datensatz mit einem MRI-Datensatz überlagert, wobei die einzelnen Aufnahmen an separaten Scannern aufgenommen wurden [36]. Durch den Transport des Untersuchungsobjektes zwischen den beiden Modalitäten wird die Registrierung der beiden Datensätze erschwert und es kann zu Veränderungen des Untersuchungsobjektes kommen. Die ersten 2D-Phantommessungen mit einem integrierten MPI-MRI-System wurden 2014 veröffentlicht [42]. Hierbei wurde allerdings lediglich ein Niederfeld-MRT verwendet. Im Gegensatz dazu wurde von der Bruker BioSpin MRI GmbH eine voll integriertes MPI-MRI-System entwickelt, das ein 3D-MPI-Scanner mit einem 0.5-T-MRI-Scanner kombiniert [10].

MPI bietet in vielen medizinischen Bereichen Anwendungsmöglichkeiten. Aufgrund der hohen Zeitauflösung ist MPI für alle Anwendungen prädestiniert, die eine schnelle Bildgebung benötigen. So kann beispielsweise der Blutfluss im Herzen dargestellt werden [36, 43, 44], um Herzgefäßerkrankungen zu adressieren. Des Weiteren können durch Darstellung des Blutflusses auch arteriosklerotische Gefäßverengungen diagnostiziert werden [45]. Neben den Diagnoseverfahren eignet sich MPI auch für die Darstellung medizinischer Instrumente, zum Beispiel während einer Herz-Kreislauf-Intervention [46]. So können Katheter entweder mit magnetischen Partikeln beschichtet oder befüllt werden, um diese dann während der Intervention zielgerichtet zu steuern. Ein weiteres Einsatzgebiet von MPI könnte die Verfolgung von transplantierten Stammzellen werden, die mit magnetischen Nanopartikel beladen wurden [47]. In einem ersten Experiment konnte nachgewiesen werden, dass eine quantitative Verfolgung beladener Stammzellen möglich ist, wobei das Detektionslimit bei nur 200 Zellen lag [48]. Außerdem können magnetische Partikel zur Tumorbehandlung eingesetzt werden, indem sie in den Tumor eingebracht werden und ihn durch gezielte Erwärmung zerstören [49]. Eine erste Studie hat gezeigt, dass mit Hilfe von MPI eine gute Vorhersage der Erwärmung der magnetischen Partikel erzielt werden kann [50]. In der Studie [41] wurde zum ersten Mal experimentell nachgewiesen, dass sowohl unterschiedliche Partikel als auch gleiche Partikel mit unterschiedlichem Aggregatzustand zur selben Zeit detektiert und separiert werden können. Des Weiteren ist es auch möglich, verschiedene Viskositäten der Partikellösung zu bestimmen [51]. Diese Ergebnisse erweitern die Anwendungsmöglichkeiten von MPI immens. So können beispielsweise verschiedene Zellen mit unterschiedlichen Partikeln markiert werden oder medizinische Instrumente von diagnostischen Partikeln unterschieden werden [52]. Ein weiteres potenzielles Einsatzgebiet von

MPI könnte die Steuerung von medizinischen Geräten sein [53]. So ist es beispielsweise möglich, ein Katheter mit magnetischer Spitze zu steuern, indem mit Hilfe der Magnetfelder von MPI gezielt eine Kraft auf die Spitze ausgeübt wird [54]. Eine Zusammenstellung der nachgewiesenen und postulierten Einsatzmöglichkeiten für MPI ist in [55, 56] gegeben.

1.2 Gliederung und eigene Beiträge

Die vorliegende Arbeit unterteilt sich in zwei Einführungskapitel und vier weiterführende Kapitel, die jeweils eine spezielle Imperfektion von MPI zum Thema haben. Abgerundet wird die Arbeit durch ein abschließendes Kapitel, in dem die einzelnen Ergebnisse zusammengefasst werden und ein Ausblick gegeben wird.

Im ersten Einführungskapitel werden alle mathematischen Grundlagen behandelt, die zum Verständnis der weiterführenden Kapitel notwendig sind. Dabei werden auch die grundlegenden Definitionen und Formeln sowie die Notation der vorliegenden Arbeit angegeben. Des Weiteren wird auf die Fourier-Analysis und die Lösung der Laplace-Gleichung näher eingegangen.

Eine Einführung in die Grundlagen der Bildgebung bei MPI wird im zweiten Einführungskapitel gegeben. Zuerst wird sowohl die Signal- als auch die Ortskodierung anschaulich dargestellt. Anschließend wird auf die Rekonstruktion der Partikelverteilung mit Hilfe des Systemmatrix-Ansatzes näher eingegangen. Hierbei werden neben den Eigenschaften der Systemmatrix auch die verwendeten Rekonstruktionsalgorithmen behandelt. In dieser Arbeit kommt außer der Kaczmarz-Methode auch die Singulärwertzerlegung zum Einsatz.

Die Lage und die Ausdehnung des FOV_{DF}, das den sensitiven Bereich von MPI beschreibt, wird über die Lage des feldfreien Punktes des Gradientenfeldes und der Gradientenstärke gesteuert. Hierbei kann die Position des feldfreien Punktes mit Hilfe sogenannter Fokusfelder im Raum verschoben werden. Da allerdings reale Magnetfelder Inhomogenitäten aufweisen und beim Bruker MPI-Scanner zusätzlich Weicheisenplatten für die Abschirmung verwendet wurden, ist es nicht möglich, den feldfreien Punkt linear im Raum zu verschieben, indem die Stromstärken der Fokusfeldspulen linear angepasst werden. In Kapitel 4 wird ein messbasierter Ansatz vorgestellt, mit dem die Stromeinstellung vorhergesagt werden kann, damit der feldfreie Punkt sich an einer gewissen Position befindet und dort einen bestimmten Gradienten aufweist. Der Ansatz besteht aus drei Teilschritten, die jeweils näher beleuchtet werden. Zuerst wird das Magnetfeld für ein feste Stromeinstellung bestimmt und in einer Reihe von Kugelflächenfunktionen entwickelt. In diesem Schritt werden die Inhomogenitäten des Magnetfeldes abgebildet. Die Stromabhängigkeit des Magnetfeldes wird im nächsten Schritt dadurch modelliert, dass die Koeffizienten der Reihenentwicklung als stromabhängig angesehen werden. Indem nun verschiedene Stromeinstellungen vermessen werden, kann mit Hilfe einer Regressionsrechnung für jeden Koeffizienten ein Strommodell bestimmt werden. Soll nun der feldfreie Punkt an eine gewisse Position mit einem bestimmten Gradienten verschoben werden, führt das Modell zu einem nichtlinearen Gleichungssystem, das durch das Newton-Verfahren gelöst werden kann. Mit Hilfe dieses Verfahrens wurde ein MPI-Scanner vollständig charakterisiert und die Verschiebung des feldfreien Punktes konnte mit hoher Genauigkeit vorhergesagt werden.

Auf Grund der messbasierten Kalibration der Systemmatrix ist diese rauschbehaftet, und das Rauschen limitiert die erzielbare Auflösung. Ein Verfahren zur Entrauschung der Systemmatrix wird in Kapitel 5 vorgestellt. Hierbei wird auf jede Systemfunktionskomponente separat ein sogenannter Frequenzraum-Filter angewendet. Der Einfluss des Entrauschens auf den Rekonstruktionsprozess wird an experimentellen Daten untersucht. Dabei wird nachgewiesen, dass durch das Entrauschen die erzielbare Auflösung verbessert werden kann.

Partikel, die sich nicht im FOV_{DF} befinden und somit nicht direkt vom feldfreien Punkt überstrichen werden, erzeugen ebenfalls ein Signal. In Kapitel 6 wird eine systematische Untersuchung der Effekte auf die Rekonstruktion präsentiert, falls ein Phantom sukzessive aus dem FOV_{DF} bewegt wird. Es zeigt sich, dass dem Rekonstruktionsergebnis außerhalb des FOV_{DF} nicht vertraut werden kann. Allerdings ist es notwendig, dass die Systemmatrix eine Überabtastung des FOV_{DF} aufweist, damit im FOV_{DF} selber keine Artefakte auftreten. Diese Untersuchung wurde von Franziska Werner und Tobias Knopp (beide Universitätsklinikum Hamburg-Eppendorf, Abteilung für Biomedizinische Bildgebung und Technische Universität Hamburg-Harburg, Institut für Biomedizinische Bildgebung) durch experimentelle Messdaten in einer intensiven Zusammenarbeit unterstützt.

Da sich der feldfreie Punkt während eines Messzyklus auf einer geschlossenen Kurve bewegt, wird bei einer statischen Partikelverteilung ein periodisches Signal erzeugt, sodass die Frequenzen des Signals auf dem Frequenzraster der diskreten Fourier-Transformation liegen. Allerdings ist bei dynamischen Partikelverteilungen die Periodizität nicht mehr gegeben und es kommt zu einer Frequenzaufspaltung. Des Weiteren weisen Störungen, die nicht von Nichtlinearitäten des Systems stammen, typischerweise eine Störfrequenz auf, die nicht auf dem Frequenzraster liegt. Allgemein unterliegen Frequenzen, die nicht auf dem Frequenzraster liegen, bei der diskreten Fourier-Transformation dem Leckeffekt und verursachen breitbandige Störungen, die die Bildrekonstruktion erschweren. Im Rahmen dieser Arbeit wurde zur Verringerung dieser breitbandigen Störungen das Verfahren der spektralen Bereinigung entwickelt, das in Kapitel 7 präsentiert wird. Für das Verständnis des Verfahrens wird zuerst auf den Leck-Effekt und seine Ursachen eingegangen. Anschließend werden die spektrale Bereinigung und der wichtige Baustein der Fensterung vorgestellt und analysiert. Bei dynamischen Partikelverteilungen spielen nicht nur die Störungen, sondern auch die Quantifizierbarkeit eine wichtige Rolle. Aus diesem Grund wurde ein Modell zur Beschreibung der Dynamik entwickelt und der Einfluss der Fensterfunktion auf die Quantifizierbarkeit untersucht. Das Verfahren der spektralen Bereinigung wurde sowohl an echten Messdaten als auch an einer Simulationsstudie für dynamische Partikelverteilungen evaluiert. Hierbei konnte nachgewiesen werden, dass durch das Verfahren bei echten Messdaten die breitbandigen Störungen eliminiert und bei dynamischen Partikelverteilungen der Rekonstruktionsprozess stabilisiert werden konnte.

Die Inhalte dieser Arbeit wurden in begutachteten Zeitschriften [1, 2] veröffentlicht und auf internationalen Konferenzen [11, 12, 13, 14] vorgetragen. Des Weiteren sind im Rahmen dieser Arbeit zwei Patenteinreichungen [30, 31] entstanden. Zusätzlich sind unter der Mitwirkung des Autors dieser Arbeit weitere Zeitschriftenartikel [3, 4, 5, 6, 7, 8] und Konferenzbeiträge [15, 16, 9, 17, 18, 19, 10, 20, 21, 22, 23, 24, 25, 26, 27, 28, 29] verfasst worden.

2 Mathematische Grundlagen

In diesem Kapitel werden die zum Verständnis der behandelten Themen notwendigen mathematischen Grundlagen und Definition vorgestellt. Hiermit soll die Nachvollziehrbarkeit der Ergebnisse dieser Arbeit gewährleistet werden. Zuerst wird in diesem Kapitel auf die grundlegenden mathematischen Notationen und Definitionen eingegangen. Anschließend werden die in dieser Arbeit verwendeten Quadraturformeln eingeführt. Der vierte Abschnitt wird der Fourieranalyse und im Speziellen der kontinuierlichen und der diskreten Fourier-Transformation gewidmet. Die diskrete Fourier-Transformation spielt eine wichtige Rolle bei dem Verständnis der Datenverarbeitung, des Entrauschungsalgorithmus und dem Verfahren der spektralen Bereinigung. Danach wird die Laplace-Gleichung und deren Lösungen untersucht, welche benötigt werden, um eine analytische Beschreibung der einzelnen Komponenten eines statischen Magnetfeldes zu bestimmen. Zum Abschluss wird das Newton-Verfahren vorgestellt, das zum Lösen von nichtlinearen Gleichungssystemen zum Einsatz kommt.

2.1 Notation

In dieser Arbeit wird die folgende mathematische Notation verwendet. Der Zahlenraum der komplexen Zahlen wird durch $\mathbb{C}$ und die reellen Zahlen werden durch $\mathbb{R}$

bezeichnet. Des Weiteren werden mit $\mathbb{N}$ und $\mathbb{N}_0$ die natürlichen Zahlen ohne bzw. mit Null bezeichnet.

Damit Vektoren und Matrizen von skalaren Werten unterschieden werden können, werden diese durch fette Buchstaben markiert. Vektoren im Vergleich zu Matrizen werden wiederum mit kleinen Buchstaben bezeichnet. So bezeichnet

$$\mathbf{v} := (v_n)_{n=0}^{N-1} \in \mathbb{C}^N \tag{2.1}$$

einen komplexen Vektor der Dimension N, der aus den Elementen $v_n \in \mathbb{C}$, $n = 0, \ldots, N-1$ besteht. Eine komplexe $M \times N$ Matrix

$$\mathbf{A} := (A_{m,n})_{m=0,\ldots,M-1;n=0,\ldots,N-1} \in \mathbb{C}^{M\times N} \tag{2.2}$$

besteht aus den Elementen $A_{m,n} \in \mathbb{C}$ mit $m = 0, \ldots, M-1$ und $n = 0, \ldots, N-1$. Die Adjungierte einer komplexen Matrix oder eines komplexen Vektors wird durch

$$\mathbf{A}^H := (\overline{A}_{n,m})_{n=0,\ldots,N-1;m=0,\ldots,M-1} \in \mathbb{C}^{N\times M} \tag{2.3}$$

abgekürzt, wobei $\overline{A}_{n,m}$ dem komplex konjugierten von $A_{n,m}$ entspricht. Eine Diagonalmatrix wird durch

$$\operatorname{diag}\left((a_n)_{n=0,\ldots,N-1}\right) = \begin{pmatrix} a_0 & 0 & \cdots & 0 \\ 0 & a_1 & \ddots & \vdots \\ \vdots & \ddots & \ddots & 0 \\ 0 & \cdots & 0 & a_{N-1} \end{pmatrix} \in \mathbb{C}^{N\times N} \tag{2.4}$$

abgekürzt. Die Einheitsmatrix wird mit $\mathbf{I}_N$ bezeichnet, wobei die Dimensionsangabe N weggelassen wird, falls diese klar ersichtlich ist.

Das Skalarprodukt zwischen zwei Objekten u, v eines Vektorraumes U wird mit $\langle u, v\rangle$ bezeichnet. Hierbei handelt es sich, falls nichts anderes erwähnt, um das Standard-Skalarprodukt des zugrunde liegenden Vektorraumes und

$$\|u\| := \sqrt{\langle u, u\rangle} \tag{2.5}$$

gibt die Norm an, die durch das Skalarprodukt induziert wird.

Der Vektorraum

$$L^2(\Omega) = \left\{ f : \mathbb{C} \to \mathbb{C} \,\middle|\, \int_\Omega |f(\omega)|^2 \mathrm{d}\,\omega < \infty \right\} \tag{2.6}$$

bezeichnet den Hilbertraum der quadratintegrierbaren Funktionen auf dem Gebiet Ω. Das Standard-Skalarprodukt dieses Vektorraumes ist durch

$$\langle f, g\rangle = \int_{\Omega} f^*(\omega) g(\omega) \mathrm{d}\,\omega \tag{2.7}$$

gegeben.

Sei $F : \mathbb{R}^3 \to R$ eine differenzierbare Funktion. Die Anwendung des Nabla-Operators ∇ liefert die partiellen Ableitungen

$$\nabla F = \begin{pmatrix} \frac{\partial F}{\partial x} \\ \frac{\partial F}{\partial y} \\ \frac{\partial F}{\partial z} \end{pmatrix} \tag{2.8}$$

der Funktion F. Auf Grund der geometrischen Interpretation werden die Komponenten des Vektors in diesem Fall mit x, y, z indiziert.
Sei $\mathbf{F} : \mathbb{R}^3 \to \mathbb{R}^3$ ein dreidimensionales Vektorfeld mit

$$\mathbf{F}(\mathbf{x}) = \mathbf{F}(x, y, z) = \begin{pmatrix} F_x(x, y, z) \\ F_y(x, y, z) \\ F_z(x, y, z) \end{pmatrix}. \tag{2.9}$$

Falls das Vektorfeld $\mathbf{F}$ differenzierbar ist, wird die Divergenz des Vektorfeldes durch

$$\operatorname{div} \mathbf{F} = \nabla \cdot \mathbf{F} = \frac{\partial F_x}{\partial x} + \frac{\partial F_y}{\partial y} + \frac{\partial F_z}{\partial z} \tag{2.10}$$

und die Rotation des Vektorfeldes durch

$$\operatorname{rot} \mathbf{F} = \nabla \times \mathbf{F} = \begin{pmatrix} \frac{\partial F_z}{\partial y} - \frac{\partial F_y}{\partial z} \\ \frac{\partial F_x}{\partial z} - \frac{\partial F_z}{\partial x} \\ \frac{\partial F_y}{\partial x} - \frac{\partial F_x}{\partial y} \end{pmatrix} \tag{2.11}$$

definiert. Diese Schreibweise ist motiviert durch die Interpretation des Nabla-Operators als Vektor $\nabla = (\frac{\partial}{\partial x}, \frac{\partial}{\partial y}, \frac{\partial}{\partial z})^T$. Gilt zusätzlich, dass die Funktion F zweimal differenzierbar ist, so wird durch

$$\Delta F = \frac{\partial^2 F}{\partial x^2} + \frac{\partial^2 F}{\partial y^2} + \frac{\partial^2 F}{\partial z^2} \tag{2.12}$$

der Laplace-Operator definiert. Hierbei gilt der Zusammenhang

$$\nabla \cdot \nabla F = \Delta F \tag{2.13}$$

des Laplace-Operators zur Divergenz.

In dieser Arbeit wird die folgende Definition

$$\begin{aligned} x &= r \sin\theta \cos\varphi \\ y &= r \sin\theta \sin\varphi \\ z &= r \cos\theta \end{aligned} \tag{2.14}$$

der Kugelkoordinaten verwendet. Der Radius r gibt den Abstand zwischen dem Punkt und dem Koordinatenursprung an. Mit $\varphi \in [0, 2\pi)$ wird der Azimuthwinkel bezeichnet. Dieser beschreibt den Winkel zwischen der positiven x-Achse und der Projektion des Punktes auf die xy-Ebene gegen den Uhrzeigersinn. Der Polarwinkel $\theta \in [0, \pi)$ gibt den Winkel zwischen der positiven z-Achse und r an.

Die Sphäre

$$S_R = \{\mathbf{x} \in \mathbb{R}^3 \mid \|\mathbf{x}\| = R\} \tag{2.15}$$

entspricht der Oberfläche einer Kugel mit der Radius R.

Die Signumfunktion

$$\operatorname{sgn} : \mathbb{R} \to \mathbb{R}, \qquad \operatorname{sgn}(x) = \begin{cases} +1 & \text{, falls } |x| > 0 \\ 0 & \text{, falls } |x| = 0 \\ -1 & \text{, falls } |x| < 0 \end{cases} \tag{2.16}$$

liefert das Vorzeichen einer reellen Zahl.

Das Verhältnis Q von zwei Signalwerten s_1 und s_2, die sich um Größenordnungen unterscheiden, wird durch die Einheit Dezibel (dB) ausgedrückt. Dabei wird auf Grund der großen Unterschiede der Signalwerte der Zehnerlogarithmus

$$Q = 20 \log_{10}\left(\frac{s_1}{s_2}\right) \text{dB} \tag{2.17}$$

des Signalverhältnisses gebildet. Da es sich in dieser Arbeit um Spannungsamplituden handelt wird der Vorfaktor 20 verwendet. Bei Leistungswerten beträgt der Vorfaktor stattdessen zehn.

2.2 Grundlegende mathematische Formeln

In diesem Kapitel werden grundlegende mathematische Formeln angegeben, die im Folgenden für das Verständnis notwendig sind. Die angegeben Formeln sind aus [57] entnommen und gelten für $x, y \in \mathbb{C}$.

Die Eulersche Formel stellt durch

$$e^{\mathrm{i}x} = \cos(x) + i\sin(x) \tag{2.18}$$

einen Zusammenhang zwischen den trigonometrischer Funktionen und der komplexen Exponentialfunktion dar. Damit ergibt sich für die trigonometrischen Funktionen

$$\begin{aligned} \cos(x) &= \frac{1}{2}\left(e^{\mathrm{i}x} + e^{-\mathrm{i}x}\right) \\ \sin(x) &= \frac{1}{2i}\left(e^{\mathrm{i}x} - e^{-\mathrm{i}x}\right) \end{aligned} \tag{2.19}$$

die Darstellung über die komplexe Exponentialfunktion.

Das Produkt zweier trigonometrischen Funktionen lässt sich durch

$$\begin{aligned} \sin(x) \cdot \sin(y) &= \frac{1}{2}\left(\cos(x-y) - \cos(x+y)\right) \\ \cos(x) \cdot \cos(y) &= \frac{1}{2}\left(\cos(x-y) + \cos(x+y)\right) \\ \sin(x) \cdot \cos(y) &= \frac{1}{2}\left(\sin(x-y) + \sin(x+y)\right) \end{aligned} \tag{2.20}$$

berechnen.

Bei der Geometrischen Reihe handelt es sich um eine bedeutende Reihe, deren Partialsummen (Geometrische Summe) durch

$$\sum_{k=0}^{N} x^k = \frac{1 - x^{N+1}}{1 - x} \tag{2.21}$$

berechnet werden können.

2.3 Numerische Integration

Bei der numerischen Integration handelt es sich um Teilgebiet der numerischen Mathematik, das sich mit der Bestimmung des Integralwertes

$$I(f) = \int_a^b f(t)\,\mathrm{d}t$$

für eine gegebene Funktion f auf dem Intervall $[a, b]$ befasst [58]. In vielen Anwendungen liegt die Funktion f nicht in analytischer Form vor, sondern es stehen nur eine diskrete Anzahl an Funktionswerte zur Verfügung. Des Weiteren existiert in vielen Fällen keine Stammfunktion oder sie kann nicht explizit angegeben werden. Aus diesen Gründen wird versucht, den Integralwert durch eine gewichtete Summe

$$I(f) \approx \sum_{k=1}^{N} w_k f(t_k) \tag{2.22}$$

zu approximieren, wobei f an N verschiedenen Stützstellen $a \leq t_1 < \ldots < t_N \leq b$ ausgewertet und mit w_k gewichtet wird. Eine solche Formel wird Quadraturformel genannt. Eine qualitative Eigenschaft der Quadraturformel ist die Ordnung. Diese beschreibt die Fähigkeit der Quadraturformel ein Polynom exakt integrieren zu können. Hierbei besitzt eine Quadraturformel die Ordnung p, falls sie alle Polynome bis zum Grad $p - 1$ exakt integriert.

2.3.1 Newton-Cotes-Formel

Bei den Newton-Cotes-Formeln wird die zu integrierende Funktion an äquidistanten Stützstellen $a \leq t_1 < t_2 = t_1 + h < \ldots < t_N = t_1 + (N-1)h \leq b$ mit $h = \frac{b-a}{N}$ ausgewertet und durch ein Polynom vom Grad $N - 1$ angenähert. Dabei werden die Gewichte so gewählt, dass das Interpolationspolynom exakt integriert wird. Aus diesem Grund weist die Newton-Cotes-Formel die Ordnung N auf. Die Gewichte sind durch

$$w_k = \int_a^b \prod_{j=1, j \neq k}^{N} \left(\frac{t - t_j}{t_k - t_j} \right)^2 \mathrm{d}t, \quad k = 1, \ldots, N$$

gegeben. Ab einer Anzahl an Stützstellen von $N \geq 8$ können negative Gewichte auftreten und damit zu Auslöschung und numerischen Instabilitäten führen. Deshalb wird in diesem Fall zu den zusammengesetzten Newton-Cotes-Formeln übergegangen. Hierbei wird das Intervall $[a, b]$ in N gleichgroße Teilintervalle unterteilt und auf jedem Intervall eine Newton-Cotes-Formel mit niedrigerer Ordnung gewählt. Ein Beispiel hierfür ist die zusammengesetzte linke Rechteckregel. Bei der Rechteckregel handelt es sich um eine Newton-Cotes-Formel vom Grad eins. Der Name ergibt sich daher, dass es sich bei dem Interpolationspolynom um eine Gerade handelt und deshalb die Funktion durch Rechtecke angenähert wird. Als Gewichte ergeben sich in diesem Fall gerade die Breite des Auswertungsintervalls. Als Stützstellen werden die linken Intervallgrenzen verwendet, sodass sich durch

$$Q(f) = \sum_{i=1}^{N} \frac{b-a}{N} f\left(a + (i-1)\frac{b-a}{N}\right) \tag{2.23}$$

die Formel für die zusammengesetzte linke Rechteckregel ergibt. Der wesentliche Vorteil dieser Quadraturformel ist die einfache Berechnung. Sie ist besonders für periodische Funktionen gut geeignet. Dagegen sind Integrale polynomähnlicher Funktionen schlecht approximierbar.

2.3.2 Gauß-Legendre-Quadratur

Bei der Gauß-Legendre-Quadratur werden die Stützstellen und die Gewichtsfunktion so gewählt, dass die maximale Ordnung von $2N$ erreicht wird. Dabei entsprechen die Stützstellen $t_1, \ldots, t_N$ den Nullstellen des N-ten Legendre-Polynoms P_N auf das Intervall $[a, b]$ transformiert. Die Gewichte werden analog zu den Newton-Cotes-Formeln berechnet. Die maximale Ordnung dieses Verfahrens wird dadurch erreicht, dass das N-te Legendre-Polynom senkrecht auf allen Polynomen mit Grad $N-1$ bzgl. des Standardskalarprodukts auf $L^2([-1, 1])$ steht und damit durch Polynomdivision eine Reduktion des Integrationspolynoms auf ein Polynom vom Grad maximal $N-1$ durchgeführt werden kann. Dieses Polynom lässt sich wieder mit Hilfe der Newton-Cotes-Formeln exakt integrieren. Der wesentliche Vorteil der Gauß-Legendre-Quadratur ist die bestmögliche Integrierbarkeit von Polynomen. Nachteilig ist die Tatsache, dass die Stützstellen und die Gewichte für jedes N variieren.

2.4 Fourier-Analysis

Bei der Fourier-Analysis handelt es sich um ein Teilgebiet der Mathematik, das sich mit der Zerlegung einer Funktion in eine Reihe von trigonometrischen Funktionen beschäftigt. Im Folgenden werden die Definitionen und die wichtigsten Eigenschaften der Fourier-Reihe, der kontinuierlichen sowie der diskreten Fourier-Transformation angegeben. Eine gute Einführung in das Thema Fourier-Analysis kann in [59] gefunden werden. Die Notation und die Definitionen in der vorliegenden Arbeit sind an dieses Buch angelehnt.

2.4.1 Fourier-Reihe

Sei $f : [-\frac{T}{2}, \frac{T}{2}] \to \mathbb{C}$ eine periodische Funktion mit der Periodendauer T. Falls f stetig differenzierbar ist, kann sie durch

$$f(t) = \sum_{k=-\infty}^{\infty} \hat{f}_k e^{\mathrm{i}\omega_k t}, \quad \omega_k = \frac{2\pi k}{T} \tag{2.24}$$

in die sogenannte Fourier-Reihe entwickelt werden. Die Koeffizienten $\hat{f}_k$ der Fourier-Reihe werden Fourier-Koeffizienten genannt und lassen sich durch

$$\hat{f}_k = \frac{1}{T} \int_{-\frac{T}{2}}^{\frac{T}{2}} f(t) e^{-\mathrm{i}\omega_k t} \mathrm{d}t, \quad k = 0, \pm 1, \pm 2, \ldots \tag{2.25}$$

bestimmen. Die Menge aller Fourier-Koeffizienten wird als Frequenzspektrum bezeichnet. Die Fourier-Reihe konvergiert im Allgemeinen nicht für jede beliebige periodische Funktion, allerdings lässt sich die Voraussetzung stetig differenzierbar weiter abschwächen [60]. Da es sich bei den MPI-Signalen um stetig differenzierbare Signale handelt, kann von einer Konvergenz der Fourier-Reihe ausgegangen werden.

2.4.2 Kontinuierliche Fourier-Transformation

Die Einschränkung der Fourier-Reihe auf periodische Funktionen wird bei der kontinuierlichen Fourier-Transformation durch den Grenzübergang $T \to \infty$ eliminiert. In der vorliegenden Arbeit wird die kontinuierliche Fourier-Transformation $\mathcal{F}(f) : \mathbb{R} \to \mathbb{C}$ einer Funktion $f : \mathbb{R} \to \mathbb{C}$ durch

$$\mathcal{F}(f)(\omega) = \int_{-\infty}^{\infty} f(t) e^{-\mathrm{i}\omega t} \mathrm{d}t \tag{2.26}$$

definiert. In diesem Fall ist die Rücktransformation folgendermaßen

$$\mathcal{F}^{-1}(F)(t) = \frac{1}{2\pi} \int_{-\infty}^{\infty} F(\omega) e^{+\mathrm{i}\omega t} \mathrm{d}\omega \tag{2.27}$$

gegeben. Bei der Definition der kontinuierlichen Fourier-Transformation ist Vorsicht geboten, da es durchaus üblich ist, bei der Definition die Vorzeichen des Exponenten zu vertauschen oder den Vorfaktor anders auf die Hin- und Rücktransformation aufzuteilen. Für das Paar aus Funktion $f(t)$ und kontinuierlicher Fourier-Transformation $\mathcal{F}(f)(w)$ wird im Folgenden die Kurzschreibweise $f(t) \leftrightarrow F(\omega)$ verwendet. Wird die Funktion $f(t)$ untersucht, so spricht man von Zeitbereich. Dagegen wird bei der Transformierten $F(\omega)$ von Frequenzbereich, Frequenzantwort oder Frequenzspektrum gesprochen.

Für die kontinuierliche Fourier-Transformation gelten für $f(t) \leftrightarrow F(\omega)$ und $g(t) \leftrightarrow G(\omega)$ die folgenden fundamentalen Eigenschaften:

$$a \cdot f(t) + b \cdot g(t) \leftrightarrow a \cdot F(\omega) + b \cdot G(\omega) \tag{2.28}$$

$$f(t-a) \leftrightarrow F(\omega)e^{\mathrm{i}\omega a} \tag{2.29}$$

$$f(t)e^{-\mathrm{i}\omega_0 t} \leftrightarrow F(\omega + \omega_0) \tag{2.30}$$

Somit handelt es sich bei der kontinuierlichen Fourier-Transformation um eine lineare Transformation. Des Weiteren bewirkt eine Verschiebung im Zeitbereich eine Multiplikation mit einem Phasenfaktor im Frequenzbereich und umgekehrt.

Eine wichtige Eigenschaft zur Untersuchung der kontinuierlichen Fourier-Transformation stellt der Zusammenhang mit der Faltung dar. Die Faltung zweier Funktionen $f : \mathbb{R} \to \mathbb{C}$ und $g : \mathbb{R} \to \mathbb{C}$ ist durch

$$(f * g)(t) = \int_{-\infty}^{\infty} f(\xi) g(t - \xi) \mathrm{d}\xi \tag{2.31}$$

definiert. Für $f(t) \leftrightarrow F(\omega)$ und $g(t) \leftrightarrow G(\omega)$ gilt dann der Faltungssatz

$$\mathcal{F}(f * g)(\omega) = F(\omega) \cdot G(\omega) \tag{2.32}$$

und dessen Umkehrung

$$\mathcal{F}(f \cdot g)(\omega) = \frac{1}{2\pi}(F * G)(\omega). \tag{2.33}$$

Somit entspricht eine Faltung im Zeitbereich einer Multiplikation im Frequenzbereich und umgekehrt.

Die kontinuierliche Fourier-Transformation der Exponentialfunktion und der trigonometrischen Funktionen ist durch

$$f(t) = e^{\mathrm{i}\omega_0 t} \leftrightarrow F(\omega) = 2\pi\,\delta(\omega - \omega_0) \tag{2.34}$$

$$f(t) = \cos(\omega_0 t) \leftrightarrow F(\omega) = \frac{2\pi}{2}\left(\delta(\omega - \omega_0) + \delta(\omega + \omega_0)\right) \tag{2.35}$$

$$f(t) = \sin(\omega_0 t) \leftrightarrow F(\omega) = \frac{2\pi}{2i}\left(\delta(\omega - \omega_0) - \delta(\omega + \omega_0)\right) \tag{2.36}$$

gegeben, wobei durch δ die Dirac-Funktion abgekürzt wird. Hierbei handelt es sich trotz des Namens um eine Distribution, die nur für das Argument 0 ungleich 0 ist und für das Argument 0 selber gegen ∞ strebt. Eine wichtige Eigenschaft der Dirac-Funktion ist, dass sie bei der Integration

$$\int_{-\infty}^{\infty} f(x)\delta(x)\mathrm{d}x = f(0) \tag{2.37}$$

den Wert des Integranden an der Stelle Null liefert.

2.4.3 Diskrete Fourier-Transformation

Bei der diskreten Fourier-Transformation handelt es sich um eine Approximation der Fourier-Koeffizienten der Fourier-Reihe. Hierbei wird die zu analysierende periodische Funktion f an N äquidistanten Zeitpunkten

$$t_j = j\Delta t, \quad j = 0, 1, \ldots, N-1 \tag{2.38}$$

mit $\Delta t = \frac{T}{N}$ abgetastet und der k-te Fourier-Koeffizient wird durch

$$\hat{f}_k = \frac{1}{T}\int_{-\frac{T}{2}}^{\frac{T}{2}} f(t)e^{-2\pi \mathrm{i} k \frac{t}{T}}\mathrm{d}t \approx \frac{1}{N}\sum_{j=0}^{N-1} f(t_k)e^{-2\pi \mathrm{i} k \frac{j}{N}} \tag{2.39}$$

mit Hilfe der linken Rechteckregel (siehe 2.3.1) angenähert. Es sei angemerkt, dass bei der Approximation eine Verschiebung der Intervallgrenzen um $\frac{T}{2}$ durchgeführt wurde, was auf Grund der Periodizität von f zulässig ist.
Dies führt zu folgender Definition der diskreten Fourier-Transformation eines Vektors $\mathbf{x} \in \mathbb{C}^N$:

$$\hat{x}_k = \sum_{j=0}^{N-1} x_j e^{-2\pi \mathrm{i} \frac{jk}{N}}, \quad k = 0, \ldots, N-1. \tag{2.40}$$

Die einzelnen Komponenten des Vektors $\hat{\mathbf{x}} \in \mathbb{C}^N$ werden ebenfalls Fourier-Koeffizienten genannt. Durch eine periodische Fortsetzung von $\mathbf{x}$, d.h. $x_{n+N} = x_n \ \forall n \in \mathbb{Z}$, lässt sich die Definition der diskreten Fourier-Transformation auf $k \in \mathbb{Z}$ verallgemeinern. Damit ergibt sich eine implizite Periodisierung, die auch schon der Fourier-Reihe infolge der Voraussetzung von periodischen Funktionen zu Grunde liegt.

Mit Hilfe der Definition der Fouriermatrix

$$\mathbf{F}_N = \left(e^{-2\pi \mathrm{i}\frac{kj}{N}}\right)_{k=0,\ldots,N-1;j=0,\ldots,N-1} \in \mathbb{C}^{N\times N} \tag{2.41}$$

lässt sich die diskrete Fourier-Transformation auch durch eine Matrixmultiplikation

$$\hat{\mathbf{x}} = \mathbf{F}_N \mathbf{x} \tag{2.42}$$

darstellen. Die Fouriermatrix weist die folgende Orthogonalitätseigenschaft

$$\mathbf{F}_N \mathbf{F}_N^H = \frac{1}{N} \mathbf{I}_N \tag{2.43}$$

auf, sodass die inverse diskrete Fourier-Transformation durch

$$x_j = \frac{1}{N} \sum_{k=0}^{N-1} \hat{x}_k e^{2\pi \mathrm{i} \frac{kj}{N}}, \quad j = 0, \ldots, N-1 \tag{2.44}$$

gegeben ist.

Bei der diskreten Fourier-Transformation handelt es sich um eine komplexe Transformation. Für den Sonderfall eines reellen Vektors $\mathbf{x} \in \mathbb{R}^N$ gilt für die Fourier-Koeffizienten

$$\hat{x}_{-k} = \overline{\hat{x}}_k, \quad k \in \mathbb{Z}. \tag{2.45}$$

Somit sind die Fourier-Koeffizienten eines reellen Vektors gespiegelt und komplex konjugiert. Diese Redundanzen bestehen, da durch eine lineare Transformation keine Informationen erzeugt werden können. Bei den MPI-Signalen handelt es sich um reelle Spannungswerte. Damit ist es ausreichend, die ersten $\frac{N}{2} + 1$ Fourier-Koeffizienten zu betrachten, wobei N gerade gewählt wird und die Anzahl an Abtastwerten eines MPI-Signals angibt. Hierbei gilt es zu berücksichtigen, dass $\hat{x}_0$ und $\hat{x}_{N/2}$ reellwertig sind und somit nicht nur $\frac{N}{2}$ Fourier-Koeffizienten die vollständige Information tragen. Speichereffiziente Implementierungen fassen diese beide Koeffizienten zusammen, sodass kein zusätzlicher Speicherplatz belegt werden muss.

Analog zur kontinuierlichen Fourier-Transformation gelten im diskreten Fall ebenfalls die Verschiebungsgesetze. Für einen im Zeitbereich verschobenen Vektor

$$v_k = x_{k-m}, \quad k, m \in \mathbb{Z} \tag{2.46}$$

ergibt sich der k-te Fourier-Koeffizient durch eine Multiplikation mit einem Phasenfaktor

$$\hat{v}_k = e^{-2\pi \mathrm{i} \frac{km}{N}} \hat{x}_k, \quad k \in \mathbb{Z}. \tag{2.47}$$

Dieser Zusammenhang gilt wiederum auch umgekehrt. Eine Multiplikation im Zeitbereich mit einem Phasenfaktor entspricht einer Verschiebung im Frequenzbereich.

Der Zusammenhang zwischen der kontinuierlichen Fourier-Transformation und der Faltung lässt sich ebenfalls auf den diskreten Fall übertragen. Es ist allerdings Vorsicht bei der Auswahl der verwendeten Faltung geboten, da für den diskreten Fall verschiedene Definitionen der Faltung existieren und der diskrete Faltungssatz nur für die zyklische Faltung gilt. Diese ist für periodisch fortgesetzte Vektoren $\mathbf{a}, \mathbf{b} \in \mathbb{C}^N$ folgendermaßen

$$(a * b)_k = \frac{1}{N} \sum_{l=0}^{N-1} a_l \, b_{k-l} \tag{2.48}$$

definiert. Hierbei ist es entscheidend, dass die Vektoren periodisch fortgesetzt werden, damit die Definition konsistent zur Definition der diskreten Fourier-Transformation ist. Mit der zyklischen Faltung gilt für $\mathbf{u}, \mathbf{v} \in \mathbb{C}^N$ der diskrete Faltungssatz

$$\mathbf{F}_N(u * v) = \mathbf{F}_N\mathbf{u} \odot \mathbf{F}_N\mathbf{v} \tag{2.49}$$

und dessen Umkehrung

$$\mathbf{F}_N(\mathbf{u} \odot \mathbf{v}) = N(\mathbf{F}_N\mathbf{u} * \mathbf{F}_N\mathbf{v}). \tag{2.50}$$

Dabei bezeichnet $\odot$ die komponentenweise Multiplikation zweier Vektoren. Somit gilt wiederum, dass eine Faltung im Zeitbereich einer Multiplikation im Frequenzbereich entspricht und umgekehrt.

Die diskrete Fourier-Transformation lässt sich auf mehrdimensionale Vektoren erweitern, indem die diskrete Fourier-Transformation für jede Komponentenrichtung nacheinander ausgeführt wird. Somit ergibt sich für den d-dimensionalen Fall $\mathbf{x} \in \mathbb{C}^{N_1 \times \ldots \times N_d}$ die Definition

$$\hat{x}_{k_1,\ldots,k_d} = \sum_{j_1=0}^{N_1-1} \cdots \sum_{j_d=0}^{N_d-1} x_{k_1,\ldots,k_d} e^{-2\pi \mathrm{i} \frac{j_1 k_1}{N_1}} \cdots e^{-2\pi \mathrm{i} \frac{j_d k_d}{N_d}} \,, \tag{2.51}$$

mit $k_l = 0, \ldots, N_l - 1$ und $l = 1, \ldots, d$.

Der Aufwand einer N-dimensionalen linearen Transformation liegt im Allgemeinen in $\mathcal{O}(N^2)$, d.h. die Komplexität hängt quadratisch von der Dimensionsgröße ab. Der Erfolg der diskreten Fourier-Transformation hängt stark mit der Existenz einer effizienten Implementierung zusammen, der sogenannten schnellen Fourier-Transformation (FFT) [61]. Der Aufwand der FFT beträgt lediglich $\mathcal{O}(N \log(N))$, sodass die diskrete Fourier-Transformation auch auf große Datenmengen anwendbar ist.

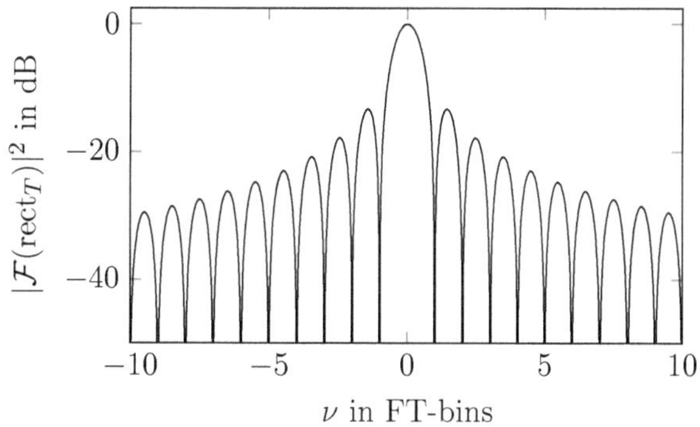

Abbildung 2.1: Darstellung der kontinuierlichen Fourier-Transformation des Rechteckfensters in der Leistungsdarstellung.

2.4.4 Zusammenhang zwischen kontinuierlicher und diskreter Fourier-Transformation

Bei den Fourier-Koeffizienten der diskreten Fourier-Transformation handelt es sich um eine Approximation der Fourier-Koeffizienten der Fourier-Reihe. Aus diesem Grund wird zuerst der Übergang von der kontinuierlichen Fourier-Transformation zur Fourier-Reihe behandelt. Dieser Übergang kann mit Hilfe der Rechteckfunktion

$$\text{rect}_T(t) = \begin{cases} 1, & |t| \leq \frac{T}{2} \\ 0, & \text{sonst} \end{cases} \tag{2.52}$$

erreicht werden, indem die zu analysierende Funktion $f : \mathbb{R} \to \mathbb{C}$ mit der Rechteckfunktion multipliziert und somit auf das Intervall $[-\frac{T}{2}, \frac{T}{2}]$ beschränkt wird. Die kontinuierliche Fourier-Transformation der Rechteckfunktion

$$\mathcal{F}(\text{rect}_T)(\omega) = T \,\text{sinc}\left(\frac{\omega}{2\pi} T\right) \tag{2.53}$$

entspricht der sogenannten sinc-Funktion

$$\text{sinc}(x) = \frac{\sin(\pi x)}{\pi x} \tag{2.54}$$

und wird in Abbildung 2.1 dargestellt. Hierbei wird die Signalintensität $|\mathcal{F}(\text{rect}_T)|^2$ in Dezibel angegeben, wobei das Verhältnis zu $|\mathcal{F}(\text{rect}_T)(0)|^2$ gebildet wird. Diese Darstellungsform wird auch Leistungsdarstellung genannt.

Anstatt die Signalintensität in Abhängigkeit zur Kreisfrequenz ω anzugeben, wurde die normalisierte Frequenz ν verwendet, die durch

$$\nu = \omega \frac{T}{2\pi} \quad \Leftrightarrow \quad \omega = \frac{2\pi}{T} \nu \tag{2.55}$$

im Verhältnis zur Kreisfrequenz steht und dimensionslos ist. Im Folgenden wird diese Darstellung als normierte Frequenzdarstellung bezeichnet.
Des Weiteren entspricht für $k \in \mathbb{Z}$ die kontinuierliche Fourier-Transformation von $h = f \cdot \mathrm{rect}_T$ ausgewertet an der Stelle $\omega_k = \frac{2\pi k}{T}$

$$\mathcal{F}(h)(\omega_k) = \int_{-\infty}^{\infty} h(t)e^{-\mathrm{i}\omega_k t}\mathrm{d}t = \int_{-\frac{T}{2}}^{\frac{T}{2}} f(t)e^{-\mathrm{i}\omega_k t}\mathrm{d}t = \hat{f}_k \tag{2.56}$$

dem k-ten Fourier-Koeffizienten der Fourier-Reihe von f. Diese Diskretisierung führt zum Übergang von der kontinuierlichen Fourier-Transformation zur Fourier-Reihe und auf Grund dieses Zusammenhangs erhält ν die Einheit FT-bin. Damit ist eine allgemeine Untersuchung unabhängig von der Periodendauer T möglich. Der Zusammenhang zu einer physikalischen Frequenz erfolgt erst durch die Verknüpfung zu einem tatsächlichen Experiment.

Der Approximationsfehler der Fourier-Koeffizienten durch die diskrete Fourier-Transformation lässt sich mit Hilfe des Grenzübergangs $N \to \infty$ verringern, sodass für $k \ll N$ eine gute Übereinstimmung zu den Fourier-Koeffizienten der Fourier-Reihe erreicht wird. Mit den vorherigen Erkenntnissen ist es somit möglich, qualitative Untersuchungen der diskreten Fourier-Transformation mit Hilfe der kontinuierlichen Fourier-Transformation durchzuführen.

2.5 Diskrete Kosinus-Transformation

Bei der diskreten Kosinus-Transformation handelt es sich genauso wie bei der diskreten Fourier-Transformation um eine lineare Basistransformation. In diesem Fall ergeben sich aber die Basisvektoren aus diskretisierten Kosinusfunktionen und die Basistransformation ist rein reellwertig. Möchte man komplexe Daten transformieren, so muss die diskrete Kosinus-Transformation auf Real- und Imaginärteil separat angewendet werden.

Anders als bei der diskreten Fourier-Transformation gibt es bei der diskreten Kosinus-Transformation verschiedene Varianten der Datenfortsetzung am Rand. Es wird unterschieden, ob die Daten gerade oder ungerade sowie ob die Daten direkt an den Randwerten oder direkt nach den Randwerten fortgesetzt werden. Diese Unterscheidung wird sowohl für den Anfang als auch für das Ende des Vektors getroffen, sodass insgesamt 16 verschiedene Varianten existieren. Die Transformationen, die am Anfang eine gerade Fortsetzung aufweisen, zählen zur Klasse der diskreten Kosinus-

Transformationen. Die anderen gehören zur Gruppe der diskreten Sinus-Transformationen und spielen in der Anwendung keine Rolle.

In dieser Arbeit wird die Variante I der diskreten Kosinus-Transformation verwendet, bei der die Daten direkt am ersten und direkt am letzten Koeffizienten gerade fortgesetzt werden. Damit ergeben sich für einen Vektor $\mathbf{x} \in \mathbb{R}^N$ die Koeffizienten des transformieren Vektors $\hat{\mathbf{x}} \in \mathbb{R}^N$ durch

$$\hat{x}_k = \sqrt{\frac{1}{N-1}} \left(\frac{1}{\sqrt{2}} \left(x_0 + (-1)^k x_{N-1} \right) + \sum_{j=1}^{N-2} x_j \cos\left(\frac{\pi}{N-1} jk \right) \right) \begin{cases} 1 & , k = 1, \ldots, N-2 \\ \sqrt{2} & , k = 0, N-1 \end{cases} . \tag{2.57}$$

Diese Variante ist in der Literatur unter der Bezeichnung DCT-I bekannt. Im Folgenden wird in dieser Arbeit nur die Abkürzung DCT verwendet, da nur diese eine Variante verwendet wird.
Bei der mehrdimensionalen diskreten Kosinus-Transformation wird analog zur diskreten Fourier-Transformation die eindimensionale Transformation in alle Raumrichtungen nacheinander angewendet.

Auf Grund der engen Verwandtschaft zwischen der diskreten Fourier- und der diskreten Kosinus-Transformation lässt sich diese effizient durch die schnelle Fourier-Transformation implementieren und weist somit ebenfalls eine Komplexität von $\mathcal{O}(N \log N)$ auf. Es existieren auch Algorithmen, die direkt auf die diskrete Kosinus-Transformation zugeschnitten sind [62, 63]. Diese erlauben eine beschleunigte Berechnung, liegen aber ebenfalls in derselben Komplexitätsklasse.

2.6 Spezielle Funktionen

In diesem Abschnitt werden verschiedene spezielle Funktionen vorgestellt, die beim Lösen verschiedener Differentialgleichungen auftreten. So können beispielsweise die Lösungen der Laplace-Gleichung mit Hilfe von sogenannten Kugelflächenfunktionen angegeben werden. Diese sind wiederum aufgebaut aus Produkten von trigonometrischen Funktionen mit sogenannten Legendre-Polynomen. Im Folgenden werden die Definitionen und die zum Verständnis wichtigen Eigenschaften dieser speziellen Funktionen angegeben.

2.6.1 Legendre-Polynome

Eine Übersicht über die Legendre-Polynome kann in [64, 65, 66] gefunden werden. Die Legendre-Polynome bilden einen Teil der Lösung der Legendreschen Differentialgleichung

$$\left(1-x^2\right)\frac{\mathrm{d}^2 f}{\mathrm{d}x^2}-2x\,\frac{\mathrm{d}f}{\mathrm{d}x}+n(n+1)\,f(x)=0,\quad n\in\mathbb{N}_0. \tag{2.58}$$

Die allgemeine Lösung für diese Differentialgleichung ist durch

$$f(x)=c_1\,P_n(x)+c_2\,Q_n(x),$$

mit $c_1, c_2 \in \mathbb{R}$ gegeben. Hierbei bezeichnet die Funktion $P_n(x)$ die Legendre-Polynome 1. Art. Da es sich bei $Q_n(x)$ nicht um Polynome handelt, werde diese Legendre-Funktionen 2. Art genannt. Diese sind allerdings unbeschränkt und deshalb ungeeignet für die Probleme, die in dieser Arbeit betrachtet werden. Aus diesem Grund bleiben die Legendre-Funktionen 2. Art im Folgenden unberücksichtigt und es wird nur von Legendre-Polynomen gesprochen.

Die Legendre-Polynome können mit Hilfe der Rodrigues-Formel

$$P_n(x)=\frac{1}{2^n\,n!}\cdot\frac{\mathrm{d}^n}{\mathrm{d}x^n}\left[(x^2-1)^n\right] \tag{2.59}$$

oder über die Rekursionsformel

$$\begin{aligned}
P_0(x)&=1\\
P_1(x)&=x\\
P_n(x)&=(2n-1)xP_{n-1}(x)-(n-1)P_{n-2}(x)\quad n=2,3,\ldots
\end{aligned} \tag{2.60}$$

bestimmt werden. Betrachtet man den Hilbertraum $L^2([-1,1])$ der quadratintegrierbaren Funktionen über das Intervall $[-1,1]$, der mit dem Skalarprodukt

$$\langle f,g\rangle=\int_{-1}^{1}f(x)g(x)\mathrm{d}x \tag{2.61}$$

ausgestattet ist, so bildet die Familie der Legendre-Polynome $\{P_n(x)|n\in\mathbb{N}_0\}$ ein vollständiges Orthogonalsystem. Damit lässt sich jedes $f\in L^2([-1,1])$ in Legendre-Polynome entwickeln, das bedeutet, f ist durch

$$f(x)=\sum_{n=0}^{\infty}c_nP_n(x) \tag{2.62}$$

darstellbar, wobei die Koeffizienten c_n durch

$$c_n = \frac{\langle f, P_n \rangle}{\langle P_n, P_n \rangle} \tag{2.63}$$

gegeben sind. Des Weiteren ergeben sich die Legendre-Polynome auch durch Orthogonalisieren der Familie der Monome $\{x^n | n \in \mathbb{N}_0\}$ mit Hilfe des Gram-Schmidt-Orthogonalisierungsverfahrens.

2.6.2 Zugeordnete Legendre-Polynome

Bei den zugeordneten Legendre-Polynomen handelt es sich um eine Erweiterung der Legendre-Polynome. Diese Funktionen werden ebenfalls in [64, 65, 66] untersucht. Da es sich bei den zugeordneten Legendre-Polynomen nicht ausschließlich um Polynome handelt, ist ebenfalls der Begriff zugeordnete Legendre-Funktionen gebräuchlich. Die zugeordneten Legendre-Polynome lösen die allgemeine Legendresche Differentialgleichung

$$(1 - x^2)\frac{\mathrm{d}^2 f}{\mathrm{d}x^2} - 2x\frac{\mathrm{d}f}{\mathrm{d}x} + \left(l[l+1] - \frac{m^2}{1-x^2}\right) f = 0, \tag{2.64}$$

die in die Legendresche Differentialgleichung (2.58) übergeht, indem $m = 0$ gesetzt wird. Durch die Substitution $x = \cos\theta$ erhält man die Darstellung

$$\frac{\mathrm{d}^2 f}{\mathrm{d}\theta^2} + \frac{\cos\theta}{\sin\theta}\frac{\mathrm{d}f}{\mathrm{d}\theta} + \left[l\,(l+1) - \frac{m^2}{\sin^2\theta}\right] f = 0. \tag{2.65}$$

Analog zur Legendreschen Differentialgleichung (2.58) werden zur Beschreibung aller Lösungen dieser Differentialgleichung zugeordnete Legendre-Funktionen 2. Art benötigt, die allerdings wiederum nicht zu den Problemstellungen dieser Arbeit passen und deshalb nicht weiter betrachtet werden. Mit Hilfe der Legendre-Polynome P_l lassen sich die zugeordneten Legendre-Polynome durch

$$P_l^m(x) = \left(1 - x^2\right)^{m/2} \frac{\mathrm{d}^m}{\mathrm{d}x^m} P_l(x), \quad 0 \le m \le l \tag{2.66}$$

definieren. Manche Autoren verwenden zusätzlich noch einen Vorfaktor $(-1)^m$, die sogenannte Condon-Shortly-Phase [67]. In dieser Arbeit wird allerdings stets die Definition (2.66) verwendet. Des Weiteren lassen sich für $0 \le m \le l$ die zugeordneten Legendre-Polynome mit Hilfe der Rekursionsvorschriften

$$\begin{aligned} P_0^0(x) &= 1 \\ P_m^m(x) &= (2m-1)!!(1-x^2)^{\frac{m}{2}} \\ P_{m+1}^m(x) &= x(2m+1)P_m^m \\ P_l^m(x) &= x\frac{2l-1}{l-m}P_{l-1}^m(x) - \frac{l+m+1}{l-m}P_{l-2}^m(x) \end{aligned} \tag{2.67}$$

berechnen, wobei mit $(2m-1)!! = \prod_{i=1}^{m}(2i-1) = \frac{(2m)!}{2^m m!}$ die doppelte Fakultät bezeichnet ist. Die zugeordneten Legendre-Polynome bilden im Gegensatz zu den Legendre-Polynomen keine orthogonale Basis, erfüllen aber für ein festes m die Orthogonalitätsbedingung

$$\int_{-1}^{+1} P_l^m(x)\, P_k^m(x)\,\mathrm{d}x = \frac{2}{2\,l+1}\,\frac{(l+m)!}{(l-m)!}\,\delta_{lk}. \tag{2.68}$$

2.6.3 Kugelflächenfunktionen

Die Kugelflächenfunktionen $Y_{l,m}(\theta,\varphi)$ lösen die Eigenwertgleichung

$$\left(\frac{\partial^2}{\partial\theta^2} + \frac{\cos\theta}{\sin\theta}\frac{\partial}{\partial\theta} + \frac{1}{\sin^2\theta}\frac{\partial^2}{\partial\varphi^2}\right) Y_{l,m}(\theta,\varphi) = -l(l+1)Y_{l,m}(\theta,\varphi), \tag{2.69}$$

die bei der Separierung der Laplace-Gleichung auftritt. Aus diesem Grund spielen die Kugelflächenfunktionen in vielen Bereichen eine wichtige Rolle. So werden sie beispielsweise bei der Berechnung von Atomorbitalen [68], in der Geodäsie zur Beschreibung des Gravitationspotenials [69] oder für die Charakterisierung von Proteinstrukturen [70] verwendet. Zum Lösen der Eigenwertgleichung (2.69) wird der Separationsansatz

$$Y_{l,m}(\theta,\varphi) = \Theta_{lm}(\theta)\Phi_m(\varphi) \tag{2.70}$$

angesetzt. Dies führt auf die Azimuthgleichung

$$\frac{\partial^2}{\partial\varphi^2}\Phi_m(\varphi) = -m^2\Phi_m(\varphi) \tag{2.71}$$

und die Polarwinkelgleichung

$$\left(\frac{\partial^2}{\partial\theta^2} + \frac{\cos\theta}{\sin\theta}\frac{\partial}{\partial\theta}\right)\Theta_{lm}(\theta) = \left(\frac{m^2}{\sin^2\theta} - l(l+1)\right)\Theta_{lm}(\theta). \tag{2.72}$$

Die Azimuthgleichung (2.71) wird durch

$$\Phi_m(\varphi) = \cos m\varphi \quad \text{und} \quad \Phi_m(\varphi) = \sin m\varphi, \quad m \in \mathbb{N}_0 \tag{2.73}$$

gelöst. Auf Grund der Forderung nach Eindeutigkeit auf der Einheitskugel ergibt sich für m die Bedingung $m \in \mathbb{N}_0$. Die Lösung der Azimuthgleichung wird oft durch die Exponentialfunktion $e^{\pm im\varphi}$ angegeben. Da sich allerdings die Lösung des Problems dieser Arbeit auf reelle Werte bezieht, wird die reelle Darstellung der Lösung verwendet. Des Weiteren gilt, dass die Funktionen (2.73) ein vollständiges Orthogonalsystem des Hilbertraumes $L^2[0,2\pi]$ bzgl. des Standardskalarproduktes bilden.

Die Polarwinkelgleichung entspricht der allgemeinen legendreschen Differentialgleichung (2.65) und wird durch die zugeordneten Legendre-Polynome gelöst. Damit gilt

$$\Theta_{lm}(\theta) = P_l^m(\cos\theta). \tag{2.74}$$

Zusammenfassend sind die normierten reellen Kugelflächenfunktionen durch

$$Y_{l,m}(\theta,\varphi) = \begin{cases} K_l^m \cos(m\varphi) P_l^m(\cos\theta) & ,m \geq 0 \\ K_l^m \sin(-m\varphi) P_l^{-m}(\cos\theta) & ,m < 0 \end{cases} \tag{2.75}$$

gegeben, wobei der Normierungsfaktor

$$K_l^m = \sqrt{\frac{(2l+1)}{4\pi}\frac{(l-|m|)!}{l+|m|)!}} \cdot \begin{cases} \sqrt{2} & ,m \neq 0 \\ 1 & m = 0 \end{cases} \tag{2.76}$$

entspricht. Die Normierung gilt in Bezug auf das Standardskalarprodukt des Hilbertraumes $L(S^2)$, das durch das Oberflächenintegral über die Einheitssphäre S^2

$$\langle f,g\rangle = \int_{S^2} f\,g\,\mathrm{d}\Omega = \int_0^{2\pi}\int_0^{\pi} f(\theta,\varphi)\,g(\theta,\varphi)\sin(\theta)\,\mathrm{d}\theta\,\mathrm{d}\varphi \tag{2.77}$$

definiert ist. Bei der Verwendung der Kugelflächenfunktionen muss stets berücksichtigt werden, welcher Normierungsfaktor verwendet wird, da dieser je nach Anwendungsgebiet variieren kann [71]. Des Weiteren bilden die Kugelflächenfunktionen eine vollständige Orthonormalbasis dieses Raumes. Dadurch kann jede Funktion $f \in L(S^2)$ in eine Reihe von Kugelflächenfunktionen

$$f(\theta,\varphi) = \sum_{l=0}^{\infty}\sum_{m=-l}^{l} c_{l,m} Y_{l,m}(\theta,\varphi) \tag{2.78}$$

entwickelt werden. Dabei ergeben sich die Koeffizienten $c_{l,m}$ durch die Projektion auf die jeweilige Basisfunktion und können somit durch Auswertung des Oberflächenintegrals

$$c_{l,m} = \langle f(\theta,\varphi), Y_{l,m}(\theta,\varphi)\rangle = \int_0^{2\pi}\int_0^{\pi} f(\theta,\varphi)\,Y_{l,m}(\theta,\varphi)\sin(\theta)\,\mathrm{d}\theta\,\mathrm{d}\varphi \tag{2.79}$$

berechnet werden.

Die partiellen Ableitungen der Kugelflächenfunktionen lassen sich wieder durch Kugelflächenfunktionen darstellen. So entspricht die partielle Ableitung in z-Richtung

$$\frac{\partial}{\partial z} Y_{l,m} = (l+|m|)\,Y_{l-1,m} \tag{2.80}$$

gerade der Verringerung der Ordnung l um eins. Hierbei wird $Y_{l,m} = 0$ gesetzt, falls $l < 0$ oder $|m| > l$ gilt.

2.7 Laplace-Gleichung

Bei der Laplace-Gleichung handelt es sich um eine partielle Differentialgleichung [72]. Sie tritt bei verschiedenen physikalischen Fragestellungen auf und wird häufig auf Grund ihrer Verbindung zum Potential eines Kraftfeldes als Potentialgleichung bezeichnet [73, 74]. Die Lösungen der Laplace-Gleichung werden oft als harmonische Funktionen bezeichnet. In dieser Arbeit wird der dreidimensionale Fall der Laplace-Gleichung behandelt. Damit ist die Laplace-Gleichung durch

$$\Delta V = 0 \tag{2.81}$$

definiert, wobei mit Δ der dreidimensionale Laplace-Operator gegeben ist (siehe Gleichung (2.12)). Es wird somit eine 2-fach differenzierbare Funktion $V : \mathbb{R}^3 \to \mathbb{R}$ gesucht, deren Summe der zweiten Ableitungen verschwindet. Eine Umrechnung des Laplace-Operators in Kugelkoordinaten ergibt die folgende Darstellung

$$\underbrace{\frac{\partial^2 V}{\partial r^2} + \frac{2}{r}\frac{\partial V}{\partial r}}_{:=\Delta_r V} + \frac{1}{r^2}\underbrace{\left(\frac{\partial^2 V}{\partial \theta^2} + \frac{\cos\theta}{\sin\theta}\frac{\partial V}{\partial \theta} + \frac{1}{\sin^2\theta}\frac{\partial^2 V}{\partial \varphi^2}\right)}_{:=\Delta_{\theta,\varphi} V} = 0 \tag{2.82}$$

der Laplace-Gleichung. Mit Hilfe des Separationsansatzes

$$V(r,\theta,\varphi) = R_l(r) Y_{l,m}(\theta,\varphi) \tag{2.83}$$

lässt sich die Laplace-Gleichung in zwei getrennte Eigenwertprobleme, die Radialgleichung

$$\Delta_r R_l(r) = \frac{l(l+1)}{r^2} R_l(r) \tag{2.84}$$

und die Winkelgleichung

$$\Delta_{\theta,\varphi} Y_{l,m}(\theta,\varphi) = -l(l+1) Y_{l,m}(\theta,\varphi) \tag{2.85}$$

aufspalten. Die Lösung der Radialgleichung (2.84) ist durch

$$R_l(r) = c_1 r^l + c_2 r^{l-1} \tag{2.86}$$

gegeben. In dieser Arbeit spielt nur der r^l-Anteil eine Rolle, da die gesuchte Lösung im Ursprung beschränkt ist. Die Eigenwertgleichung des Winkelanteils (2.85) wird durch die Kugelflächenfunktionen gelöst (siehe Kapitel 2.6.3). Da die Kugelflächenfunktionen eine vollständige Orthonormalbasis bilden, kann allgemein eine Lösung der Laplace-Gleichung mit Hilfe der Reihenentwicklung

$$V(r,\theta,\varphi) = \sum_{l=0}^{\infty} \sum_{m=-l}^{l} c_{l,m} r^l Y_{l,m}(\theta,\varphi) \tag{2.87}$$

beschrieben werden. Damit die Laplace-Gleichung für ein bestimmtes Problem gelöst werden kann, müssen zusätzlich Randbedingungen mitbenutzt werden. Auf Grund der Entwicklung der Lösung in eine Reihe von Kugelflächenfunktionen (2.87) bieten sich die Dirichlet-Randbedingungen

$$\begin{cases} \Delta V = 0 & \text{, in } \{\mathbf{x} \in \mathbb{R}^3 |\, \|\mathbf{x}\|_2 < R\} \\ V(\mathbf{x}) = g(\mathbf{x}) & \text{, in } S_R^2 \end{cases} \tag{2.88}$$

an, bei der die Werte der gesuchten Funktion auf einer Sphäre S_R^2 mit festem Radius R bekannt sind. In diesem Fall lassen sich die Koeffizienten $c_{l,m}^R := c_{l,m} R^l$ mit Hilfe der Projektionsformel (2.79)

$$c_{lm}^R = \langle g(\theta, \varphi), Y_{lm}(\theta, \varphi) \rangle = \int_0^{2\pi} \int_0^{\pi} g(\theta, \varphi)\, Y_{lm}(\theta, \varphi) \sin(\theta)\, \mathrm{d}\theta\, \mathrm{d}\varphi \tag{2.89}$$

berechnen und die gesuchte Lösung ist durch

$$V(r, \theta, \varphi) = \sum_{l=0}^{\infty} \sum_{m=-l}^{l} c_{l,m}^R \left(\frac{r}{R}\right)^l Y_{l,m}(\theta, \varphi) \tag{2.90}$$

gegeben.

2.8 Newton-Verfahren

Das Newton-Verfahren ist ein Standardverfahren zum Lösen eines nichtlinearen Gleichungssystems

$$\mathbf{F}(\mathbf{x}) = \mathbf{0} \tag{2.91}$$

mit einer nichtlinearen, stetig differenzierbaren Funktion $\mathbf{F} : \mathbb{R}^N \to \mathbb{R}^N$ [75]. Beim Newton-Verfahren handelt es sich um ein Fixpunkt-Verfahren mit der Iterationsvorschrift

$$\mathbf{x}^{k+1} = \mathbf{x}^k - \mathbf{J}_\mathbf{F}(\mathbf{x}^k)^{-1}\, \mathbf{F}(\mathbf{x}^k), \qquad k = 0, 1, 2, \dots\ , \tag{2.92}$$

wobei mit

$$\mathbf{J}_\mathbf{F}(\mathbf{x}) := \begin{pmatrix} \frac{\partial F_1}{\partial x_1} & \cdots & \frac{\partial F_1}{\partial x_N} \\ \vdots & \ddots & \vdots \\ \frac{\partial F_N}{\partial x_1} & \cdots & \frac{\partial F_N}{\partial x_N} \end{pmatrix} \in \mathbb{R}^{N \times N} \tag{2.93}$$

die Jacobi-Matrix von $\mathbf{F}$ an der Stelle $\mathbf{x}$ bezeichnet wird. Unter gewissen Voraussetzungen kann gezeigt werden, dass das Newton-Verfahren quadratisch gegen die Lösung $\mathbf{x}^*$ konvergiert. Wichtig ist hierbei, dass sich der Startvektor $\mathbf{x}^0$ nahe genug an der Lösung $\mathbf{x}^*$ befindet und es sich um eine isolierte Lösung handelt, d.h. es gibt eine Umgebung von $\mathbf{x}^*$, in der keine weitere Lösung des Problems existiert.

Die Invertierung der Jacobi-Matrix in jedem Iterationsschritt stellt den rechentechnisch aufwendigsten Anteil des Newton-Verfahrens dar. Des Weiteren liegen im Allgemeinen die partiellen Ableitungen nicht analytisch vor, sodass diese Berechnung ebenfalls zeitaufwendig ist. Aus diesem Grund haben sich Verfahren etabliert, die nur eine Näherung der Jacobi-Matrix bestimmen oder diese nur einmal bzw. nach einer gewissen Anzahl an Iterationsschritten berechnen. Diese Verfahren werden in der Literatur unter dem Begriff Quasi-Newton-Verfahren zusammengefasst. Für viele Probleme können trotz der Näherung der Jacobi-Matrix hohe Konvergenzgeschwindigkeiten erzielt werden.

3 Grundlagen der Bildgebung bei Magnetic Particle Imaging

In diesem Einführungskapitel werden die Grundlagen der Bildgebung bei Magnetic Particle Imaging vorgestellt. Hierbei wird zuerst auf Signalgenerierung und die Ortskodierung eingegangen. Der Fokus liegt dabei auf Scanner-Topologien, bei denen der feldfreie Punkt auf einer Lissajous-Trajektorie bewegt wird. Anschließend wird auf die Rekonstruktion der Partikelverteilung mit Hilfe des sogenannten Systemmatrix-Ansatzes eingegangen.

3.1 Signalgenerierung

Das Ziel von MPI ist die Detektion und Lokalisierung von superparamagnetischen Eisenoxid-Nanopartikeln. Hierbei handelt es sich um Nanopartikel, die aus einem Eisenoxid-Kern und einer magnetisch neutralen Hülle aufgebaut sind. Der Kern besteht dabei typischerweise aus Magnetit (Fe_3O_4) oder Maghemit (Fe_2O_3) und bestimmt die magnetischen Eigenschaften der Partikel. Makroskopisch gesehen handelt es sich beim Kern um einen Ferromagneten, aber auf Grund der geringen Kerngröße verliert das Kernmaterial seine ferromagnetischen Eigenschaften. Stattdessen verhält sich ein Partikel als Ganzes paramagnetisch. Solange das Partikel keinem externen Magnetfeld ausgesetzt wird, sind die Elementarmagnete nicht ausgerichtet

und das Partikel weist keine Magnetisierung auf. Wird allerdings ein externes Magnetfeld angelegt, richten sich alle Elementarmagnete analog zu einem Weißschen Bezirk kollektiv aus und bewirken eine relativ hohe Magnetisierung des Partikels. Aus diesem Grund spricht man in diesem Fall von Superparamagnetismus [76].
Die Hülle der Partikel ist zum Beispiel aus polymeren Kohlehydraten wie Dextran und Carboxydextran [77, 78] oder Polyethylenglycol [79] aufgebaut und stabilisiert die Partikelsuspension. Des Weiteren lassen sich durch die Wahl des Hüllenmaterials und des hydrodynamischen Durchmessers gezielt Partikel für spezielle Applikationen konzipieren [80].

Für die Signalgenerierung wird nun ausgenutzt, dass ein Ensemble superparamagnetische Partikel einen nichtlinearen Magnetisierungsverlauf aufweisen. Dieser kann mit Hilfe der Langevin-Theorie des Paramagnetismus für Partikel mit einem Durchmesser D durch die Langevin-Funktion

$$M(H) = \begin{cases} cm\left(\coth(\xi) - \frac{1}{\xi}\right) & \text{, falls } H \neq 0 \\ 0 & \text{, sonst} \end{cases}, \quad \text{mit } \xi = \frac{\mu_0 m H}{k_B T} \tag{3.1}$$

beschrieben werden [81]. Hierbei bezeichnet c die Partikelkonzentration in Partikel pro Volumen, $\mu_0 = 4\pi \cdot 10^{-7} \frac{\mathrm{N}}{\mathrm{A}}$ die magnetische Feldkonstante, $k_B = 1.381 \cdot 10^{-23} \frac{\mathrm{J}}{\mathrm{K}}$ die Boltzmannkonstante und T die Temperatur des Systems in Kelvin. Das magnetische Moment

$$m = \frac{1}{6}\pi D^3 M_S \tag{3.2}$$

ist abhängig vom Durchmesser und der Sättigungsmagnetisierung der Partikel. In Abbildung 3.1 ist exemplarisch der simulierte Magnetisierungsverlauf für paramagnetische Partikel mit einem Durchmesser von $D = 25$ nm dargestellt. Werden die Partikel einem externen Magnetfeld ausgesetzt, so steigt die Magnetisierung zuerst linear an und geht dann ab einer gewissen Feldstärke in Sättigung. Die Steigung des Anstieges wird durch den Partikeldurchmesser bestimmt. Dabei gilt, je größer der Partikeldurchmesser, desto größer die Steigung.
Bei dem Langevin-Modell handelt es sich um ein vereinfachtes Partikelmodell, das lediglich die Gleichgewichtsmagnetisierung für Partikel mit einem festem Radius angibt. Hierbei wird vernachlässigt, dass Relaxationseffekte auftreten können [82, 83] und die Partikel eine Größenverteilung aufweisen [84, 79, 85]. Die exakte Modellierung der Partikel stellt eine große Herausforderung dar und ist ein eigenes Forschungsgebiet [86, 87, 88]. Es konnte jedoch gezeigt werden, dass die Langevin-Theorie in Anwendung auf die Bildgebung eine gute Näherung des Partikelmodells

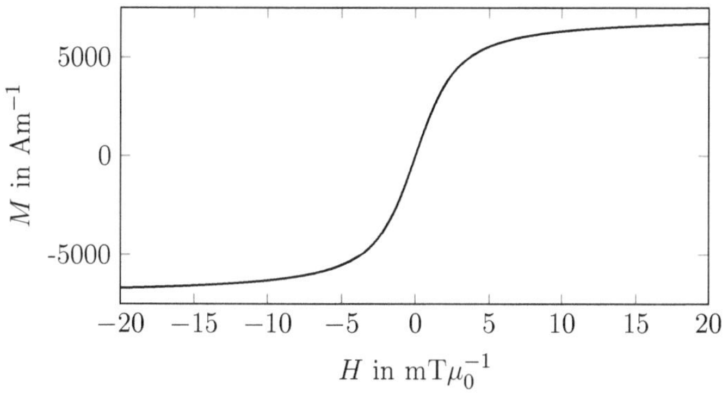

Abbildung 3.1: Simulierter Magnetisierungsverlauf nach der Langevin-Theorie für paramagnetische Nanopartikel mit einem Partikeldurchmesser von 25 nm. Die Eisenkonzentration beträgt 1 $mol(Fe)l^{-1}$. Als Kernmaterial wurde Magnetit gewählt, dessen Sättigungsmagnetisierung 0.6 $T\mu_0^{-1}$ beträgt. Der Magnetisierungsverlauf steigt um Null zuerst annähernd linear an, bevor er bei höheren Feldstärken in Sättigung geht.

liefert [89, 90] und für das Grundverständnis von MPI ausreicht.

Zur Erzeugung eines Signales wird die Magnetisierung der Nanopartikel nun durch Anlegen eines sinusförmigen Anregungsfeldes

$$H^D(t) = A^D \sin(2\pi f_0 t) \tag{3.3}$$

verändert. Dieses Anregungsfeld wird in der Literatur meist als Drive-Field bezeichnet. Eine Änderung der Magnetisierung wiederum induziert in einer Empfangsspule eine Spannung, die proportional zur zeitlichen Änderungsrate der Magnetisierung ist. Auf Grund des nichtlinearen Magnetisierungsverlaufs enthält das Spektrum dieses Spannungssignals nicht mehr nur die Anregungsfrequenz f_0, sondern auch Vielfache der Grundfrequenz $kf_0, k \in \mathbb{N}$, die als Harmonische bezeichnet werden. Neben den Partikeln induziert auch das Anregungsfeld eine Spannung in der Empfangsspule. Da dieses Signal um Größenordnungen höher als das Partikelsignal ist, muss die Anregungsfrequenz im Messsignal mit Hilfe eines Bandstoppfilters unterdrückt werden.

Ein sich änderndes Magnetfeld kann zu peripherer Nervenstimulation und Gewebeerwärmung führen [40, 91, 92, 93]. Aus diesem Grund müssen für eine sichere präklinische oder klinische Anwendung die Anregungsfrequenz und die Amplitude des Anregungsfeldes begrenzt werden. Die periphere Nervenstimulation erhöht sich dabei tendenziell mit zunehmender Patientengröße, sodass insbesondere bei klinischen Anwendungen strenge Grenzen für die Anregungsfeldamplituden gelten.

Nur durch das Anregungsfeld enthält das Partikelsignal noch keine Ortsinformationen, aber anhand des Spektrums lassen sich schon diverse Eigenschaften der Partikel ableiten. So können neben dem Partikeltyp [94] unter anderem der Kerndurchmesser und dessen Verteilung [95, 96], die Temperatur [97, 98], die Viskosität [99] oder der Bindungszustand [100, 101] der Partikel bestimmt werden. Die reine Anwendung eines Anregungsfeldes bezeichnet man als Magnetpartikelspektroskopie (MPS) [102]. Diese Methode wird gezielt eingesetzt, um Partikel für die Anwendung bei MPI zu charakterisieren und zu optimieren [103, 84, 104, 105, 106, 79].

3.2 Ortskodierung

Alleine durch das Anlegen eines Anregungsfeldes wird noch keine Ortsinformation kodiert. Aus diesem Grund wird das Anregungsfeld zusätzlich noch mit einem Gradientenfeld

$$H^S(r) = G\,r \tag{3.4}$$

überlagert. Dieses wird in der Literatur auch als Selektionsfeld bezeichnet. Das Gradientenfeld erzeugt an jedem Ort im Raum einen anderen Magnetfeldvektor. Somit weisen Partikel vor der Anregung an unterschiedlichen Orten auch eine andere Offsetmagnetisierung auf und folglich erzeugen sie auch ein anderes Messsignal. Dieses kann dann dem Ort eindeutig zugeordnet werden. Im Zentrum besitzt das Gradientenfeld die Magnetfeldstärke Null. Partikel an dem sogenannten feldfreien Punkt (FFP) erzeugen dasselbe Signal wie bei der Magnetpartikelspektroskopie. Die Gradientenstärke G bestimmt maßgeblich die erzielbare Auflösung. Denn je höher die Gradientstärke ist, desto mehr unterscheiden sich die Offsetmagnetisierungen an benachbarten Orten und desto stärker unterscheiden sich somit auch die Messsignale.

Einen weiteren Zugang zur Signalgenerierung und Ortskodierung erhält man durch die Analyse der Bewegung des feldfreien Punktes des Gradientenfeldes auf Grund des Anregungsfeldes. Das Gradientenfeld besitzt zunächst nur im Zentrum einen feldfreien Punkt. An allen anderen Punkten weist das Gradientenfeld einen Magnetfeldwert ungleich Null auf, der mit größer werdendem Abstand zum feldfreien

Punkt zunimmt. Dadurch bewirkt das Gradientenfeld eine Sättigung der Partikel, die sich in hinreichender Entfernung zum feldfreien Punkt befinden. Mit Hilfe des Anregungsfeldes wird der feldfreie Punkt nun durch den Raum bewegt. Sobald der feldfreie Punkt einen Partikel überstreicht, ändert sich dessen Magnetisierung in Betrag und Richtung. Diese Magnetisierungsänderung kann mit den Empfangsspulen detektiert werden, wobei das induzierte Spannungssignal umso höher ist, je schneller der feldfreie Punkt über die Partikel bewegt wird. Da der feldfreie Punkt an jedem Ort zu einem unterschiedlichen Zeitpunkt vorbeikommt, enthält das Messsignal somit auch eine Ortsinformation von den gemessenen Partikeln. In der Realität handelt es sich bei dem feldfreien Punkt nicht um einen mathematischen Punkt, sondern um ein Gebiet, dessen Größe von der Sättigungsmagnetisierung der Partikel und dem angelegten Gradienten abhängt. Durch die Erhöhung der Gradientenstärke werden Partikel mit einem geringeren Abstand zum feldfreien Punkt gesättigt, sodass sich die Ortsauflösung verbessert. Das intrinsische Sichtfeld von MPI entspricht somit dem Volumen, das von dem feldfreien Punkt abgetastet wird. Auf Grund der Verwandtschaft zum Anregungsfeld wird dieses Gebiet in dieser Arbeit als Anregungssichtfeld (Drive-Field Field-Of-View, kurz FOV_{DF}) bezeichnet.

In dieser Arbeit wird eine Scanner-Topologie mit einem dreidimensionalen Anregungsfeld

$$\mathbf{H}^D(t) = \begin{pmatrix} A_x^D \sin(2\pi f_x t) \\ A_y^D \sin(2\pi f_y t) \\ A_z^D \sin(2\pi f_z t) \end{pmatrix} \tag{3.5}$$

betrachtet, wobei die Anregungsfrequenzen $f_i = \frac{f_{\text{Basis}}}{K_i}, i = x, y, z$ über eine Basisfrequenz f_{Basis} definiert sind. Die Faktoren $K_x, K_y, K_z \in \mathbb{N}$ werden als Frequenzfaktoren bezeichnet und geben die rationalen Frequenzverhältnisse der Anregungsfrequenzen

$$\frac{f_x}{f_y} = \frac{K_y}{K_x}, \quad \frac{f_x}{f_z} = \frac{K_z}{K_x}, \quad \frac{f_y}{f_z} = \frac{K_z}{K_y} \tag{3.6}$$

an. Auf Grund des nichtlinearen Magnetisierungsverlaufs der Partikel fungieren diese bei einer mehrdimensionalen Anregung als nichtlinearer Frequenzmischer [107, 33]. Dadurch tragen nicht mehr nur die Vielfachen der Grundfrequenz ein Signal, sondern auch alle Frequenzen

$$f_k = m_x f_x + m_y f_y + m_z f_z, \qquad m_x, m_y, m_z \in \mathbb{Z}\ , \tag{3.7}$$

die sich aus einer Kombination der Grundfrequenzen ergeben. Die Faktoren m_x, m_y und m_z werden dabei als Mischfaktoren bezeichnet und die Summe der Mischfaktoren $|m_x| + |m_y| + |m_z|$ ergibt die Mischordnung. Das Anregungsfeld 3.5 wird mit einem dreidimensionalen Gradientenfeld

$$\mathbf{H}^S(\mathbf{r}) = \begin{pmatrix} G_x & 0 & 0 \\ 0 & G_y & 0 \\ 0 & 0 & G_z \end{pmatrix} \mathbf{r} = G \begin{pmatrix} -\frac{1}{2} & 0 & 0 \\ 0 & -\frac{1}{2} & 0 \\ 0 & 0 & 1 \end{pmatrix} \mathbf{r} \tag{3.8}$$

überlagert, das mit Hilfe eines Maxwell-Spulenpaars erzeugt wird. Auf Grund der radialen Symmetrie der Maxwell-Spulen ist das Gradientenfeld rotationssymmetrisch. Gemäß dem Gaußschen Gesetz für Magnetfelder ist die Gradientenstärke entlang der Symmetrieachse doppelt so hoch wie entlang den anderen beiden Richtungen und weist das umgekehrte Vorzeichen auf [74]. Ohne Beschränkung der Allgemeinheit wird in dieser Darstellung der z-Gradient G_z als der Gradient in Vorzugsrichtung angesehen. Wenn im Folgenden nur eine Gradientstärke spezifiziert wird, so ist damit stets der starke Gradient G gemeint.

Damit ist das gesamte angelegte Magnetfeld durch

$$\mathbf{H}(\mathbf{r}, t) = \mathbf{H}^D(t) + \mathbf{H}^S(\mathbf{r}) \tag{3.9}$$

gegeben. In diesem Fall ergibt sich für die Bewegung des feldfreien Punktes eine Lissajous-Trajektorie

$$\mathbf{\Psi}_{\mathrm{FFP}}(t) = \begin{pmatrix} -\frac{A_x^D}{G_x} \sin(2\pi f_x t) \\ -\frac{A_y^D}{G_y} \sin(2\pi f_y t) \\ -\frac{A_z^D}{G_z} \sin(2\pi f_z t) \end{pmatrix} = \begin{pmatrix} 2\frac{A_x^D}{G} \sin(2\pi f_x t) \\ 2\frac{A_y^D}{G} \sin(2\pi f_y t) \\ -\frac{A_z^D}{G} \sin(2\pi f_z t) \end{pmatrix}. \tag{3.10}$$

Der feldfreie Punkt vollführt damit eine periodische Bewegung mit der Periodendauer

$$T = \frac{\mathrm{kgV}(K_x, K_y, K_z)}{f_{\mathrm{Basis}}}, \tag{3.11}$$

die durch das kleinste gemeinsame Vielfache (kgV) der Frequenzfaktoren bestimmt wird. Ein vollständiger Durchlauf der Lissajous-Trajektorie wird als Repetition bezeichnet. Für die Frequenzfaktoren $K_x = 7$, $K_y = 8$ und $K_z = 9$ wird in Abbildung 3.2 die Projektionen der Lissajous-Trajektorie des feldfreien Punktes auf die drei Koordinatenebenen dargestellt. Die Projektion der Lissajous-Trajektorie auf eine Koordinatenebene entspricht ebenfalls einer Lissajous-Trajektorie mit dem entsprechenden Frequenzverhältnis der korrespondierenden Frequenzfaktoren. So entspricht beispielsweise die Projektion auf die XY-Ebene einer Lissajous-Trajektorie mit dem Frequenzverhältnis $\frac{7}{8}$. Die Trajektoriendichte beschreibt die größte Lücke

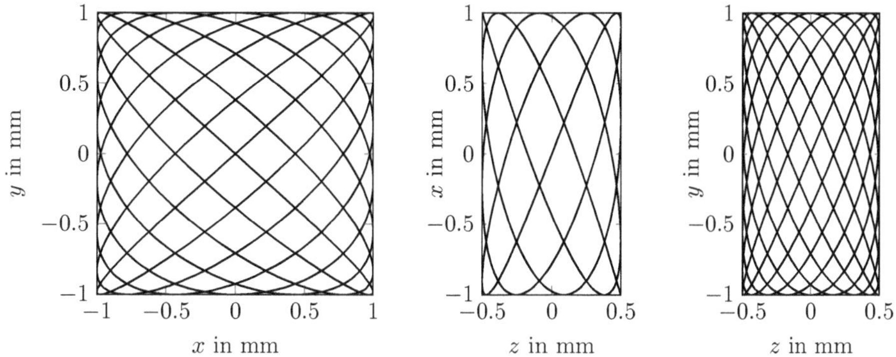

Abbildung 3.2: Projektion der 3D Lissajous-Trajektorie des feldfreien Punktes mit Frequenzfaktoren $K_x = 7$, $K_y = 8$ und $K_z = 9$ auf die XY-Ebene (links), die XZ-Ebene (Mitte) und die YZ-Ebene (rechts). Die Verhältnisse aus Anregungsfeldamplitude und Gradientenstärke wurden zu $\frac{A_x}{G_x} = \frac{A_y}{G_y} = 1$ mm und $\frac{A_z}{G_z} = \frac{1}{2}$ mm gewählt. Die Projektionen auf die Ebenen entsprechen Lissajous-Trajektorien mit dem Frequenzverhältnis der entsprechenden Frequenzfaktoren.

der Trajektorie im FOV_{DF} und begrenzt die maximal erzielbare Auflösung [108]. Für die Lissajous-Trajektorie wird diese maßgeblich durch das Frequenzverhältnis der Frequenzfaktoren beeinflusst. Dabei gilt, je größer die Frequenzfaktoren sind und je näher die Frequenzfaktoren beieinander liegen, desto höher ist die Trajektoriendichte.

In dieser Magnetfeldkonfiguration entspricht das FOV_{DF} dem Quader

$$\left[-2\frac{A_x^D}{G}, 2\frac{A_x^D}{G}\right] \times \left[-2\frac{A_y^D}{G}, 2\frac{A_y^D}{G}\right] \times \left[-\frac{A_z^D}{G}, \frac{A_z^D}{G}\right]. \tag{3.12}$$

In z-Richtung ist das FOV_{DF} bei gleicher Anregungsfeldamplitude nur halb so groß, erlaubt aber durch den doppelten Gradienten auch eine bessere Ortsauflösung. Die Ausdehnung des FOV_{DF} ist beschränkt durch die Limitierung der Anregungsfeldamplitude und liegt typischerweise in einer Größenordnung von 2 cm × 2 cm × 1 cm. Eine Verringerung der Gradientstärke würde zwar auch das FOV_{DF} vergrößern, aber gleichzeitig auch die erzielbare Auflösung verringern. Deshalb wurden sogenannte Fokusfelder

$$\mathbf{H}^{FFX} = \begin{pmatrix} c_x \\ 0 \\ 0 \end{pmatrix}, \quad \mathbf{H}^{FFY} = \begin{pmatrix} 0 \\ c_y \\ 0 \end{pmatrix}, \quad \mathbf{H}^{FFZ} = \begin{pmatrix} 0 \\ 0 \\ c_z \end{pmatrix} \tag{3.13}$$

eingeführt, die ein homogenes Offsetfeld in die jeweilige Raumrichtung erzeugen. Mit Hilfe der Fokusfelder kann das FOV_{DF} im Raum verschoben werden. Durch Aneinanderfügen von mehreren FOV_{DF} kann insgesamt ein größeres Volumen vermessen werden [39]. Alternativ kann das Fokusfeld analog zu den Anregungsfeldern auch sinusförmig bestromt werden, um somit den feldfreien Punkt kontinuierlich über einen größeren Bereich zu bewegen [109, 110]. Die vorliegende Arbeit beschränkt sich jedoch auf die statische Verschiebung des FOV_{DF}.

Die vorgestellte Scanner-Topologie, die einen feldfreien Punkt entlang einer Lissajous-Trajektorie bewegt, wurde schon in der ersten Realisierung von MPI [32] verwendet und der erste kommerziell erhältliche Scanner der Bruker BioSpin MRI GmbH [9] nutzt ebenfalls dieses Konzept. Neben dieser Scanner-Topologie werden allerdings noch weitere Topologien erforscht. Alle Scanner haben dabei aber gemeinsam, dass sie einen feldfreien Punkt [111, 112, 113, 114, 115, 116, 117, 42, 118] oder eine feldfreie Linie [119, 38] erzeugen und durch den Raum bewegen. Das Konzept der feldfreien Linie verspricht eine höhere Sensitivität als die Bildgebung mit Hilfe eines feldfreien Punktes, da der aktive Bereich größer ist und so mehr Nanopartikel zum Signal beitragen können [37]. Allerdings stellt sich die technische Realisierbarkeit deutlich schwieriger dar [120]. Dasselbe gilt für die Wahl der Trajektorie des feldfreien Punktes. Wie auch eine kartesischen Trajektorie ist die Lissajous-Trajektorie vergleichsweise einfach zu realisieren. Nachteilig an der Lissajous-Trajektorie ist, dass die Trajektoriendichte nicht gleichmäßig und insbesondere im Zentrum am wenigsten dicht ist. Simulationsstudien haben gezeigt, dass durch eine dichtere Trajektorie im Zentrum die erzielbare Auflösung dort theoretisch verbessert werden kann [108].

3.3 Rekonstruktionsprozess

In dieser Arbeit wird für die Rekonstruktion der Partikelverteilung der sogenannte Systemmatrix-Ansatz verwendet. Hierbei wird zuerst das Verhalten der Partikel in einer Systemmatrix kalibriert. Nach der Objektmessung sucht man durch Lösen eines linearen Gleichungssystemes diejenige Partikelverteilung, die am besten zu dem

Messsignal dieser Objektmessung passt. Bei diesem Verfahren werden die Messsignale typischerweise in den Frequenzraum transformiert.

Es existieren darüber hinaus auch Rekonstruktionsmethoden, die direkt auf den gemessenen Zeitdaten arbeiten [121, 122, 123]. Diese Verfahren werden in der Literatur mit X-space-Rekonstruktion bezeichnet und beruhen auf der Tatsache, dass ein Ausschlag auf dem Messsignal detektiert werden kann, sobald der feldfreie Punkte ein Partikel überstreicht. Des Weiteren kann bei Messverfahren, die auf einer feldfreien Linie beruhen, die Rekonstruktion effizient mit Hilfe der Radon-Transformation durchgeführt werden [124, 125]. Diese beiden Methoden basieren allerdings auf der Annahme einer ortsunabhängigen Punktantwort und beziehen damit die komplexe Partikeldynamik nicht mit ein.

Im Folgenden wird nun der Systemmatrix-Ansatz genauer vorgestellt. Dabei wird sowohl auf die Eigenschaften der Systemmatrix und die daraus entstehenden Probleme als auch auf verschiedene Rekonstruktionsalgorithmen eingegangen.

3.3.1 Systemmatrix

Der Zusammenhang zwischen der räumlichen Partikelverteilung $c(\mathbf{r})$ und dem k-ten Fourier-Koeffizienten des MPI-Messsignals $\hat{\mathbf{u}}_l$, das in der l-ten Empfangsspule aufgenommen wurde, ist durch die Integralgleichung

$$\hat{u}_{l,k} = \int_{\text{FOV}} \hat{s}_{l,k}(\mathbf{r}) c(\mathbf{r}) \mathrm{d}\mathbf{r}, \qquad k \in \mathbb{N}_0 \tag{3.14}$$

gegeben, wobei die Integration über das Sichtfeld (Field-Of-View, kurz FOV) erfolgt, in dem Partikel einen Signalbeitrag leisten können. Der Kern der Integralgleichung

$$\hat{s}_{l,k}(\mathbf{r}) : \mathbb{R}^3 \to \mathbb{C}, \quad \hat{s}_{l,k}(\mathbf{r}) = -\hat{a}_{l,k} \frac{\mu_0}{T} \int_0^T \frac{\partial}{\partial t} \overline{\mathbf{m}}(\mathbf{r}, t) \cdot \mathbf{p}_l(\mathbf{r}) e^{-2\pi \mathrm{i} \frac{kt}{T}} \mathrm{d}t \tag{3.15}$$

wird als k-te Systemfunktionskomponente des l-ten Empfangskanal bezeichnet [126]. Hierbei bezeichnet $\hat{a}_{l,k}$ die Übertragungsfunktion, T die Periodendauer der Bewegung des feldfreien Punktes, $\overline{\mathbf{m}}(\mathbf{r}, t)$ das durchschnittliche magnetische Gesamtmoment der Partikel und $\mathbf{p}_l(\mathbf{r})$ die Sensitivität der Empfangsspulen. Die Systemfunktionskomponenten enthalten somit sowohl Informationen über den Aufbau des Scanners und dessen Charakteristik als auch über das Partikelverhalten. Falls eindeutig ist, um welchen Empfangskanal es sich handelt, wird zur einfacheren Notation auf diesen Zusatz im Folgenden verzichtet. Die Menge aller Systemfunktionskomponenten wird als Systemfunktion bezeichnet.

Für den Spezialfall der 1D-Anregung mit Hilfe eines Kosinus-Anregungsfeldes $H^D = A^D \cos(2\pi f_0)$ kann die k-te Systemfunktionskomponenten durch

$$\hat{s}_k(r) = -\hat{\alpha}_k \frac{2\mu_0 \mathrm{pi}}{T} \left(\frac{\partial}{\partial H} \overline{m}(G\,\cdot) * \left(U_{k-1}\left(\frac{G}{A}\cdot\right) \sqrt{1 - \left(\frac{G}{A}\cdot\right)^2} \right) \right)(r) \quad (3.16)$$

als Faltung der Magnetisierungsänderung mit dem Tschebyscheff-Polynom zweiter Art vom Grad k

$$U_k(x) = \frac{\sin((k+1)\arccos(x))}{\sin(\arccos(x))} \quad (3.17)$$

dargestellt werden [33]. In diesem Fall kann die Rekonstruktion der Partikelverteilung durch eine Tschebyscheff-Transformation erreicht werden [127]. Für eine 3D-Anregung oder eine andere Anregung konnte bisher noch keine geschlossene Beschreibung der Systemfunktionskomponenten gefunden werden.

Die Fourier-Koeffizienten $\hat{u}_{l,k}$ der Messsignale werden mit Hilfe der diskreten Fourier-Transformation berechnet. Dabei hängt die Anzahl $K \in \mathbb{N}$ der zur Verfügung stehenden Fourier-Koeffizienten pro Empfangskanal von der Anzahl an Zeitdiskretisierungsstellen einer Periode ab. Des Weiteren wird das FOV für die Datenverarbeitung in einzelne Voxel zerlegt. Typischerweise wird angenommen, dass sowohl das FOV als auch die Voxel die Form eines Quaders besitzen. Insgesamt wird das FOV somit durch $N = N_x N_y N_z$ Voxel diskretisiert, wobei $N_i \in N$, $i = x, y, z$ die Anzahl an Voxel in Raumrichtung i angeben. Das Volumen eines einzelnen Voxels wird mit V_{Voxel} definiert und $\mathbf{r}_n$, $n = 0, ..., N-1$ bezeichnet das Zentrum des n-ten Voxels. Auf Grund der Diskretisierung wird die kontinuierliche Signalgleichung (3.14) durch

$$\hat{u}_{l,k} \approx V_{\mathrm{Voxel}} \sum_{n=0}^{N-1} \hat{s}_{l,k}(\mathbf{r}_n) c(\mathbf{r}_n), \quad k = 0, \ldots K-1 \quad (3.18)$$

approximiert. Daraus resultierend lässt sich die Signalkodierung des l-ten Empfangskanal mit Hilfe des linearen Gleichungssystems

$$\mathbf{S}_l \mathbf{c} = \hat{\mathbf{u}}_l \ , \quad (3.19)$$

bestehend aus der Systemmatrix des l-ten Empfangskanals

$$\mathbf{S}_l = \left(V_{\mathrm{Voxel}}\, \hat{s}_{l,k}\left(\mathbf{r}_n\right) \right)_{k=0,\ldots,K-1; n=0,\ldots,N-1} \in \mathbb{C}^{K \times N}, \quad (3.20)$$

dem Messvektor des l-ten Empfangskanals

$$\hat{\mathbf{u}}_l = \left(\hat{u}_{l,k}\right)_{k,\dots,K-1} \in \mathbb{C}^K \tag{3.21}$$

und dem Konzentrationsvektor

$$\mathbf{c} = \left(c\left(\mathbf{r}_n\right)\right)_{n=0,\dots,N-1} \in \mathbb{R}^N \ , \tag{3.22}$$

näherungsweise beschreiben. In dieser Notation werden alle Frequenzkomponenten, die mit einer Voxelposition korrespondierenden, zeilenweise und die Systemfunktionskomponenten, die die räumliche Verteilung einer Frequenzkomponente beschreiben, spaltenweise in die Systemmatrix eingefügt. Dieses Prinzip wird in Abbildung 3.3 anschaulich illustriert. Die Systemmatrizen und Messvektoren der $L \in \mathbb{N}$ verschiedenen Empfangskanäle können durch

$$\mathbf{S}\mathbf{c} = \hat{\mathbf{u}} \qquad \text{mit} \qquad \mathbf{S} = \begin{pmatrix} \mathbf{S}_1 \\ \vdots \\ \mathbf{S}_L \end{pmatrix}, \ \hat{\mathbf{u}} = \begin{pmatrix} \hat{\mathbf{u}}_1 \\ \vdots \\ \hat{\mathbf{u}}_L \end{pmatrix} \tag{3.23}$$

zu einem einzelnen Gleichungssystem zusammengefasst werden, sodass es möglich ist, alle Empfangskanäle simultan zu rekonstruieren.

Die Sortierung der Systemfunktionskomponenten nach deren Mischfaktoren stellt eine geeignete Sortierung der Daten dar [33]. So nimmt die Signalstärke der Systemfunktionskomponenten mit zunehmenden Mischfaktoren ab, sodass das höchste Signal-zu-Rausch-Verhältnis (Signal-zu-Rausch-Verhältnis) bei den Systemfunktionskomponenten mit kleinen Mischfaktoren zu erwarten ist. Weiterhin korreliert die räumliche Struktur der Systemfunktionskomponenten mit den Mischfaktoren. Wie in Abbildung 3.4 zu erkennen, nehmen mit zunehmenden Mischfaktoren die räumlichen Oszillationen zu.

Die Bestimmung der Systemmatrix erfolgt typischerweise durch einen messbasierten Kalibrationsprozess [32]. Hierbei wird mit Hilfe eines Roboters eine Kalibrierprobe an die Position eines Voxels bewegt und die Systemantwort gemessen. Die Kalibrierprobe ist dabei mit den gleichen Partikeln befüllt, die später bei der Objektmessung verwendet werden, und weist die Größe eines Voxels auf. Mathematisch gesehen stimmt die Kalibrierprobe mit einem Einheitsvektor als Konzentrationsvektor überein. Das so gewonnene Messsignal entspricht somit der Spalte der Systemmatrix, die mit dieser Voxelposition korrespondiert. Indem der Roboter nacheinander die Kali-

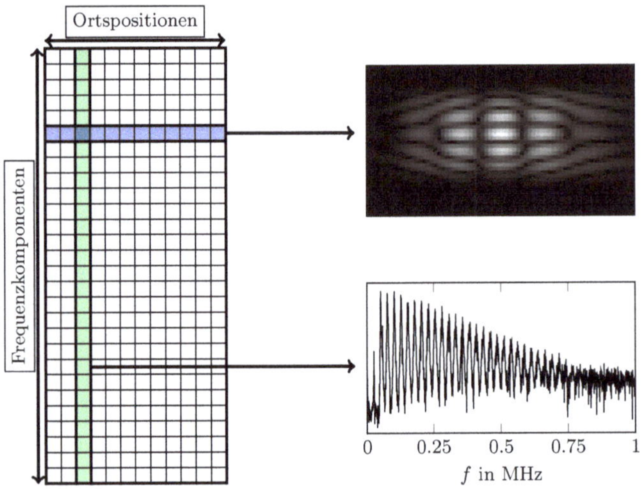

Abbildung 3.3: Schematische Darstellung der Systemmatrix eines Kanals. Die Spalten enthalten die Frequenzspektren an den verschiedenen Orten. Die Systemfunktionskomponenten sind zeilenweise einsortiert.

brierprobe an die einzelnen Voxelpositionen bewegt, wird die Systemmatrix Spalte für Spalte befüllt.

Das SNR der Systemfunktionskomponenten wird anhand zusätzlicher Hintergrundmessungen während der Kalibration bestimmt. Dazu wird die Kalibrierprobe jeweils nach einer gewissen Anzahl an Voxelpositionen aus dem Bereich des FOV_{DF} bewegt. Da die Kalibrierprobe nun vollständig gesättigt wird, enthält das Messsignal nur noch die Scannercharakteristik und Rauschen. Anhand dieser Leermessungen wird das Rauschen auf den einzelnen Frequenzkomponenten bestimmt und ins Verhältnis zu der Signalstärke der Systemfunktionskomponenten gesetzt.

Die Kalibrierung der Systemmatrix ist auf Grund der separaten Vermessung aller Voxelpositionen und des Bewegens des Roboters an die einzelnen Voxelpositionen sehr zeitaufwendig. So dauerte in [36] die Kalibration einer Systemmatrix mit einer Ortsauflösung von $34 \times 20 \times 28$ Voxel etwa 6 h. Da die Systemmatrix sowohl für verschiedene Partikel und Partikelchargen als auch bei einer Veränderung der Experimentparameter wie z.B. Anregungsfeldamplitude oder Gradientstärke neu kalibriert werden muss, stellt die hohe Kalibrationszeit für die praktische Anwendung ein Hindernis dar. Es existieren Ansätze, die Kalibrationszeit zu verringern, indem die

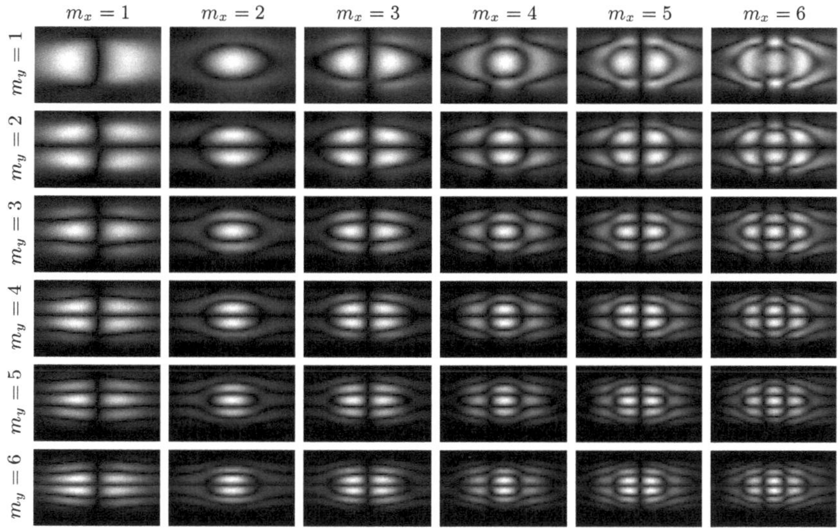

Abbildung 3.4: 2D-Systemfunktionskomponenten einer gemessenen MPI-Systemmatrix [126]. Dargestellt sind alle Systemfunktionskomponenten mit Mischfaktoren $m_x = 1, \ldots, 6$ und $m_y = 1, \ldots, 6$ für den Empfangskanal x. Mit zunehmenden Mischfaktoren nimmt die Anzahl der Wellenberge zu und die Systemfunktionskomponenten weisen eine höhere Ortsabhängigkeit auf.

Systemmatrix simuliert wird [89, 90]. In diesem Fall stellt jedoch die Modellierung der Partikeleigenschaften die größte Schwierigkeit dar und bewirkt, dass die Qualität einer gemessenen Systemmatrix bisher nicht erreicht wird. Den Hauptaufwand der Kalibration stellt die Roboterbewegung dar. Mit Hilfe von Offsetfeldern kann die Bewegung der Kalibrierprobe simuliert werden, sodass sich die Kalibrationszeit ebenfalls verringert [128, 129]. Für eine exakte Simulation der Bewegung muss hierbei jedoch das Magnetfeld- und das Sensitivitätsprofil berücksichtigt werden. Des Weiteren wurde getestet, die Anzahl an gemessenen Ortspunkten zu verringern und auf Grund von Symmetrieeigenschaften der Systemfunktionskomponenten [4] oder mit Hilfe des mathematischen Verfahrens Compressed-Sensing die vollständige Systemfunktionskomponente zu rekonstruieren [3, 6, 130]. Insgesamt zeigen alle diese Methoden zur Beschleunigung der Kalibration gute Ergebnisse, aber die beste Auflösung und die höchste Abbildungstreue werden trotzdem durch eine vollständige Kalibration der Systemmatrix erreicht.

3.3.2 Rekonstruktionsproblem

Für die Rekonstruktion der Partikelverteilung $\mathbf{c} \in \mathbb{R}^N$ einer Objektmessung muss das lineare Gleichungssystem

$$\mathbf{Sc} = \hat{\mathbf{u}} \tag{3.24}$$

gelöst werden, das aus der Systemmatrix $\mathbf{S} \in \mathbb{C}^{L \cdot K \times N}$ und dem Messvektor $\hat{\mathbf{u}} \in \mathbb{C}^{L \cdot K}$ besteht. Auf Grund der hohen Konditionszahl der Systemmatrix handelt es sich hierbei allerdings um ein schlecht gestelltes inverses Problem und es müssen Regularisierungstechniken eingesetzt werden [126]. Zusätzlich ist sowohl die Systemmatrix als auch der Messvektor rauschbehaftet, sodass sich die exakte Lösung des linearen Gleichungssystems (3.24) von der tatsächlichen Partikelverteilung deutlich unterscheiden kann. Aus diesen Gründen wird für das Rekonstruktionsproblem bei MPI standardmäßig der Kleinste-Quadrate-Ansatz mit Tikhonov-Regularisierung

$$\min_{\mathbf{c}} \|\mathbf{Sc} - \hat{\mathbf{u}}\|_2^2 + \lambda \|\mathbf{c}\|_2^2 \tag{3.25}$$

verwendet. In diesem Fall wird der Kleinste-Quadrate-Ansatz um den Strafterm $\|\mathbf{c}\|_2^2$ erweitert und der Regularisierungsparameter λ steuert das Verhältnis der Norm des Residuums und des Strafterms.

Die Wahl des Regularisierungsparameters beeinflusst entscheidend die Qualität des Rekonstruktionsergebnisses. Dabei hängt die optimale Parameterwahl maßgeblich von der Konditionszahl der Systemmatrix und dem Rauschlevel ab. Allgemein erhöht sich die erzielbare Ortsauflösung mit einer Verringerung des Regularisierungsparameters, allerdings nimmt in diesem Fall auch das Rauschen auf der Lösung zu. Dadurch muss bei der Wahl des Regularisierungsparameters stets ein Kompromiss zwischen Rauschunterdrückung und erzielbarer Ortsauflösung eingegangen werden. Eine erste gute Abschätzung des Regularisierungsparameters liefert die normierte Spur von $\mathbf{S}^H\mathbf{S}$

$$\lambda_0 = \frac{\operatorname{Spur}\left(\mathbf{S}^H\mathbf{S}\right)}{N}, \tag{3.26}$$

wobei mit Spur die Summe der Diagonalelemente einer Matrix bezeichnet wird [131]. Im Folgenden wird der gewählte Regularisierungsparameter stets relativ zu dieser Schätzung λ_0 angegeben.

Mit der Wahl des Regularisierungsverfahrens ist auch stets eine Annahme über die Lösung verbunden. So erwartet die Tikhonov-Regularisierung einen normalverteilten Lösungsvektor und liefert glatte Lösungen. Enthält die tatsächliche Lösung Kanten, so können diese mit Hilfe der Tikhonov-Regularisierung nur schlecht wiedergegeben werden. Eine andere Regularisierung, die auf der Kombination der Totalvariationsnorm und der 1-Norm beruht, liefert in diesem Fall deutlich bessere Ergebnisse [7]. Ein großer Vorteil der Tikhonov-Regularisierung ist allerdings die Möglichkeit einer effizienten Implementierung, wohingegen andere Regularisierungstechniken typischerweise rechenintensiver sind.

Ein Großteil der Systemfunktionskomponenten enthalten im Wesentlichen nur Rauschen. Aus Gründen der Effizienz und Stabilität werden diese bei der Rekonstruktion nicht berücksichtigt. Dazu wird vor der Rekonstruktion eine Auswahl der genutzten Frequenzen anhand der SNR-Werte der Systemfunktionskomponenten getroffen und sowohl die Systemmatrix als auch der Messvektor auf diese Frequenzen verkleinert. Im Folgenden wird die Anzahl der verwendeten Frequenzen aller Empfangskanäle mit K bezeichnet, sodass die Systemmatrix die Dimension $K \times N$ und der Messvektor die Dimension K aufweist.

3.3.3 Rekonstruktionsalgorithmen

Es existieren eine Vielzahl an Rekonstruktionsalgorithmen, die das regularisierte Kleinste-Quadrate-Problem (3.25) lösen [132]. Für die Anwendung in MPI haben sich jedoch die Singulärwertzerlegung und die Kaczmarz-Methode etabliert.

Singulärwertzerlegung

Als Singulärwertzerlegung (singular value decomposition, kurz SVD) der Systemmatrix $\mathbf{S} \in \mathbb{C}^{K \times N}$ bezeichnet man deren Zerlegung

$$\mathbf{S} = \mathbf{U}\mathbf{\Sigma}\mathbf{V}^H \tag{3.27}$$

in zwei unitäre Matrizen $\mathbf{U} = [\mathbf{u}_1 | \dots | \mathbf{u}_K] \in \mathbb{C}^{K \times K}$ und $\mathbf{V} = [\mathbf{v}_1 | \dots | \mathbf{v}_M] \in \mathbb{C}^{M \times M}$ und eine Diagonalmatrix $\mathbf{\Sigma} \in \mathbb{C}^{K \times N}$ [133]. Die Diagonalelemente $\sigma_1 \geq \ldots \geq \sigma_J > 0$ mit $J = \min(K, N)$ von $\mathbf{\Sigma}$ werden als Singulärwerte bezeichnet. Für jede Matrix existiert eine Zerlegung und kann stabil berechnet werden.

Mit Hilfe der Singulärwertzerlegung kann die Lösung des regularisierten Kleinste-Quadrate-Problem 3.25 direkt durch

$$\mathbf{c} = \sum_{i=1}^{J} \frac{\sigma_i^2}{\sigma_i^2 + \lambda} \frac{\mathbf{u}_i^H \hat{\mathbf{u}}}{\sigma_i} \mathbf{v}_i \tag{3.28}$$

bestimmt werden. In dieser Darstellung ist die Auswirkung der Tikhonov-Regularisierung gut zu erkennen. Ohne Regularisierung würde man direkt durch die Singulärwerte teilen und da diese sehr klein werden können, haben schon kleine Störungen einen großen Effekt auf das Rekonstruktionsergebnis [134]. Der Faktor $\frac{\sigma_i^2}{\sigma_i^2+\lambda}$ stabilisiert die Rekonstruktion, aber unterdrückt auch den Beitrag der kleinen Singulärwerte. Dadurch limitiert die Regularisierung die erzielbare Ortsauflösung.

Bei der Singulärwertzerlegung handelt es sich um einen linearen Rekonstruktionsalgorithmus. Das bedeutet, falls sich der Messvektor $\hat{\mathbf{u}} = \sum_{m=1}^{M} \hat{\mathbf{u}}_m$ in M Anteile zerlegen lässt, so kann zur Untersuchung des Rekonstruktionsergebnisses die Rekonstruktion

$$\mathbf{c} = \sum_{i=1}^{J} \frac{\sigma_i^2}{\sigma_i^2+\lambda} \frac{\mathbf{u}_i^H \sum_{m=1}^{M} \hat{\mathbf{u}}_m}{\sigma_i} \mathbf{v}_i = \sum_{m=1}^{M} \sum_{i=1}^{J} \frac{\sigma_i^2}{\sigma_i^2+\lambda} \frac{\mathbf{u}_i^H \hat{\mathbf{u}}_m}{\sigma_i} \mathbf{v}_i = \sum_{m=1}^{M} \mathbf{c}_m \tag{3.29}$$

in die Rekonstruktion der einzelnen Anteile zerlegt und separat analysiert werden. Die Gesamtrekonstruktion $\mathbf{c}$ ergibt sich dann wieder aus der Summe der Teilrekonstruktionen $\mathbf{c}_m$. Mit dieser Methode kann beispielsweise der Einfluss einer Störung auf das Rekonstruktionsergebnis separat untersucht werden.

Die Hauptnachteile der Singulärwertzerlegung stellen der hohe Rechenaufwand von $\mathcal{O}(KN^2)$ arithmetischen Operationen für die Bestimmung der Zerlegung und der große Speicherbedarf dar. Wenn die Singulärwertzerlegung allerdings erst einmal bestimmt wurde, kann die Rekonstruktion der Partikelverteilung effizient in $\mathcal{O}(KN)$ arithmetischen Operationen berechnet werden. Dies kann beispielsweise bei einer Echtzeitrekonstruktion oder bei der Rekonstruktion einer sehr großen Anzahl an Objektmessungen von Bedeutung sein.

Kaczmarz-Algorithmus

Der Kaczmarz-Algorithmus löst das lineare Gleichungssystem $\mathbf{Sc} = \hat{\mathbf{u}}$ iterativ, indem er in jedem einzelnen Iterationsschritt durch

$$\mathbf{c}^{l+1} = \mathbf{c}^l + \frac{\hat{u}_k - \mathbf{s}_k^H \cdot \mathbf{c}_l}{\|\mathbf{s}_k\|^2} \mathbf{s}_k^H, \qquad k = l \bmod K \tag{3.30}$$

eine orthogonale Projektion auf die Hyperebene $\mathcal{H}_k = \{\mathbf{x} \in \mathbb{C}^N : \mathbf{s}_k^H \cdot \mathbf{x} = \hat{u}_k\}$ ausführt, die von der k-ten Systemfunktionskomponente $\mathbf{s}_k$ aufgespannt wird [135].

Ein kompletter Durchlauf durch die Systemmatrix wird als Kaczmarz-Iteration bezeichnet.

Falls das lineare Gleichungssystem überbestimmt ist, liefert der Algorithmus die Lösung mit dem geringsten Abstand zum Startvektor [133]. Typischerweise wird der Algorithmus durch $\mathbf{c}^0 = \mathbf{0}$ initialisiert, sodass die Lösung mit der kleinsten Norm bestimmt wird.

Die Konvergenzgeschwindigkeit der Kaczmarz-Methode wird maßgeblich durch den Grad der Orthogonalität der Systemmatrixzeilen bestimmt [136]. Handelt es sich um eine orthogonale Matrix, so wird die exakte Lösung nach einer Kaczmarz-Iteration gefunden. Falls die Systemmatrixzeilen nahezu parallel sind, kann die Konvergenzgeschwindigkeit auch sehr langsam sein. Da die Systemfunktionskomponenten bei MPI einen hohen Grad an Orthogonalität aufweisen, konvergiert der Kaczmarz-Algorithmus für dieses Problem sehr schnell [137]. Des Weiteren hängt die Konvergenzgeschwindigkeit von der Sortierung der Systemfunktionskomponenten ab und kann durch eine zufällige Zeilenauswahl verbessert werden [138]. Hierbei wird in [138] vorgeschlagen, die Zeilenauswahl proportional zur Energie der Systemfunktionskomponenten $||\mathbf{s}_k||^2$ zu wählen. Bei MPI variiert die Energie jedoch sehr stark, sodass pro Kaczmarz-Iteration eine zufällige Umsortierung aller Systemfunktionskomponenten der Systemmatrix ein besseres Rekonstruktionsergebnis liefert.

Die Tikhonov-Regularisierung lässt sich relativ einfach in die Kaczmarz-Methode integrieren. Hierfür muss lediglich das lineare Gleichungssystem zu

$$\begin{pmatrix} \mathbf{S} & \sqrt{\lambda}\mathbf{I}_K \end{pmatrix} \begin{pmatrix} \mathbf{c} \\ \nu \end{pmatrix} = \hat{\mathbf{u}} \tag{3.31}$$

erweitert werden [139]. Der hinzugefügte Hilfsvektor $\nu = \frac{1}{\sqrt{\lambda}} (\mathbf{Sc} - \hat{\mathbf{u}})$ enthält dabei gerade das Residuum. Zusätzlich entspricht die Wahl der Anzahl an Iterationen einer Regularisierung. Da die exakte Lösung des linearen Gleichungssystems typischerweise rauschbehaftet ist, führt ein Ausiterieren des Kaczmarz-Algorithmus zu einer Rauschanpassung. Diese kann durch ein vorzeitiges Beenden des Kaczmarz-Algorithmus unterdrückt werden. Allerdings verringert sich dadurch auch die erzielbare Ortsauflösung, sodass wiederum ein Kompromiss aus Rauschen und Auflösung gefunden werden muss.

Das lineare Gleichungssystem des MPI-Rekonstruktionsproblemes ist komplexwertig und liefert a priori eine komplexwertige Lösung. Die gesuchte Partikelverteilung ist jedoch reell und positiv. Aus diesem Grund wird nach jeder Kaczmarz-Iteration die Lösung auf den Unterraum $\mathcal{U} = \{\mathbf{x} \in \mathbb{C}^N : \operatorname{Im}\mathbf{x} = 0, \operatorname{Re}\mathbf{x} \geq 0\}$ projiziert, indem der Imaginärteil und ein negativer Realteil auf Null gesetzt werden [140].

Den wesentlichen Vorteil der Kaczmarz-Methode im Vergleich zur Singulärwertzerlegung stellt der geringere Rechenaufwand dar. So sind für die Berechnung einer Kaczmarz-Iteration lediglich $\mathcal{O}(KN)$ arithmetische Operationen notwendig. Außerdem kann bei dem Kaczmarz-Algorithmus auf Grund des Projektionsschrittes Vorwissen über die Lösung eingebracht werden. Auf Grund dieses nichtlinearen Projektionsschrittes verliert der Kaczmarz-Algorithmus allerdings die Eigenschaft, bei fester Zeilenauswahl linear zu sein. Dadurch ist es nicht möglich, zur Analyse des Rekonstruktionsergebnisses den Messvektor in seine Anteile zu zerlegen und separat zu rekonstruieren.

4 Steuerung des Drive-Field Field-Of-Views

4.1 Problemstellung

Die Größe des sensitiven Volumens bei Magnetic Particle Imaging, dem sogenannten Drive-Field Field-Of-View (FOV_{DF}), ergibt sich aus dem Verhältnis der Anregungsfeldamplitude und der Gradientenstärke. Das Zentrum des FOV_{DF} ist durch den Nullpunkt des Gradientenfeldes bestimmt, dem sogenannten feldfreien Punkt. Somit befindet sich das FOV_{DF} in der Grundkonfiguration ohne Fokusfelder im Zentrum des Gradientenfeldes und das FOV_{DF} kann nur durch Veränderung der Anregungsfeldamplitude und der Gradientenstärke variiert werden. Die maximale Amplitude des Anregungsfeldes ist bei einer künftigen klinischen MPI-Anwendung durch den Schwellwert zur peripheren Nervenstimulation limitiert, sodass für eine gegebene Gradientenstärke das FOV_{DF} beschränkt ist. Die Größe des FOV_{DF} kann auch durch Verringerung der Gradientenstärke angepasst werden, allerdings korrespondiert eine kleinere Gradientenstärke direkt mit einer niedrigeren erzielbaren Auflösung. Aus diesen Gründen wurden die sogenannten Fokusfelder eingeführt. Hierbei handelt es sich um räumlich homogene Magnetfelder, die zur Verschiebung des feldfreien Punktes des Gradientenfeldes im Raum eingesetzt werden. Dadurch kann eine beliebige Positionierung des FOV_{DF} im Raum erzielt werden. Dieses Verfahren ist

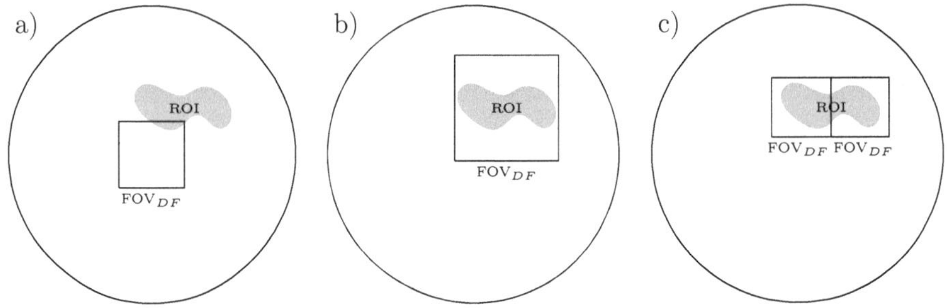

Abbildung 4.1: Schematische Darstellung der Verschiebung des Drive-Field Field-Of-View (FOV_{DF}), damit die Region-Of-Interest (ROI) abgedeckt werden kann. Der äußere Kreis symbolisiert den Bohrungsdurchmesser des MPI-Scanners. a) Das FOV_{DF} befindet sich im Zentrum des Scanners und deckt die ROI nicht vollständig ab. b) Das FOV_{DF} wurde verschoben und deckt die ROI ab. c) Die ROI wird mit zwei verschobenen FOV_{DF} abgedeckt, um die erzielbare Auflösung zu verbessern.

in Abbildung 4.1 schematisch dargestellt. Die Grafik a) zeigt die Positionierung des FOV_{DF} ohne Fokusfelder im Zentrum der Bohrung, wobei die Region-Of-Interest (ROI) nicht komplett durch das FOV_{DF} abgedeckt wird. Dies wäre nur mit einer deutlichen Verringerung der Gradientenstärke möglich. In diesem Fall würde auch ein großer Bereich außerhalb der ROI mit abgedeckt werden. Besser ist es, mit Hilfe von Fokusfeldern das FOV_{DF} über die ROI zu legen und die notwendige Gradientenstärke an die ROI anzupassen. Dies ist in Grafik b) visualisiert. Alternativ ist es auch möglich, die ROI mit mehreren FOV_{DF} abzudecken, um somit die maximale Auflösung zu erzielen. In Grafik c) ist dieses Vorgehen an Hand von zwei FOV_{DF} dargestellt.

Die Fokusfelder sowie das Gradientenfeld werden mit Hilfe von Elektromagneten realisiert, sodass theoretisch die Magnetfeldstärke über die Stromstärke in der Magnetfeldspule linear gesteuert werden kann. Beim präklinischen MPI-Scanner der Bruker BioSpin MRI GmbH sind allerdings Weicheisenplatten verbaut, um einerseits im Inneren die maximale Gradientenstärke zu erhöhen und andererseits die Magnetfelder nach außen abzuschirmen. Da die Weicheisenplatten in Abhängigkeit zu ihrer Sättigung einen unterschiedlichen Beitrag zum Magnetfeld leisten, gibt es einen nichtlinearen Zusammenhang zwischen Stromstärke und erzieltem Magnetfeld. Des Weiteren verändert sich die Polarisation der Weicheisenplatten in Abhängigkeit zu den zugeschalteten Magnetfeldspulen, sodass es zwischen den Feldbeiträgen der einzelnen Magnetfeldspulen zu Korrelationen kommt und die einzelnen Kanäle nicht unabhängig voneinander behandelt werden können. Außerdem muss die Inhomogenität der einzelnen Magnetfeldbeiträge berücksichtigt werden. Sowohl der Gradient des Selektionsfelds als auch die Magnetfeldwerte der Fokusfelder weisen mit zunehmenden Abstand zum Zentrum signifikante Abweichungen von der Linearität bzw. der Homogenität auf. Zusammenfassend kann gesagt werden, dass es nicht möglich ist, den feldfreien Punkt linear im Raum zu verschieben, indem die Ströme der Fokusfeldspulen linear anpasst werden.

In diesem Kapitel wird ein messbasiertes Verfahren vorgestellt, das die Stromabhängigkeit und die Inhomogenitäten der Magnetfelder berücksichtigt und dadurch eine präzise Positionierung des FOV_{DF} erlaubt. Das Verfahren besteht aus drei separaten Schritten, die im folgenden Kapitel näher erläutert werden. Anhand einer vollständigen Charakterisierung eines Bruker MPI-Scanners wird die Methode anschließend evaluiert und validiert.

4.2 Verfahren

Ziel des Verfahrens ist es, für die Positionierung des feldfreien Punktes des Gradientenfeldes an eine bestimmte Position $\mathbf{x}_{FFP}$ mit zugehöriger Gradientenstärke g_{FFP} die notwendige Stromeinstellung $\mathbf{I} = (I_{SF}, I_{FFX}, I_{FFY}, I_{FFZ})$ zu bestimmen. Hierbei bezeichnet I_{SF} und I_{FFi} die Stärke des Stromes, der durch das Selektionsfeldspulenpaar beziehungsweise durch die i te Fokusfeldspulenpaare fließt.

Schritt 1: Vermessung statischer Magnetfelder

Bei dem verwendeten Verfahren handelt es sich um ein messbasiertes Verfahren. Im ersten Schritt werden mit Hilfe einer sogenannten Kugelmessung die statischen Magnetfelder vermessen. Anhand dieser Kugelmessung kann für jede Komponente eines statischen Magnetfeldes eine geschlossene Form

$$B_i(\mathbf{x}) = \sum_{l=0}^{l_{\max}} \sum_{m=-\min(l,m_{\max})}^{\min(l,m_{\max})} c^i_{l,m} \hat{Y}_{lm}(\mathbf{x}), \qquad i = x, y, z \tag{4.1}$$

abgeleitet werden, wobei mit $\hat{Y}_{lm}$ die erweiterten Kugelflächenfunktionen und mit $\mathbf{x} \in \mathbb{R}^3$ die Ortsposition typischerweise in Kugelkoordinaten bezeichnet werden. Die maximale Ordnung ($l_{\max}, m_{\max}$) ergibt sich aus der Parametrisierung der Kugelmessung. Formel (4.1) stellt im Prinzip die Modellierung eines statischen Magnetfeldes dar.

Schritt 2: Modellierung der Stromabhängigkeit

Im zweiten Schritt wird die Stromabhängigkeit der statischen Magnetfelder modelliert, indem die Koeffizienten der Reihenentwicklung (4.1) als abhängig von den Eingangsströmen **I** der Magnetfeldspulen angenommen werden und die Magnetfeldbeschreibung zu

$$B_i(\mathbf{x}, \mathbf{I}) = \sum_{l=0}^{l_{\max}} \sum_{m=-\min(l,m_{\max})}^{\min(l,m_{\max})} c_{l,m}^i(\mathbf{I})\, \hat{Y}_{lm}(\mathbf{x}), \qquad i = x, y, z \tag{4.2}$$

erweitert wird. Durch Ausmessen verschiedener Stromeinstellungen kann mittels Regression für jeden stromabhängigen Koeffizienten eine analytische Approximationsfunktion $f_{l,m}^i$, $i = x, y, z$, gefunden werden, sodass durch

$$\tilde{B}_i(\mathbf{x}, \mathbf{I}) = \sum_{l=0}^{l_{\max}} \sum_{m=-\min(l,m_{\max})}^{\min(l,m_{\max})} f_{l,m}^i(\mathbf{I})\, \hat{Y}_{lm}(\mathbf{x}), \qquad i = x, y, z \tag{4.3}$$

eine vollständige Charakterisierung der statischen Magnetfelder in analytischer Form vorliegt.

Schritt 3: Steuerung des feldfreien Punktes und der Gradientenstärke

Mit Hilfe der stromabhängigen Magnetfeldbeschreibung (4.41) kann der notwendige Stromvektor **I** für die Positionierung des feldfreien Punktes $\mathbf{x}_{FFP}$ mit zugehöriger Gradientenstärke g_{FFP} durch Lösen des Problems

$$(P) = \begin{cases} \tilde{B}_x(\mathbf{x}_{FFP}, \mathbf{I}) = 0 \\ \tilde{B}_y(\mathbf{x}_{FFP}, \mathbf{I}) = 0 \\ \tilde{B}_z(\mathbf{x}_{FFP}, \mathbf{I}) = 0 \\ \partial_z \tilde{B}_z(\mathbf{x}_{FFP}, \mathbf{I}) = g_{FFP} \end{cases} \tag{4.4}$$

bestimmt werden. Hierbei handelt es sich um ein nichtlineares Gleichungssystem, das mit Hilfe des Newton-Verfahrens gelöst werden kann.

Eine ausführliche und detailliertere Beschreibung der einzelnen Schritte wird in den folgenden Kapiteln präsentiert.

4.3 Vermessung statischer Magnetfelder

Die Grundlage für das vorgestellte Verfahren stellt die akkurate Beschreibung eines statischen Magnetfeldes dar. Dies kann mit Hilfe von sogenannten Kugelmessungen und der Entwicklung in Kugelflächenfunktionen erzielt werden. In diesem Kapitel wird dieses Verfahren näher beschrieben und analysiert.

4.3.1 Physikalische Grundlagen

Die Grundlage für die Beschreibung elektromagnetischer Phänomene stellen die Maxwellgleichungen dar [141, 74]. Bei statischen Feldern wird die Kopplung zwischen E-Feld und B-Feld aufgehoben und es lassen sich die zwei elementaren Grundgleichungen der Magnetostatik

$$\nabla \cdot \mathbf{B} = 0 \tag{4.5}$$

$$\nabla \times \mathbf{B} = \mu_0 \mathbf{j} \tag{4.6}$$

herleiten, indem die zeitlich abhängigen Terme zu Null gesetzt werden [142]. Hierbei bezeichnet $\mathbf{j}$ die Stromdichte. Die Gleichung (4.5) wird als Gaußsches Gesetz der Magnetfelder bezeichnet und gilt nicht nur für statische Magnetfelder. Dieses beschreibt die Tatsache, dass Magnetfelder quellenfrei sind und keine magnetischen Monopole existieren. Durch Gleichung (4.6) wird zum Ausdruck gebracht, dass Magnetfelder von bewegten Ladungen erzeugt werden. Bei Magnetic Particle Imaging werden die verwendeten Magnetfelder durch Maxwellspulenpaare erzeugt. Ziel ist es, die Magnetfelder im Bereich zwischen den Spulenpaaren zu beschreiben, und da in diesem Gebiet kein Strom fließt, vereinfacht sich Gleichung (4.6) im freien Raum zu

$$\nabla \times \mathbf{B} = \mathbf{0}, \tag{4.7}$$

sodass die Rotation des Magnetfeldes verschwindet. Jedes Vektorfeld, das die Gleichung (4.7) erfüllt, entspricht dem Gradienten einer skalaren Funktion [143]. Aus diesem Grund ist es möglich, das betrachtete Magnetfeld durch

$$\mathbf{B} = -\nabla \Phi_M \tag{4.8}$$

zu beschreiben. Die skalare Funktion Φ_M wird als skalares magnetisches Potential bezeichnet. Da die einzelnen Magnetfeldkomponenten im betrachteten Bereich beliebig oft differenzierbar sind, gilt dies auch für das skalare magnetische Potential. Wendet man den Laplace-Operator nun auf das skalare magnetische Potential an, ergibt sich

$$-\Delta\Phi_M = \nabla \cdot (-\nabla\Phi_M) = \nabla \cdot \mathbf{B} = 0, \tag{4.9}$$

da in diesem Fall die Divergenz des Magnetfeldes nach gleich Gleichung (4.5) Null beträgt. Somit erfüllt das skalare magnetische Potential die Laplace-Gleichung. Unter Berücksichtigung des Satz von Schwarz [144] und Gleichung (4.9) lässt sich für die einzelnen Magnetfeldkomponenten $B_i, i = x, y, z$ durch

$$\begin{aligned}
\Delta B_i &= \frac{\partial^2}{\partial x^2}B_i + \frac{\partial^2}{\partial y^2}B_i + \frac{\partial^2}{\partial z^2}B_i \\
&= \frac{\partial^2}{\partial x^2}\frac{\partial}{\partial i}\Phi_M + \frac{\partial^2}{\partial y^2}\frac{\partial}{\partial i}\Phi_M + \frac{\partial^2}{\partial z^2}\frac{\partial}{\partial i}\Phi_M \\
&= \frac{\partial}{\partial i}\frac{\partial^2}{\partial x^2}\Phi_M + \frac{\partial}{\partial i}\frac{\partial^2}{\partial y^2}\Phi_M + \frac{\partial}{\partial i}\frac{\partial^2}{\partial z^2}\Phi_M \\
&= \frac{\partial}{\partial i}\Delta\Phi_M \\
&= 0
\end{aligned}$$

zeigen, dass diese ebenfalls die Laplace-Gleichung erfüllen.

4.3.2 Entwicklung in Kugelflächenfunktionen

Da die einzelnen Komponenten eines statischen Magnetfeldes die Laplace-Gleichung erfüllen, können diese durch

$$B_i(r,\theta,\varphi) = \sum_{l=0}^{\infty}\sum_{m=-l}^{l} c^i_{l,m} r^l Y_{l,m}(\theta,\varphi), \qquad i = x, y, z \tag{4.10}$$

in eine Reihe von Kugelflächenfunktionen $Y_{l,m}$ entwickelt werden (siehe Kapitel 2.7). In Abbildung 4.2 sind die erweiterten Kugelflächenfunktionen $\hat{Y}_{l,m}(r,\theta,\varphi) = r^l Y_{l,m}(\theta,\varphi)$ bis zur Ordnung $l = 2$ für $r = 1$ dargestellt. Die Kugelflächenfunktion $\hat{Y}_{0,0}$ ist konstant und beschreibt somit den Homogenanteil der Magnetfeldkomponente. Bei einer Zerlegung der Magnetfeldkomponenten in Kugelflächenfunktionen eines idealen Fokusfeldes in Raumrichtung i würde nur der Koeffizient $c^i_{0,0}$ von Null verschieden sein. Die Kugelflächenfunktionen mit Ordnung $l = 1$ beschreiben den Gradientenanteil. So entspricht $\hat{Y}_{1,1}(x,y,z) = x$, $\hat{Y}_{1,-1}(x,y,z) = y$ und $\hat{Y}_{1,0}(x,y,z) = z$. Somit würden diese drei Koeffizienten genügen, um ein ideales Gradientenfeld zu beschreiben. In der Realität weisen allerdings alle Magnetfelder Inhomogenitäten auf, sodass zusätzlich höhere Ordnungen benötigt werden, um diese zu beschreiben. Da die Kugelflächenfunktionen mit zunehmender Ordnung l mehr

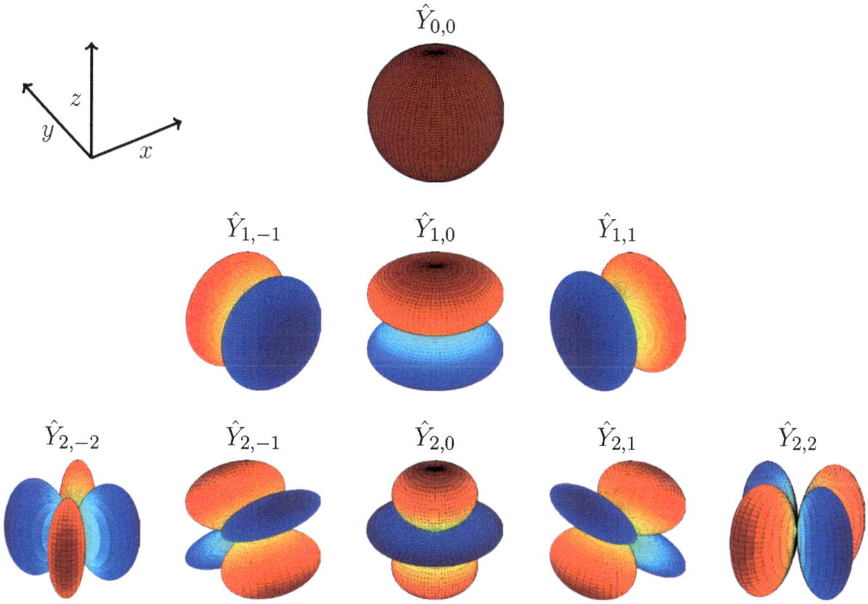

Abbildung 4.2: Erweiterte Kugelflächenfunktionen $\hat{Y}_{l,m}$ bis zur Ordnung $l = 2$ für $r = 1$. Der Abstand zum Nullpunkt sowie die Farbe beschreiben den Funktionswert, wobei rot für positive und blau für negative Werte steht. Das zu Grunde liegende Koordinatensystem ist links oben angegeben.

Oszillationen aufweisen, nimmt deren Einfluss in einem typische Magnetfeld mit zunehmender Ordnung l ab und es ist möglich, die Reihenentwicklung (4.10) bei einer maximalen Ordnung $(l_{\max}, m_{\max})$ abzuschneiden

$$B_i(r,\theta,\varphi) = \sum_{l=0}^{l_{\max}} \sum_{m=-\min(l,m_{\max})}^{\min(l,m_{\max})} c^i_{l,m} r^l Y_{l,m}(\theta,\varphi), \qquad i = x, y, z, \tag{4.11}$$

ohne die Beschreibung des Magnetfeldes im Rahmen der Messgenauigkeit zu verfälschen. Der Abbruch der Reihenentwicklung stellt somit die Modellierung der Feldinhomogenitäten dar.

Unter Berücksichtigung von Dirichlet-Randbedingungen

$$\begin{cases} \Delta B_i(r,\theta,\varphi) = 0 & \text{für } r < R \\ B_i(r,\theta,\varphi) = B_i^R(\theta,\varphi) & \text{für } r = R \end{cases}, \qquad i = x, y, z \tag{4.12}$$

können die Koeffizienten $c^i_{l,m} R^l := c^{R,i}_{l,m}$ mit Hilfe der Projektionsformel (2.89) durch

$$c^{R,i}_{l,m} = \langle B^R_i(\theta,\varphi), Y_{l,m}(\theta,\varphi)\rangle = \int_0^{2\pi}\int_0^{\pi} B^R_i(\theta,\varphi)\, Y_{l,m}(\theta,\varphi)\sin(\theta)\,\mathrm{d}\theta\,\mathrm{d}\varphi \quad (4.13)$$

berechnet werden, wobei $B^R_i(\theta,\varphi)$ der i-ten Komponente des Magnetfeldes auf der Oberfläche der Sphäre S_R mit Radius R entspricht. Hierbei wird ausgenutzt, dass die Kugelflächenfunktionen eine orthonormale Basis bzgl. des Standardskalarproduktes auf der Oberfläche einer Späre bilden. Ausgehend von dieser Notation ist die abgeschnittene Reihenentwicklung durch

$$B_i(r,\theta,\varphi) = \sum_{l=0}^{l_{\max}} \sum_{m=-\min(l,m_{\max})}^{\min(l,m_{\max})} c^{R,i}_{l,m}\left(\frac{r}{R}\right)^l Y_{l,m}(\theta,\varphi), \qquad i = x,y,z \quad (4.14)$$

gegeben. Im Folgenden werden stets die Koeffizienten $c^{R,i}_{l,m}$ betrachtet.

4.3.3 Kugelmessungen

Zur Bestimmung der Reihenentwicklung der Magnetfeldkomponenten wird die Projektionsformel (4.13) verwendet. Da die Werte der Magnetfeldkomponenten auf der Sphäre allerdings nicht in analytischer Form vorliegen, sondern nur einzelne Positionen mit Hilfe eines Hallsensors vermessen werden können, muss eine Quadraturformel verwendet werden. Hierfür werden die Variablen θ und φ an den Stützstellen

$$0 \leq \theta_1 \leq \ldots \leq \theta_{\mathrm{N}_\theta} \leq \pi, \quad N_\theta \in \mathbb{N} \quad (4.15)$$

und

$$0 \leq \varphi_1 \leq \ldots \leq \varphi_{\mathrm{N}_\varphi} \leq 2\pi, \quad N_\varphi \in \mathbb{N} \quad (4.16)$$

abgetastet und die Funktionswerte an den Stützstellen durch die Gewichtungsfaktoren

$$w_{\theta_j}, j = 1,\ldots N_\theta \quad \text{und} \quad w_{\varphi_k}, k = 1,\ldots N_\varphi \quad (4.17)$$

gewichtet. Somit kann mit Hilfe der Quadraturformel

$$c^{R,i}_{lm} = \sum_{k=1}^{N_\varphi}\sum_{j=1}^{N_\theta} w_{\theta_j} w_{\varphi_k} B^R_i(\theta_j,\varphi_k) Y_{l,m}(\theta_j,\varphi_k)\sin(\theta_j)\,, \qquad i = x,y,z \quad (4.18)$$

eine Approximation des Koeffizienten $c^{R,i}_{l,m}$ bestimmt werden. Die Qualität der Approximation hängt entscheidend von der Wahl der Stützstellen und deren Gewichtungsfaktoren ab. Für dieses Problem eignet sich die Gauß-Legendre-Quadratur für die Variable θ in Kombination mit der Linken-Zusammengesetzten-Rechteckregel für die Variable φ. Diese Wahl wird durch den folgenden Satz bestätigt, der in dieser Arbeit bewiesen wurde.

Satz 4.1. *Sei* $B(r,\theta,\varphi) = \sum_{l=0}^{l_{max}} \sum_{m=-\min(l,m_{max})}^{\min(l,m_{max})} c_{lm}^R \left(\frac{r}{R}\right)^l Y_{l,m}(\theta,\varphi)$ *eine endliche Reihe von Kugelflächenfunktionen mit maximaler Ordnung* (l_{max}, m_{max}) *und* $R > 0$. *Falls für die Variable* θ *die Gauß-Legendre-Quadratur mit* $\mathbb{N}_\theta = l_{max}+1$ *und für die Variable* φ *die Linke-Zusammengesetzte-Rechteckregel mit* $\mathbb{N}_\varphi = 2m_{max}+1$ *verwendet wird, dann gilt:*

$$c_{l,m}^R = \hat{c}_{lm}^R \qquad \textit{für} \quad l \le l_{max}, \, |m| \le m_{max} \tag{4.19}$$

Beweis:

Sei Y_{l_1,m_1} eine Kugelflächenfunktion mit $l_1 \le l_{\max}$, $|m_1| \le m_{\max}$. Für den Beweis des Satzes muss für alle $l_2 \le l_{\max}$, $|m_2| \le m_{\max}$ die Gleichheit

$$\int_0^{2\pi}\int_0^{\pi} Y_{l_1,m_1}(\theta,\varphi)Y_{l_2,m_2}(\theta,\varphi)\sin(\theta)\,\mathrm{d}\theta\,\mathrm{d}\varphi = \sum_{k=1}^{N_\varphi}\sum_{j=1}^{N_\theta} w_{\theta_j} w_{\varphi_k} Y_{l_1,m_1}(\theta_j,\varphi_k)Y_{l_2,m_2}(\theta_j,\varphi_k)\sin(\theta_j) \tag{4.20}$$

des Skalarproduktes und dessen Approximation gezeigt werden. Auf Grund der Struktur der Kugelflächenfunktionen kann das Integral in den φ-Anteil und den θ-Anteil aufgespalten werden, sodass aus dem Doppelintegral zwei einfache Integrale werden. Damit genügt es, die Gleichheit des φ-Anteils

$$\int_0^{2\pi} \cos(m_1\varphi)\cos(m_2\varphi)\,\mathrm{d}\varphi = \sum_{k=1}^{N_\varphi} \frac{1}{2\pi}\cos(m_1\varphi_k)\cos(m_2\varphi_k), \quad m_1, m_2 \ge 0 \tag{4.21}$$

und des θ-Anteils

$$\int_0^{\pi} P_{l_1}^{m_1}(\cos(\theta))\,P_{l_2}^{m_2}(\cos(\theta))\sin(\theta)\,\mathrm{d}\theta = \sum_{j=1}^{N_\theta} w_{\theta_j} P_{l_1}^{m_1}(\cos(\theta_j))\,P_{l_2}^{m_2}(\cos(\theta_j))\sin(\theta_j) \tag{4.22}$$

separat zu zeigen. Falls $m_1 < 0$ oder $m_2 < 0$ gilt, muss die Kosinusfunktion durch eine Sinusfunktion ersetzt werden. Da der Beweis in diesem Fall analog verläuft, wird er hier nur für $m_1, m_2 \ge 0$ gezeigt und zugunsten der Übersichtlichkeit wird auf Normierungsfaktoren verzichtet.

Als Erstes wird nun der φ-Anteil untersucht. Auf Grund der Produktregel (2.20) für Kosinusfunktionen gilt für das Integral des φ-Anteils

$$\begin{aligned}
&\int_0^{2\pi} \cos(m_1\varphi)\cos(m_2\varphi)\,\mathrm{d}\varphi \\
&= \int_0^{2\pi} \frac{1}{2}\left(\cos((m_1-m_2)\varphi)\cos((m_1+m_2)\varphi)\right)\mathrm{d}\varphi \\
&= \frac{1}{2}\int_0^{2\pi} \cos((m_1-m_2)\varphi)\,\mathrm{d}\varphi + \frac{1}{2}\int_0^{2\pi}\cos((m_1+m_2)\varphi)\,\mathrm{d}\varphi. \qquad (4.23)
\end{aligned}$$

Damit wird der φ-Anteil exakt approximiert, falls das Integral

$$I^m = \int_0^{2\pi} \cos(m\varphi)\,\mathrm{d}\varphi = \begin{cases} 2\pi & \text{, falls } m=0 \\ 0 & \text{, falls } m \in 1,\ldots,2m_{\max} \end{cases} \tag{4.24}$$

durch die Linke-Zusammengesetzte-Rechteckregel exakt approximiert wird. Die Stützstellen dieser Quadraturformel sind durch

$$\varphi_k = k\frac{2\pi}{N_\varphi}, \quad k = 0,\ldots,N_\varphi \tag{4.25}$$

gegeben und die Gewichtungsfaktoren entsprechen

$$w_{\varphi_k} = \frac{2\pi}{N_\varphi}. \tag{4.26}$$

Damit ergibt sich die Approximation mit Hilfe der Linken-Zusammengesetzten-Rechteckregel durch

$$I^m_{N_\varphi} = \sum_{k=0}^{N_\varphi-1} \frac{2\pi}{N_\varphi}\cos\left(mk\frac{2\pi}{N_\varphi}\right) = \frac{2\pi}{N_\varphi}\sum_{k=0}^{N_\varphi-1}\cos\left(mk\frac{2\pi}{N_\varphi}\right). \tag{4.27}$$

Für $m=0$ gilt damit direkt

$$I^0_{N_\varphi} = \frac{2\pi}{N_\varphi}\sum_{k=0}^{N_\varphi-1} 1 = 2\pi. \tag{4.28}$$

Sei nun $m = 1,\ldots,2m_{\max}$. Mit Hilfe der Eulerschen Formel (2.18) und der Geometrischen Reihe (2.21) berechnet sich die Approximation des Integralwertes durch

$$I^m_{N_\varphi} = \frac{2\pi}{N_\varphi}\sum_{k=0}^{N_\varphi-1}\frac{1}{2}\left(e^{\mathrm{i}m\frac{2\pi}{N_\varphi}k} + e^{-\mathrm{i}m\frac{2\pi}{N_\varphi}k}\right) = \frac{\pi}{N_\varphi}\left(\frac{1-e^{\mathrm{i}m\frac{2\pi}{N_\varphi}N_\varphi}}{1-e^{\mathrm{i}m\frac{2\pi}{N_\varphi}}} + \frac{1-e^{-\mathrm{i}m\frac{2\pi}{N_\varphi}N_\varphi}}{1-e^{-\mathrm{i}m\frac{2\pi}{N_\varphi}}}\right). \tag{4.29}$$

Da nach Voraussetzung $\frac{m}{N_\varphi} \in (0,1)$ gilt, ergibt sich mit

$$\frac{1-e^{\pm\mathrm{i}m\frac{2\pi}{N_\varphi}N_\varphi}}{1-e^{\pm\mathrm{i}m\frac{2\pi}{N_\varphi}}} = \frac{1-e^{\pm\mathrm{i}m2\pi}}{1-e^{\pm\mathrm{i}2\pi\frac{m}{N_\varphi}}} = 0 \tag{4.30}$$

die Exaktheit der Approximation.
Im nächsten Schritt wird der θ-Anteil untersucht. Dieser kann durch die Substitution $\cos(\theta) = z$ zu

$$\int_0^{\pi} P_{l_1}^{m_1}(\cos(\theta))P_{l_2}^{m_2}(\cos(\theta))\sin(\theta)\,\mathrm{d}\theta = \int_{-1}^{1} P_{l_1}^{m_1}(z)P_{l_2}^{m_2}(z)\,\mathrm{d}z \tag{4.31}$$

vereinfacht werden. Falls $m_1 = m_2$ gilt, dann handelt es sich bei $P_{l_1}^{m_1}(z)P_{l_2}^{m_2}(z)$ um ein Polynom vom Grad $l_1 + l_2$. Die Gauß-Legendre-Quadratur besitzt die maximale Ordnung von $2N_\theta$, sodass Polynome bis zu einem Grad von $2N_\theta - 1$ exakt integriert werden. Da nach Voraussetzung $l_1 + l_2 \leq 2l_{\max}$ und $N_\theta = l_{\max} + 1$ gilt, wird der θ-Anteil durch die Gauß-Legendre-Quadratur exakt integriert. Für $m_1 \neq m_2$ ist die Funktion $P_{l_1}^{m_1}(z)P_{l_2}^{m_2}(z)$ im Allgemeinen kein Polynom und es kann zu Approximationsfehlern kommen. Da in diesem Fall allerdings der φ-Anteil exakt zu Null bestimmt wird, hat dieser Approximationsfehler keine Auswirkungen. □

Bei der Diskretisierung durch die Gauß-Legendre-Quadratur in Kombination mit der Linken-Zusammengesetzten-Rechteckregel werden N_θ-Schnittkreise parallel zur XY-Ebene vermessen. Dabei wird jeder Schnittkreis mit N_φ äquidistanten Stützstellen abgetastet. Die Messung aller Diskretisierungspunkte der Kugeloberfläche wird in dieser Arbeit als Kugelmessung bezeichnet. Die Messdauer einer Kugelmessung wird im Wesentlichen durch die Anzahl an Diskretisierungspunkten bestimmt. Satz 4.1 gibt hierfür die Anzahl an notwendigen Diskretisierungspunkten in Abhängigkeit zur Inhomogenität des Magnetfeldes an. Zur Vereinfachung der Notation werden im Folgenden die Koeffizienten der Reihenentwicklung 4.14 stets mit $c_{l,m}^{R,i}$ bezeichnet, auch wenn diese durch eine Approximation berechnet wurden.

4.4 Modellierung der Stromabhängigkeit

Die Modellierung der Stromabhängigkeit erfolgt, indem die Koeffizienten $c_{l,m}^{R,i}$ der Reihenentwicklung 4.14 als stromabhängig angesehen werden. Dies führt zu der erweiterten Reihenentwicklung

$$B_i(r,\theta,\varphi,\mathbf{I}) = \sum_{l=0}^{l_{\max}} \sum_{m=-\min(l,m_{\max})}^{\min(l,m_{\max})} c_{l,m}^{R,i}(\mathbf{I}) \left(\frac{r}{R}\right)^l Y_{l,m}(\theta,\varphi), \qquad i = x,y,z, \tag{4.32}$$

wobei $\mathbf{I} = (\mathrm{I}_{SF}, \mathrm{I}_{FFX}, \mathrm{I}_{FFY}, \mathrm{I}_{FFZ})^T$ die Stromeinstellungen des Selektions- und der Fokusfeldspulenpaare beinhaltet. Ziel ist es nun, durch Vermessen N_S verschiedener Stromeinstellungen $\mathbf{I}_1, \ldots, \mathbf{I}_{N_S}$, mit Hilfe einer Regression eine analytische

Approximationsfunktion $f^i_{l,m}(\mathbf{I})$ zu finden, die die Stromabhängigkeit der Koeffizienten $c^{R,i}_{l,m}$ möglichst genau annähert. Als Strommodell wird in dieser Arbeit

$$f^i_{l,m} \in \left\{ P_N(X_1, X_2, X_3, X_4) = \sum_{i_1+i_2+i_3+i_4 \leq N} a_{i_1,i_2,i_3,i_4} X_1^{i_1} X_2^{i_2} X_3^{i_3} X_4^{i_4} \right\} \tag{4.33}$$

verwendet, wobei für die Exponenten $i_1, i_2, i_3, i_4 \geq 0$ gilt. Das bedeutet, es wird dasjenige vierdimensionales Polynom vom Grad N gesucht, das die Stromabhängigkeit am besten approximiert. Dieser Regressionsansatz führt zu dem Standardminimierungsproblem

$$\min_{\mathbf{a}} \|\mathbf{Ma} - \mathbf{y}\|_2^2 \tag{4.34}$$

mit der Modellmatrix

$$\mathbf{M} = \left(\mathrm{I}_{SF}{}_j^{i_1} \mathrm{I}_{FFX}{}_j^{i_2} \mathrm{I}_{FFY}{}_j^{i_3} \mathrm{I}_{FFZ}{}_j^{i_4}\right)_{j=1,\ldots,N_S;1,\ldots,P}, \tag{4.35}$$

dem Messdatenvektor

$$\mathbf{y} = \left(c^{R,i}_{l,m}(\mathbf{I}_j)\right)_{j=1,\ldots,N_S} \tag{4.36}$$

und dem Koeffizientenvektor

$$\mathbf{a} = (a_{i_1,i_2,i_3,i_4})_{1,\ldots,P}. \tag{4.37}$$

Hierbei bezeichnet P die Anzahl der vierdimensionale Monome $X_1^{i_1} X_2^{i_2} X_3^{i_3} X_4^{i_4}$ mit $i_1 + i_2 + i_3 + i_4 \leq N$. Dieser Ansatz führt zu einer globalen Optimierung, da jeder Messpunkt den gleichen Einfluss auf den Strafterm besitzt. Ist man jedoch an einer guten Approximation der Koeffizienten für eine spezielle Stromeinstellung $\mathbf{I}_{Ref}$ interessiert, so sind die Messwerte in der Nähe von $\mathbf{I}_{Ref}$ typischerweise von größerer Bedeutung. Aus diesem Grund wird in dieser Arbeit die Gewichtungsmatrix

$$\mathbf{W} = \mathrm{diag}\left(\left(\frac{1}{d\left(\mathbf{I}_{Ref}, \mathbf{I}_j\right)}\right)_{j=1,\ldots,N_S}\right) \tag{4.38}$$

eingeführt und das Minimierungsproblem (4.34) zu

$$\min_{\mathbf{a}} \|\mathbf{W}\left(\mathbf{Ma} - \mathbf{y}\right)\|_2^2 \tag{4.39}$$

erweitert. Die Distanzfunktion

$$d(\mathbf{x}, \mathbf{y}) = \|\mathbf{x} - \mathbf{y}\| \tag{4.40}$$

gibt den Abstand zwischen der Referenzstromeinstellung und den vermessenen Stromeinstellungen an und wird im Folgenden als Gewichtungsfunktion bezeichnet. Es gilt zu beachten, dass eine Sonderbehandlung notwendig ist, falls die Referenzstromeinstellung zur Datenbasis gehört, die für die Bestimmung des Strommodells verwendet wird. Da in diesem Fall in Gleichung (4.38) durch Null geteilt werden würde, wird in dieser Arbeit das Gewicht äquivalent zum nächsthöchsten Gewicht gesetzt.

Zusammenfassend kann mit Hilfe einer Regression eine analytische stromabhängige Magnetfeldbeschreibung

$$\tilde{B}_i(r,\theta,\varphi,\mathbf{I}) = \sum_{l=0}^{l_{\max}} \sum_{m=-\min(l,m_{\max})}^{\min(l,m_{\max})} f^i_{l,m}(\mathbf{I}) \left(\frac{r}{R}\right)^l Y_{l,m}(\theta,\varphi), \qquad i = x,y,z, \tag{4.41}$$

bestimmt werden, die das System hinreichend exakt charakterisiert.

4.5 Steuerung des feldfreien Punktes und der Gradientenstärke

Ziel des Verfahrens ist es, die Stromeinstellung $\mathbf{I}$ zu bestimmen, bei der sich der feldfreie Punkt an einer zuvor definierten Position $(r_{FFP}, \theta_{FFP}, \varphi_{FFP})$ befindet und an dieser Stelle die Gradientenstärke in z-Richtung g_{FFP} beträgt. Unter Verwendung der stromabhängigen Magnetfeldbeschreibung (4.41) führt dies zum nichtlinearen Gleichungssystem

$$(P) = \begin{cases} \tilde{B}_x(r_{FFP},\theta_{FFP},\varphi_{FFP},\mathbf{I}) = 0 \\ \tilde{B}_y(r_{FFP},\theta_{FFP},\varphi_{FFP},\mathbf{I}) = 0 \\ \tilde{B}_z(r_{FFP},\theta_{FFP},\varphi_{FFP},\mathbf{I}) = 0 \\ \partial_z \tilde{B}_z(r_{FFP},\theta_{FFP},\varphi_{FFP},\mathbf{I}) = g_{FFP} \end{cases}. \tag{4.42}$$

Dieses Problem kann mit Hilfe des Newton-Verfahrens (siehe Kapitel 2.8) durch Setzen der Zielfunktion

$$\mathbf{F}(\mathbf{I}) = \begin{pmatrix} \tilde{B}_x(r_{FFP},\theta_{FFP},\varphi_{FFP},\mathbf{I}) \\ \tilde{B}_y(r_{FFP},\theta_{FFP},\varphi_{FFP},\mathbf{I}) \\ \tilde{B}_z(r_{FFP},\theta_{FFP},\varphi_{FFP},\mathbf{I}) \\ \partial_z \tilde{B}_z(r_{FFP},\theta_{FFP},\varphi_{FFP},\mathbf{I}) - g_{FFP} \end{pmatrix} \tag{4.43}$$

gelöst werden. Nach den Ableitungsregeln für die Kugelflächenfunktionen (2.80) ergibt sich nach einer Indexverschiebung für die vierte Komponente von F

$$F_4(\mathbf{I}) = \sum_{l=0}^{l_{\max}-1} \sum_{m=-\min(l,m_{\max})}^{\min(l,m_{\max})} f^z_{l+1,m}(\mathbf{I}) \left(\frac{r}{R}\right)^l Y_{l,m}(\theta,\varphi) \tag{4.44}$$

für den Gradiententerm. Somit entspricht die Zielfunktion

$$\mathbf{F}(\mathbf{I}) = \sum_{l=0}^{l_{\max}} \sum_{m=-\min(l,m_{\max})}^{\min(l,m_{\max})} \begin{pmatrix} f^x_{l,m}(\mathbf{I}) \\ f^y_{l,m}(\mathbf{I}) \\ f^z_{l,m}(\mathbf{I}) \\ \tilde{f}^z_{l,m}(\mathbf{I}) \end{pmatrix} \left(\frac{r_{FFP}}{R}\right)^l Y_{l,m}(\theta_{FFP},\varphi_{FFP}) - \begin{pmatrix} 0 \\ 0 \\ 0 \\ g_{FFP} \end{pmatrix} \tag{4.45}$$

mit der angepassten Modellfunktion

$$\tilde{f}^z_{l,m} = \begin{cases} 0 & \text{falls } m = |l| \\ f^z_{l+1,m} & \text{sonst} \end{cases} . \tag{4.46}$$

Für das Problem (P) ist damit die Jacobi-Matrix durch

$$\mathbf{J_F}(\mathbf{I}) = \sum_{l=0}^{l_{\max}} \sum_{m=-\min(l,m_{\max})}^{\min(l,m_{\max})} \mathbf{J}^{l,m}_{\mathbf{F}} \left(\frac{r_{FFP}}{R}\right)^l Y_{l,m}(\theta_{FFP},\varphi_{FFP}) \tag{4.47}$$

mit den Ableitungsmatrizen

$$\mathbf{J}^{l,m}_{\mathbf{F}} = \begin{pmatrix} \frac{\partial}{\partial \mathrm{I}_{SF}} f^x_{l,m}(\mathbf{I}) & \frac{\partial}{\partial \mathrm{I}_{FFX}} f^x_{l,m}(\mathbf{I}) & \frac{\partial}{\partial \mathrm{I}_{FFY}} f^x_{l,m}(\mathbf{I}) & \frac{\partial}{\partial \mathrm{I}_{FFZ}} f^x_{l,m}(\mathbf{I}) \\ \frac{\partial}{\partial \mathrm{I}_{SF}} f^y_{l,m}(\mathbf{I}) & \frac{\partial}{\partial \mathrm{I}_{FFX}} f^y_{l,m}(\mathbf{I}) & \frac{\partial}{\partial \mathrm{I}_{FFY}} f^y_{l,m}(\mathbf{I}) & \frac{\partial}{\partial \mathrm{I}_{FFZ}} f^y_{l,m}(\mathbf{I}) \\ \frac{\partial}{\partial \mathrm{I}_{SF}} f^z_{l,m}(\mathbf{I}) & \frac{\partial}{\partial \mathrm{I}_{FFX}} f^z_{l,m}(\mathbf{I}) & \frac{\partial}{\partial \mathrm{I}_{FFY}} f^z_{l,m}(\mathbf{I}) & \frac{\partial}{\partial \mathrm{I}_{FFZ}} f^z_{l,m}(\mathbf{I}) \\ \frac{\partial}{\partial \mathrm{I}_{SF}} \tilde{f}^z_{l,m}(\mathbf{I}) & \frac{\partial}{\partial \mathrm{I}_{FFX}} \tilde{f}^z_{l,m}(\mathbf{I}) & \frac{\partial}{\partial \mathrm{I}_{FFY}} \tilde{f}^z_{l,m}(\mathbf{I}) & \frac{\partial}{\partial \mathrm{I}_{FFZ}} \tilde{f}^z_{l,m}(\mathbf{I}) \end{pmatrix} \tag{4.48}$$

gegeben.

Beim Standard Newton-Verfahren wird das Strommodell einmal bestimmt und für jeden Iterationsschritt verwendet. Dazu ist eine globale Optimierung des Strommodells notwendig. Nach jedem Iterationsschritt liegt allerdings eine Näherung der Lösung vor, die als Referenzstromeinstellung für die Gewichtung verwendet werden kann. Da eine lokale Optimierung tendenziell ein besseres Strommodell liefert wird in dieser Arbeit ein angepasstes Newton-Verfahren vorgeschlagen, bei dem nach jeder Iteration das Strommodell mit Hilfe der gewichteten Regression neu bestimmt wird. Aus Effizienzgründen ist es sinnvoll, das Strommodell nur neu zu bestimmen, solange der Iterationsschritt eine signifikante Änderung der Stromeinstellung bewirkt.

4.6 Material und Methoden

Die Vermessung und Charakterisierung eines statischen Magnetfeldes erfolgte durch eine sogenannte Kugelmessung (siehe Kapitel 4.3.3), bei der die Magnetfeldwerte an speziellen Positionen auf einer Kugeloberfläche ermittelt werden, um eine analytische Beschreibung des statischen Magnetfeldes abzuleiten. Für die Bestimmung der Magnetfeldwerte wurde ein Dreiachs-Hallsensor (Lakeshore 460 3-Channel Gaussmeter, 3-Axis Probe MMZ-2512-UH) verwendet, sodass alle drei Magnetfeldkomponenten simultan gemessen werden können. Dieser Hallsensor ist temperaturkompensiert und liefert für den notwendigen Messbereich der Experimente eine absolute Genauigkeit von 0.01 mT. An die verschiedenen Messpositionen wird der Hallsensor mit Hilfe des Roboters (Dreiachs-System, isel Germany AG) bewegt, der ansonsten für die Kalibration der Systemmatrix verwendet wird. In den drei Achsen dieses Roboters kommen jeweils Kugelgewindetriebe zum Einsatz, die eine Wiederholgenauigkeit von ± 0.02 mm erlauben. Die Kugelmessung wird mit einer eigens entwickelten Messmethode gesteuert, die in die Standardsoftware von Bruker zur Bedienung des MPI-Scanners integriert wurde. Mit dieser Methode können alle relevanten Einstellungen für die Kugelmessungen wie beispielsweise der Kugelradius oder die Anzahl an Diskretisierungspunkten getroffen werden. Zusätzlich können aber auch Stabilitätsmessungen und Kontrollmessungen zur Validierung des Verfahrens ausgeführt werden.

Der Dreiachs-Hallsensor ist aus drei separaten Hallsensoren aufgebaut, die im rechten Winkel zueinander angeordnet sind. Zwischen dem Zentrum des Hallsensors für die x-Richtung und den Hallsensoren für die beiden anderen Richtungen besteht jeweils ein Abstand von 2.08 mm. Dadurch wird der Magnetfeldwert der einzelnen Komponenten jeweils an einem anderen Ort bestimmt. Bei der Kugelmessung wird damit praktisch für jede Komponente eine andere Kugeloberfläche vermessen und das Feld um einen anderen Punkt entwickelt. Da die Magnetfeldkomponenten jedoch unabhängig voneinander behandelt werden können, wird in dieser Arbeit die Positionsangabe stets relativ zu dem jeweiligen Mittelpunkt angesehen und dieselbe Positionsangabe kann für alle drei Magnetfeldkomponenten gleichzeitig verwendet werden. Die Verschiebung muss allerdings berücksichtigt werden, wenn der Magnetfeldwert an einer absoluten Ortsposition angegeben werden soll.

Der Hallsensor wurde anhand der Fokusfelder so ausgerichtet, dass die beiden Hallsensoren senkrecht zur Magnetfeldrichtung des Fokusfeldes minimale Magnetfeldwerte liefern. Dadurch werden, auf Grund des Aufbaus des MPI-Scanners, die einzelnen Hallsensoren ebenfalls in Richtung der Gradienten des Selektionsfeldes ausgerichtet. Als Nullpunkt des Roboterkoordinatensystems wurde der feldfreie Punkt des Selektionsfeldes bei maximaler Gradientenstärke kalibriert. Dabei wird die Position als feldfreier Punkt bezeichnet, an der alle drei Hallsensoren den Magnetfeldwert Null liefern. Die absolute Position des feldfreien Punktes befindet sich jedoch bei exakter Ausrichtung des Hallsensors am Schnittpunkt der Ebenen, die durch die Hallsensorplatten aufgespannt werden. Im Folgenden wird stets die relative Position des feldfreien Punktes angegeben. Die Kalibration des feldfreien Punkt wurde mit einem automatisierten Messverfahren durchgeführt, bei dem auf der Basis einer Näherung des lokalen Gradienten mittels des Newton-Verfahrens der feldfreie Punkt iterativ bestimmt wird.

Bei der Vermessung mehrerer Stromeinstellungen der Magnetfelder wird der Hallsensor mittels des Roboters an eine bestimmte Messposition bewegt, um dann die verschiedenen Stromeinstellungen nacheinander durchzuschalten und die verschiedenen Magnetfeldwerte zu bestimmen. Nachdem alle Stromeinstellungen an dieser Position gemessen wurden, wird der Hallsensor zur nächsten Position bewegt. Da das Schalten der Magnetfelder deutlich schneller geht als die Bewegung des Roboters, ist dieses Verfahren wesentlich effektiver als das separate Durchführen der Kugelmessung für jede Stromeinstellung.

4.7 Ergebnisse

Der Ergebnisteil gliedert sich ebenfalls in die drei Schritte der Methode zur Steuerung des feldfreien Punktes. Zuerst wird auf die Vermessung statischer Magnetfelder eingegangen und die Entwicklung in Kugelflächenfunktionen validiert. Anschließend wird die Stromabhängigkeit der Magnetfelder untersucht und modelliert. Zum Abschluss wird die Vorhersage der Stromeinstellung für eine gewünschte Position des feldfreien Punktes mit der tatsächlich notwendigen Stromeinstellung verglichen.

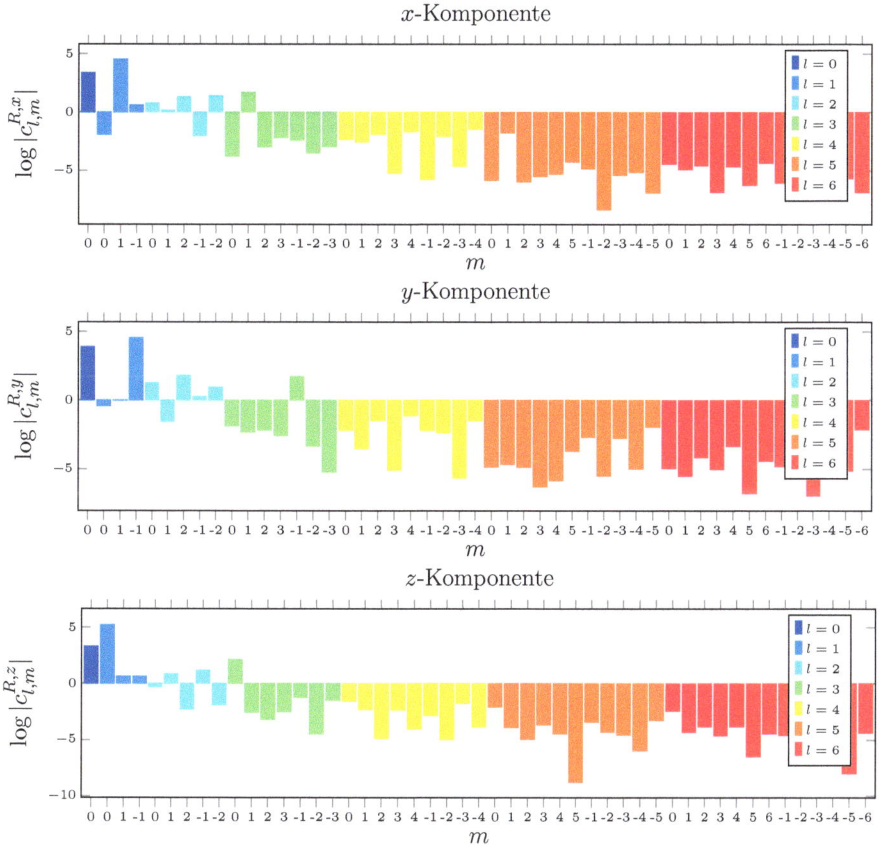

Abbildung 4.3: Koeffizienten der Reihenentwicklung in Kugelflächenfunktionen für alle drei Magnetfeldkomponenten in logarithmischer Darstellung bei der Stromeinstellung $I_{SF} = 400$ A, $I_{FFX} = -70$ A, $I_{FFY} = -110$ A, $I_{FFZ} = 30$ A. Die Kugelmessung wurde mit $N_\theta = 7$ und $N_\varphi = 13$ bei einem Kugelradius von $R = 45$ mm durchgeführt.

4.7.1 Vermessung statischer Magnetfelder

Entwicklung in Kugelflächenfunktionen

Jede Magnetfeldkomponente kann separat in eine Reihe von Kugelflächenfunktionen entwickelt werden. In Abbildung 4.3 sind exemplarisch die Koeffizienten einer solchen Reihenentwicklung dargestellt. Diese sind dabei bzgl. der Normierung 2.76 angegeben. Das bedeutet $c^R_{0,0} \cdot \sqrt{\frac{1}{4\pi}}$ gibt den Homogenanteil des Magnetfeldes in mT und $c^R_{1,i} \cdot \sqrt{\frac{3}{4\pi}} \frac{1}{R}$, $i = -1, 0, 1$, die Gradientenstärke des Magnetfeldes in die jeweilige Raumrichtung in Tm^{-1} an. Die Stromeinstellung bei dieser Kugelmessung betrug $I_{SF} = 400$ A, $I_{FFX} = -70$ A, $I_{FFY} = -110$ A, $I_{FFZ} = 30$ A und lieferte näherungsweise eine Gradientenstärke von 2 Tm^{-1}. Im Zentrum betrugen die Magnetfeldwerte etwa $B_x = 8$ mT, $B_y = -14$ mT, $B_z = 7.5$ mT. Die Oberfläche der Kugel mit Radius $R = 45$ mm wurde durch 91 Punkte diskretisiert, indem sieben Schnittkreise um die z-Achse mit jeweils 13 äquidistanten Punkten abgetastet wurde. Die Koeffizienten $c_{0,0}^{R,i}$, $i = x, y, z$, korrespondieren mit dem Homogenanteil der jeweiligen Magnetfeldkomponente und beschreiben den Einfluss der Fokusfelder. Da in diesem Beispiel alle drei Fokusfelder eingeschaltet sind, weisen somit auch alle drei Koeffizienten einen Wert von Null verschieden auf. Die Kugelflächenfunktionen mit Ordnung $l = 1$ entsprechen dem Gradientenanteil, wobei $c_{1,0}^{R,i}$ den z-, $c_{1,1}^{R,i}$ den x- und $c_{1,0}^{R,i}$ den y-Gradienten im Zentrum angibt. Auf Grund des bestromten Selektionsfeldes liegt in diesem Beispiel für jede Magnetfeldkomponente ein Gradient in die jeweiligen Raumrichtungen an und so besitzt beispielsweise der Koeffizient $c_{1,1}^{R,x}$, der den x-Gradienten der Magnetfeldkomponente B_x beschreibt, einen signifikanten Wert. Des Weiteren ist zu erkennen, dass der starke Gradient in z-Richtung anliegt, da der Koeffizient $c_{1,0}^{R,z}$ doppelt so groß wie die Koeffizienten $c_{1,1}^{R,x}$ und $c_{1,-1}^{R,y}$ ist. Allerdings ergab die Kugelmessung für die x-Komponente, dass neben dem x-Gradienten auch ein kleiner Gradient in y- und in z-Richtung anliegt (siehe $c_{1,1}^{R,x}$ und $c_{1,-1}^{R,x}$). Das Gleiche gilt analog für die anderen Magnetfeldkomponenten und zeigt, dass der Hallsensor nicht exakt orthogonal zur Richtung der Gradienten des Selektionsfeldes ausgerichtet wurde. Die Ordnungen $l > 1$ beschreiben die Abweichungen von einem idealen homogenen Magnetfeld bzw. einem idealen linearen Gradientenfeld. Es zeigt sich in Abbildung 4.3, dass die Magnetfelder eine gewisse Inhomogenität aufweisen, aber die Koeffizienten mit zunehmender Ordnung stark abfallen.

Kontrollmessungen

Die Beschreibung des Magnetfeldes durch Kugelflächenfunktionen wurde anhand von Kontrollmessungen validiert. Dazu wurde das Magnetfeld zusätzlich an verschiedenen Punkten im Inneren der Kugel gemessen. Diese Messwerte wurden dann mit den Magnetfeldwerten verglichen, die sich aus der gemessenen Reihenentwicklung in Kugelflächenfunktionen gemäß 4.14 ergeben. Für diese Entwicklung wurden hierbei die Kugelflächenfunktionen bis zur Ordnung $(l, m) = (6, 6)$ verwendet. Der Rekonstruktionsfehler für 15 verschiedene Kontrollmesspunkte ist in Abbildung 4.4 dargestellt. Hierbei zeigt sich, dass das Magnetfeld mit guter Genauigkeit durch ei-

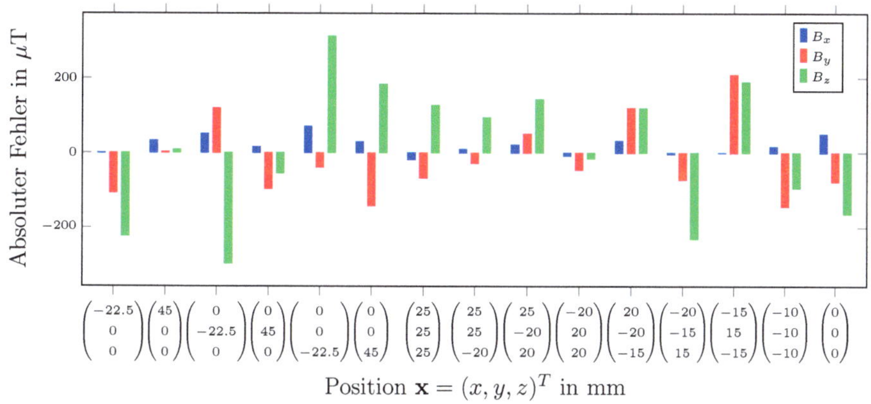

Abbildung 4.4: Differenz zwischen dem gemessenen Magnetfeldwert und dem mittels der Beschreibung durch Kugelflächenfunktionen rekonstruierten Magnetfeld an 15 Kontrollmesspunkten. Die Stromeinstellung betrug $I_{SF} = 400$ A, $I_{FFX} = -70$ A, $I_{FFY} = -110$ A und $I_{FFZ} = 30$ A. Der Rekonstruktionsfehler ist für die x-Komponente des Magnetfeldes am geringsten.

ne abgeschnittene Reihe von Kugelflächenfunktionen beschrieben werden kann. Der kleinste maximale Fehler an den Kontrollmesspunkten mit 0.07 mT wurde hierbei für die x-Komponente festgestellt. Die beiden anderen Komponenten weisen einen maximalen Rekonstruktionsfehler von 0.21mT bzw. 0.31 mT für diese Kontrollmesspunkte auf.

Bestimmung des feldfreien Punktes

Der feldfreie Punkt der Magnetfeldanordnung wurde sowohl direkt mit dem Hallsensor vermessen als auch mit Hilfe der gemessenen Reihenentwicklung in Kugelflächenfunktionen 4.14 bestimmt. Die Differenz zwischen dem gemessenen und dem rekonstruierten feldfreien Punkt ist in Abbildung 4.5 sortiert nach der Selektionsfeldstromstärke für verschiedene Stromeinstellungen dargestellt. Für die x-Komponente des feldfreien Punktes (x-FFP) kann eine gute Übereinstimmung beobachtet werden. Dabei liegt die mittlere Abweichung bei 0.034 mm und die maximale Abweichung beträgt 0.13 mm. Im Gegensatz dazu zeigen die y- und z-Komponente eine deutliche systematische Abweichung. Hierbei beträgt der Mittelwert der Abweichung für die y-Komponente 0.48 mm, wobei ein leichter Trend zu größeren Abweichungen bei kleineren Gradientenstärken zu erkennen ist. Die z-Komponente weist ebenfalls einen Trend zu größeren Abweichungen bei kleineren Gradientenstär-

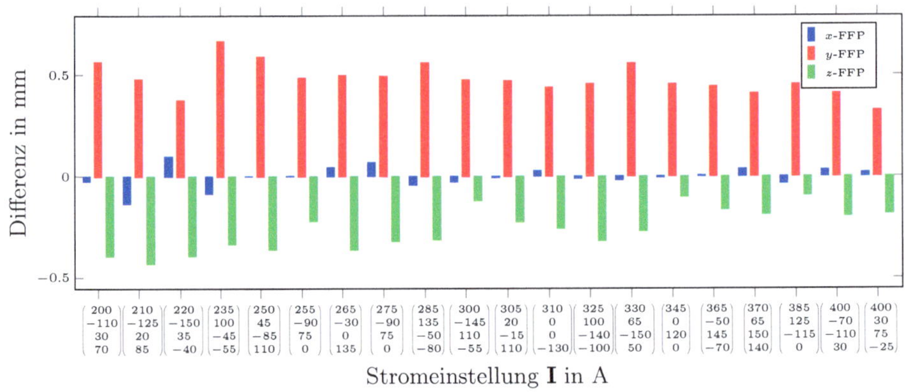

Abbildung 4.5: Differenz zwischen dem gemessenen feldfreien Punkt und dem mittels der Beschreibung durch Kugelflächenfunktionen bestimmten feldfreien Punkt für 20 verschiedene Stromeinstellungen. Der Rekonstruktionsfehler ist am geringsten für die x-Komponente des feldfreien Punktes und liegt bei maximal 0.13 mm. Bei der y- und der z-Komponente kann eine systematische Verschiebung ausgemacht werden, die mit abnehmender Gradientenstärke geringfügig zunimmt.

ken auf und im Mittel ist der feldfreie Punkt in y-Richtung um -0.26 mm verschoben. Damit kann die Lage des feldfreien Punktes mit Hilfe der gemessenen Reihenentwicklung in Kugelflächenfunktionen in x-Richtung deutlich besser beschrieben werden als in y- und z-Richtung. Allerdings ist die Abweichung wesentlich geringer als die Auflösung, die theoretisch bei dieser Gradientenstärke zu erreichen ist [33]: Bei einer Stromstärke der Selektionsfeldspulen von $I_{SF} = 400$ A liegt näherungsweise eine Gradientenstärke von 2 Tm^{-1} an. Damit ergibt sich für Partikel mit einem Kerndurchmesser von 30 nm in z-Richtung etwa eine erzielbare Auflösung von 1 mm und in y-Richtung von 2 mm. Da die erzielbare Auflösung proportional zum Inversen der Gradientenstärke ist, verringert sich bei kleinerer Stromstärke I_{SF} die erzielbare Auflösung noch weiter.

Fehleranalyse

Der Genauigkeit der Magnetfeldmodellierung mit Hilfe von Kugelflächenfunktionen ist bei den durchgeführten Messungen für die x-Komponente höher als für die anderen beiden Komponenten, die eine systematische Abweichung aufweisen. Zum Verständnis dieses experimentellen Befundes und insgesamt zur Validierung des Verfahrens wurden verschiedenste potentielle Fehlerursachen untersucht.

Reihenentwicklung in Kugelflächenfunktionen

Die benötigte Ordnung der Kugelflächenfunktionen zur akkuraten Beschreibung eines Magnetfelds, hängt von dessen Inhomogenität ab. Zur die Bestimmung der notwendigen Ordnung wurde die Kugelmessung mit verschiedenen Diskretisierungen bei maximaler Bestromung aller Magnetfeldspulen durchgeführt und nach Satz 4.1 wurden die vertrauenswürdigen Koeffizienten bestimmt. Dabei zeigte sich, dass ab einer Ordnung von $(l, m) = (5, 5)$ die Genauigkeit der Bestimmung der Magnetfeldwerte an den verschiedenen Kontrollmesspunkten nicht verbessert werden kann indem die Ordnung weiter erhöht wird. Wie auch in Abbildung 4.3 zu erkennen, weisen die Koeffizienten ab Ordnung $l = 4$ nur noch geringfügige Werte auf. Damit eine gewisse Sicherheitsreserve gewährleistet ist, wurden für die Experimente in dieser Arbeit stets die Koeffizienten bis zur Ordnung $(l, m) = (6, 6)$ bestimmt. Dies führt nach Satz 4.1 zur Diskretisierung mit $N_\theta = 7$ und $N_\varphi = 13$. Mit Hilfe der Kugelmessung ist eine präzise Beschreibung des Magnetfeldes nur im Inneren der Kugel möglich. Aus diesem Grund wurden die Messungen durchgehend mit dem maximal möglichen Kugelradius von 45 mm ausgeführt.

Stabilität der Magnetfelder

Eine einzelne Kugelmessung dauert etwa sieben Minuten, sodass Instabilitäten des Magnetfeldes zu Problemen in der Magnetfeldmodellierung führen können. Deshalb wurden Stabilitätsmessungen durchgeführt, bei denen das Magnetfeld an einem Ort über eine längere Zeit protokolliert wurde. Hierbei zeigte sich, dass gewisse Drifteffekte beobachtet werden können. Diese sind in y- und z-Richtung geringfügig stärker ausgeprägt. Mit einer Größenordnung von nur 0.05 mT können sie die Abweichungen bei der Bestimmung des feldfreien Punktes nicht erklären. Ebenso können auch Remanenzmagnetisierungen oder Hystereseeffekte als Ursache ausgeschlossen werden, da die beobachteten Abweichungen unabhängig von der Reihenfolge sind, in der die Felder geschaltet werden bzw. der Hallsensor verfahren wird.

Positioniergenauigkeit

Eine weitere mögliche Fehlerquelle stellt der Roboter und dessen Positioniergenauigkeit dar. Zur Vermeidung von Störungen des MPI-Signals wird die Schrittmotorsteuerung des Roboters normalerweise über einen geschalteten Filter betrieben. Um auszuschließen, dass dadurch einzelne Schritte verloren gehen könnten, wurde der Filter versuchsweise überbrückt. Hierbei konnten allerdings keine Unterschiede festgestellt werden. Des Weiteren wurde getestet, ob der gemessene Magnetfeldwert von der Anfahrtsrichtung und der Geschwindigkeit des Roboters abhängt. Dazu wurden unter anderem die Messpositionen der Kugelmessung in zufälliger Reihenfolge angefahren. Es zeigte sich, dass die Abweichungen der Messdaten zwischen verschiedenen Kugelmessungen in x-Richtung sehr geringfügig waren, wohingegen in y-Richtung die Abweichungen in der Größenordnung von 0.1 mT bzw. in z-Richtung von 0.2 mT auf Grund der höheren Gradientenstärke lagen. Trotzdem hat die berechnete Lage des feldfreien Punktes bei den verschiedenen Messungen nur geringfügig variiert. Zusätzlich wurden die Messpositionen immer aus der gleichen Richtung und mit verschiedenen Geschwindigkeiten angefahren, wobei wiederum keine signifikante Veränderung bei der Bestimmung des feldfreien Punktes beobachtet werden konnte.

Sensorhalterung

Neben dem Roboter trägt auch die Halterung des Hallsensors zur Positioniergenauigkeit bei. Damit eine möglichst große Kugel vermessen werden kann, sollte die Halterung so schlank wie möglich ausgeführt werden. In dieser Arbeit wurde eine Halterung verwendet, die aus einem 20 cm langen Plastikrohr besteht, in das der Hallsensor eingespannt wird. Da die x-Komponente in axiale Richtung zeigt, wird hier eine hohe Stabilität erreicht. Die beiden anderen Komponenten zeigen dagegen in radiale Richtungen und weisen dementsprechend eine größere Instabilität auf. Dies kann eine der Ursachen für die geringere Positioniergenauigkeit in y- und z-Richtung sein.

Hallsensor

Auch der Hallsensor selbst ist eine mögliche Fehlerquelle. Aus diesem Grund wurde die Kugelmessung testweise mit einem anderen Hallsensor ausgeführt. Hierbei handelte es sich um einen Einachs-Hallsensor, mit dem nur die z-Komponente des Magnetfeldes vermessen werden konnte. Dadurch war es nicht möglich, den feldfreien Punkt zu bestimmen, aber die Charakteristik der Messfehler an den Kontrollmesspunkten war vergleichbar mit den Ergebnissen des Dreiachs-Hallsensors. Somit kann dem verwendeten Hallsensor mit hoher Wahrscheinlichkeit vertraut werden.

Validierung der Auswertesoftware

Der Programmcode für die Berechnung der Koeffizienten der Reihenentwicklung

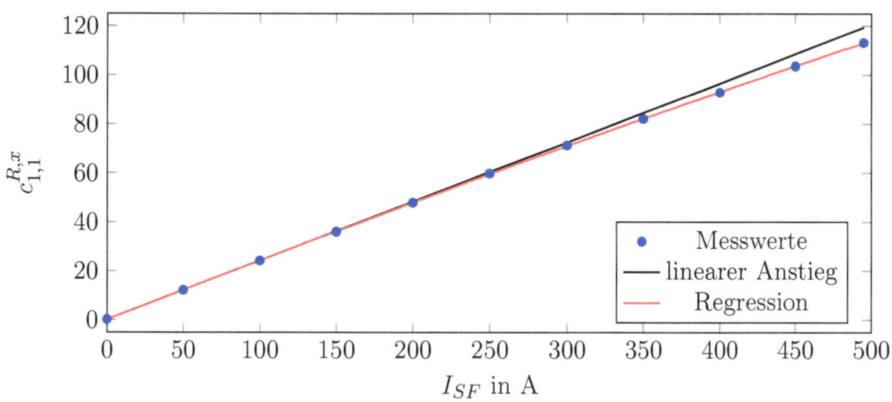

Abbildung 4.6: Gradientenanteil $c_{1,1}^{R,x}$ der Magnetfeldkomponente B_x in Abhängigkeit zur Selektionsfeldstromstärke I_{SF}. Die Kugelmessungen für die verschiedenen Stromeinstellungen wurden mit $N_\theta = 7$ und $N_\varphi = 13$ bei einem Kugelradius von $R = 45$ mm durchgeführt. Der lineare Anstieg wurde anhand der Messwerte bei $I_{SF} = 0$ A und $I_{SF} = 50$ A bestimmt. Bei der Regression handelt es sich um eine Regression dritter Ordnung. Die Weicheisenplatten werden mit zunehmender Stromstärke gesättigt, sodass die Gradientenstärke nicht linear in der Selektionsfeldstromstärke ansteigt.

in Kugelflächenfunktionen wurde anhand einer Simulation der Magnetfelder des MPI-Scanners validiert. Dabei wurden sowohl Magnetfeldinhomogenitäten, Drifteffekte, Messgenauigkeit des Hallsensors, Positioniergenauigkeit des Roboters und eine schiefe Ausrichtung des Hallsensors berücksichtigt. Außerdem wird jeweils der gleiche Programmcode für die drei Magnetfeldkomponenten verwendet, sodass die Diskrepanz zwischen den einzelnen Magnetfeldkomponenten nicht durch die Software verursacht werden kann.

4.7.2 Stromabhängigkeit der Magnetfelder

Nachdem die Modellierung der Magnetfeldinhomogenitäten untersucht wurde, wird nun die Stromabhängigkeit der Magnetfelder betrachtet. Dafür wird zuerst das Selektionsfeld analysiert, bevor anschließend auf die Koppelung des Selektionsfeldes mit den Fokusfeldern eingegangen wird.

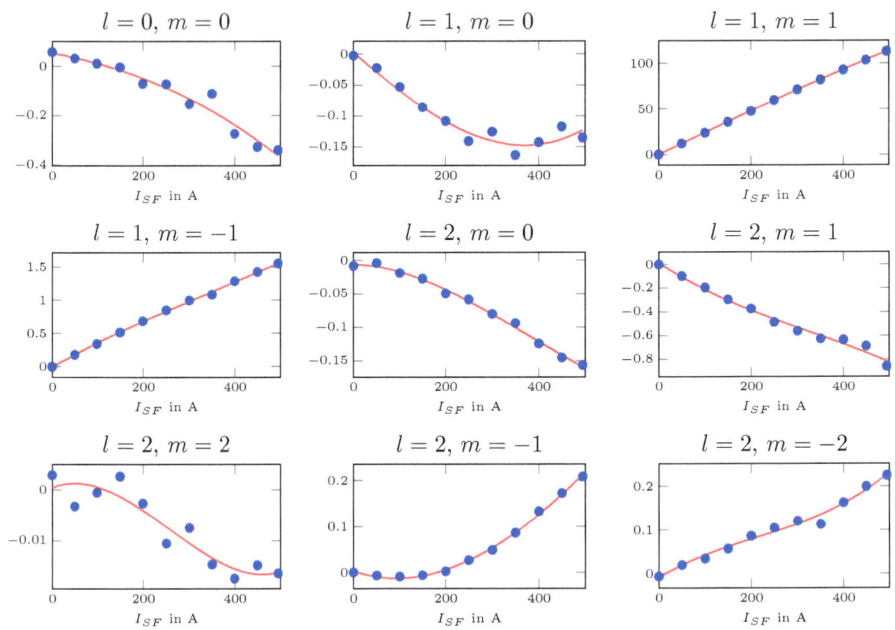

Abbildung 4.7: Koeffizienten der Reihenentwicklung in Kugelflächenfunktionen für B_x in Abhängigkeit zur Selektionsfeldstromstärke I_{SF} bis zur Ordnung $l = 2$. Die gemessenen Koeffizienten sind mit einer Regression dritter Ordnung überlagert (rote Linie). Alle Koeffizienten zeigen eine Abhängigkeit von der Stromstärke I_{SF}, die mit Hilfe einer Regression gut abgebildet werden kann.

Stromabhängigkeit des Selektionsfeldes

Für die Untersuchung der Stromabhängigkeit des Selektionsfeldes wurde bei verschiedenen Stromstärken I_{SF} im Bereich zwischen 0 A und 495 A jeweils eine Kugelmessung mit $N_\theta = 7$ und $N_\varphi = 13$ bei einem Kugelradius von $R = 45$ mm durchgeführt. Dabei ergibt sich bei $I_{SF} = 495$ A eine Gradientenstärke von etwa 2.5 Tm^{-1}.

In Abbildung 4.6 ist der Koeffizient $c_{1,1}^{R,x}$ in Abhängigkeit zur Stromstärke I_{SF} der Selektionsfeldspulen dargestellt. Dieser Koeffizient entspricht dem x-Gradienten der x-Komponente des Magnetfeldes. Mit zunehmender Stromstärke steigt die Gradientenstärke an und somit nimmt auch der Wert des Koeffizienten zu. Normalerweise nimmt bei einer Magnetfeldspule die erzeugte Magnetfeldstärke linear mit der Stromstärke zu, sodass der Koeffizient ebenfalls linear ansteigen müsste. Da in dem MPI-Scanner allerdings Weicheisenplatten zur Abschirmung und zur Verstärkung des Magnetfeldes im Zentrum verbaut sind, ergibt sich in diesem Fall kein linearer Anstieg. Mit zunehmender Stromstärke und damit auch zunehmender Magnetfeldstärke kommt es zur Sättigung der Weicheisenplatten, sodass der zusätzliche Magnetfeldbeitrag der Weicheisenplatten abnimmt. Dadurch ist der Anstieg des Koeffizienten bei niedrigen Stromstärken auch größer. Mit Hilfe einer Regression dritter Ordnung lässt sich die Stromabhängigkeit des Koeffizienten gut beschreiben.

Eine Übersicht über die Stromabhängigkeit der Koeffizienten bis zur Ordnung $l = 2$ ist in Abbildung 4.7 gegeben. Dabei ist zu erkennen, dass alle dargestellten Koeffizienten nichtlinear von der Selektionsfeldstromstärke I_{SF} abhängen, aber durch eine Regression dritter Ordnung gut approximiert werden können. Interessanterweise ist auch der Homogenanteil ($l = 0$, $m = 0$) von der Stromstärke I_{SF} abhängig und variiert zwischen negativen und positiven Werten. Dies könnte an der Asymmetrie der Weicheisenplatten auf Grund der Durchführung der Anschlüsse liegen. Damit verändert sich neben der Gradientenstärke auch geringfügig die Lage des feldfreien Punktes in Abhängigkeit von der Selektionsfeldstromstärke.

Koppelung von Selektion- und Fokusfeld

Zur Charakterisierung der statischen Felder wurden die drei Fokusfelder bei $I_{FFi} = [-150\text{A}, -100\text{A}, -50\text{A}, 0\text{A}, 50\text{A}, 100\text{A}, 150\text{A}]$, $i = X, Y, Z$, und das Selektionsfeld bei $I_{SF} = [200\text{A}, 250\text{A}, 300\text{A}, 350\text{A}, 400\text{A}]$ abgetastet. Damit ergeben sich durch die Kombination aller Einstellungen insgesamt 1715 verschiedene Stromeinstellungen für die die Magnetfeldgeometrie bestimmt wurde. Jede Kugelmessung wurde mit einem Kugelradius von $R = 45$ mm und der Diskretisierung $N_\theta = 7$ und $N_\varphi = 13$ durchgeführt, wodurch sich eine Gesamtmesszeit von etwa 50 h ergab.

In Abbildung 4.8 ist die Stromabhängigkeit des Homogenanteils $c_{0,0}^{R,x}$ und des Gradientenanteils $c_{1,1}^{R,x}$ der x-Komponente des Magnetfeldes für eine Auswahl an Stromeinstellungen dargestellt. Die gemessenen Koeffizienten wurden mit einer Regression dritter Ordnung überlagert, wobei die Regression über alle gemessenen Stromeinstellungen bestimmt wurde. Links oben ist der Homogenanteil in Abhängigkeit zur Stromstärke der Fokusfeldspulen in x- und y-Richtung dargestellt. Die Stromstärke der Selektionsfeldspulen und der Z-Fokusfeldspulen wurden fest auf $I_{SF} = 350$ A bzw. $I_{FFZ} = 0$ A gesetzt. Da die X-Fokusfeldspulen ein homogenes Feld in x-Richtung erzeugen, hängt dieser Koeffizient hauptsächlich von der Stromstärke I_{FFX}

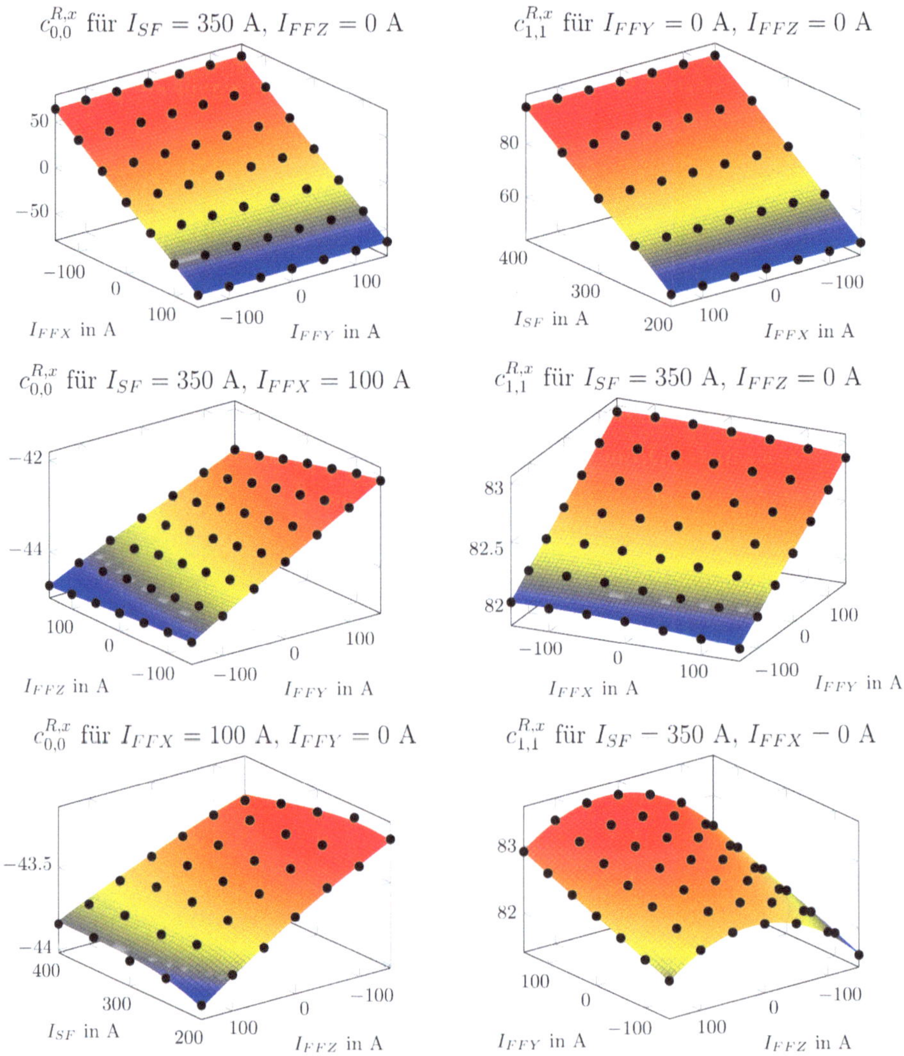

Abbildung 4.8: Homogenanteil $c_{0,0}^{R,x}$ und Gradientenanteil $c_{1,1}^{R,x}$ der Magnetfeldkomponente B_x in Abhängigkeit zur Stromeinstellung **I**. Die Messwerte wurden mit einer Regression dritter Ordnung überlagert. Der Homogenanteil hängt maßgeblich von der Stromstärke I_{FFX} der X-Fokusfeldspulen ab, zeigt aber auch Abhängigkeiten bzgl. der anderen Ströme. Dieses Ergebnis gilt analog für den Gradientenanteil, der hauptsächlich von der Selektionsfeldstromstärke I_{SF} beeinflusst wird, aber auch von den anderen Strömen abhängt.

der X-Fokusfeldspulen ab. Zusätzlich ist bei der Betrachtung der Messwerte auch eine Abhängigkeit des Koeffizienten von der Stromstärke der Y-Fokusfeldspulen zu erkennen. So beträgt bei $\mathbf{I}_1 = (350, 150, -150, 0)$ und $\mathbf{I}_2 = (350, 150, 150, 0)$ der Wert des Koeffizienten $c_{0,0}^{R,x}(\mathbf{I}_1) = -66.34$ bzw. $c_{0,0}^{R,x}(\mathbf{I}_2) = -64.18$. Diese Abhängigkeit ist wesentlich geringer als der Wert des Koeffizienten selber und lässt sich deshalb in diesem Beispiel visuell nicht gut erkennen. Betrachtet man stattdessen die Abhängigkeit des Homogenanteils von der Stromeinstellung bei fester Stromstärke der Fokusfeldspulen in x-Richtung, so ist diese deutlich zu erkennen. In der Darstellung Mitte links wurde beispielsweise $I_{FFX} = 100$ A und $I_{SF} = 350$ A fest gesetzt. Es zeigt sich eine klare Abhängigkeit des Homogenanteils von der Stromstärke des Y- und der Z-Fokusfeldspulen, wobei zusätzlich eine Kopplung zwischen den beiden Fokusfeldern besteht. Als weiteres Beispiel wurde in der Darstellung links unten die Stromstärke der X-Fokusfeldspulen ebenfalls auf $I_{FFX} = 100$ A fest gesetzt und die Y-Fokusfeldspulen wurde nicht bestromt. Hier ist zu erkennen, dass eine nichtlineare Abhängigkeit zwischen dem Homogenanteil und der Stromstärke der Selektionsfeldspule und der Z-Fokusfeldspulen besteht. Da das Selektionsfeld für den dargestellten Strombereich wesentlich höhere Magnetfeldbeiträge leisten, ist der Einfluss des Selektionsfeldes auf die Weicheisenplatten größer und bewirkt eine höhere nichtlineare Abhängigkeit.

Eine analoge Untersuchung wurde für den Gradientenanteil durchgeführt. Dieser wird im Wesentlichen durch die Stromstärke der Selektionsfeldspulen bestimmt, was in der Darstellung rechts oben beobachtet werden kann. Zusätzlich weist der Gradientenanteil aber auch Abhängigkeiten von der Stromstärken der Fokusfeldspulen auf. Die Darstellung rechts unten zeigt, dass insbesondere eine nichtlineare Abhängigkeit zwischen dem Gradientenanteil und dem Z-Fokusfeld existiert. Die Z-Fokusfeldspulen erzeugen bei gleicher Stromstärke ein etwa doppelt so großes Magnetfeld wie die anderen beiden Fokusfeldspulen, sodass dementsprechend mit einem größeren Einfluss auf die Weicheisenplatten gerechnet werden muss.

Die Vermessung der statischen Felder hat gezeigt, dass zwischen dem Selektionsfeld und den Fokusfeldern eine signifikante Kopplung besteht. Der lineare Anteil der Stromabhängigkeit wird durch eine nicht exakt orthogonale Ausrichtung der Magnetfeldspulen sowie eine nicht exakte Ausrichtung des Hallsensors in Fokusfeldrichtung erzeugt. Daneben zeigt sich eine wesentliche nichtlineare Stromabhängigkeit, die durch die verbauten Weicheisenplatten auf Grund von Sättigungseffekten

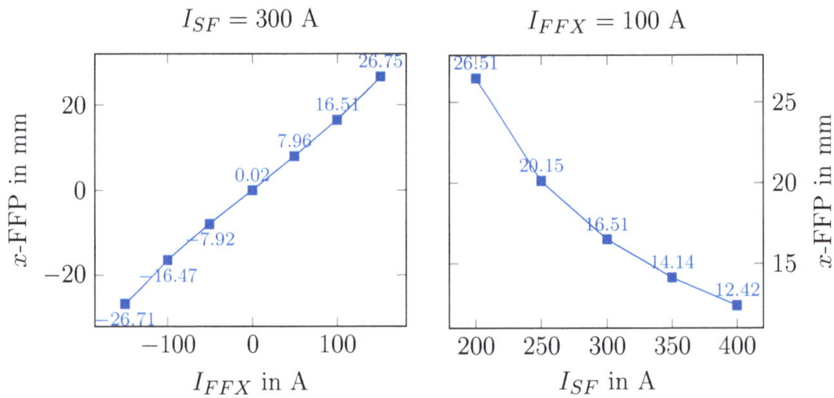

Abbildung 4.9: x-Komponente des feldfreien Punktes (x-FFP) in Abhängigkeit zur Stromstärke I_{FFX} bei fester Stromstärke des Selektionsfeldspulen von $I_{SF} = 300$ A (links) bzw. in Abhängigkeit der Selektionsfeldstromstärke I_{SF} bei fester Stromstärke der X-Fokusfeldspulen von $I_{FFX} = 100$ A (rechts). Das Y-Fokusfeld und das Z-Fokusfeld sind nicht eingeschaltet. Die feldfreien Punkte wurden anhand der gemessenen Reihenentwicklung in Kugelflächenfunktionen bestimmt. Die Lage des feldfreien Punktes hängt nicht linear von der Stromstärke der X-Fokusfeldspulen ab. Des Weiteren verschiebt bei $I_{FFX} = 100$ A eine Halbierung der Selektionsfeldstromstärke den feldfreien Punkt um mehr als das Doppelte in x-Richtung.

entsteht. Da das Selektionsfeld und das Z-Fokusfeld die höchsten Magnetfeldbeiträge leisten, ist für diese beiden Felder die Auswirkung der Weicheisenplatten am größten.

4.7.3 Steuerung des feldfreien Punktes und der Gradientenstärke

Lineares Magnetfeld- und Strommodell

Zuerst wird exemplarisch auf die Abweichung der Lage des feldfreien Punktes eingegangen, falls von einem vollständig linearen Magnetfeld- und Strommodell ausgegangen wird. Hierfür ist links in Abbildung 4.9 die Verschiebung des feldfreien Punktes in x-Richtung in Abhängigkeit zur Stromstärke der X-Fokusfeldspulen dargestellt. Die Lage des feldfreien Punktes wurde anhand der gemessenen Reihenentwicklung in Kugelflächenfunktionen bestimmt. Dabei wurde ermittelt, dass bei einer Selekti-

Tabelle 4.1: Lage des feldfreien Punktes bei verschiedenen Stromeinstellungen. Bestimmt wurden die feldfreien Punkte anhand der gemessenen Reihenentwicklung in Kugelflächenfunktionen. Die Lage des feldfreien Punktes ergibt sich nicht durch die Superposition der einzelnen Verschiebungen auf Grund der Fokusfelder.

I_{SF} in A	I_{FFX} in A	I_{FFY} in A	I_{FFZ} in A	x-FFP in mm	y-FFP in mm	z-FFP in mm
300	0	0	0	0.02	0.02	-0.10
300	150	0	0	26.75	-0.10	-0.04
300	0	150	0	-0.03	-26.94	-0.27
300	0	0	150	0.13	0.42	26.34
300	150	150	150	21.16	-21.35	29.53

onsfeldstromstärke von $I_{SF} = 300$ A die X-Fokusfeldspulen mit $I_{FFX} = 50$ A den feldfreien Punkt um 7.94 mm in x-Richtung verschieben. Nach einer vollständig linearen Annahme würde eine Stromstärke der X-Fokusfeldspulen von $I_{FFX} = 150$ A eine Verschiebung um 23.82 mm bewirken. Tatsächlich wurde der feldfreie Punkt um 26.73 mm verschoben, was einer Diskrepanz von 2.91 mm entspricht.
Ähnliches ist bei einer Veränderung der Selektionsfeldstromstärke rechts in Abbildung 4.9 zu beobachten. In diesem Versuch wurde die Stromstärke der X-Fokusfeldspulen fest auf $I_{FFX} = 100$ A gesetzt. Da der feldfreie Punkt bei $I_{SF} = 200$ A um 12.42 mm verschoben ist, müsste bei einer linearen Annahme der feldfreie Punkt bei $I_{SF} = 400$ A um das Doppelte, also um 24.84 mm, verschoben sein. In der Realität liegt eine Verschiebung um 26.51 mm vor, was eine Diskrepanz von 1.67 mm ergibt.

In Tabelle 4.1 ist die Lage des feldfreien Punktes bei fester Selektionsfeldstromstärke von $I_{SF} = 300$ A und einer Stromstärke der Fokusfeldspulen von entweder 0 A oder 150 A angegeben, welche mit Hilfe der gemessenen Reihenentwicklung in Kugelflächenfunktionen bestimmt wurde. Werden die X-Fokusfeldspulen mit $I_{FFX} = 150\ A$ bestromt und werden die anderen beiden Fokusfeldspulenpaare nicht bestromt, so verschiebt sich der feldfreie Punkt um 26.75 mm in x-Richtung. Falls stattdessen alle drei Fokusfelder mit 150 A bestromt werden, so ergibt sich in x-Richtung nur eine Verschiebung um 21.16 mm, was einem Unterschied von 6.59 mm entspricht. Ein analoges Verhalten ist für die Verschiebung des feldfreien Punktes in die beiden anderen Raumrichtungen mit Hilfe des Y- und des Z-Fokusfeldes zu beobachten.

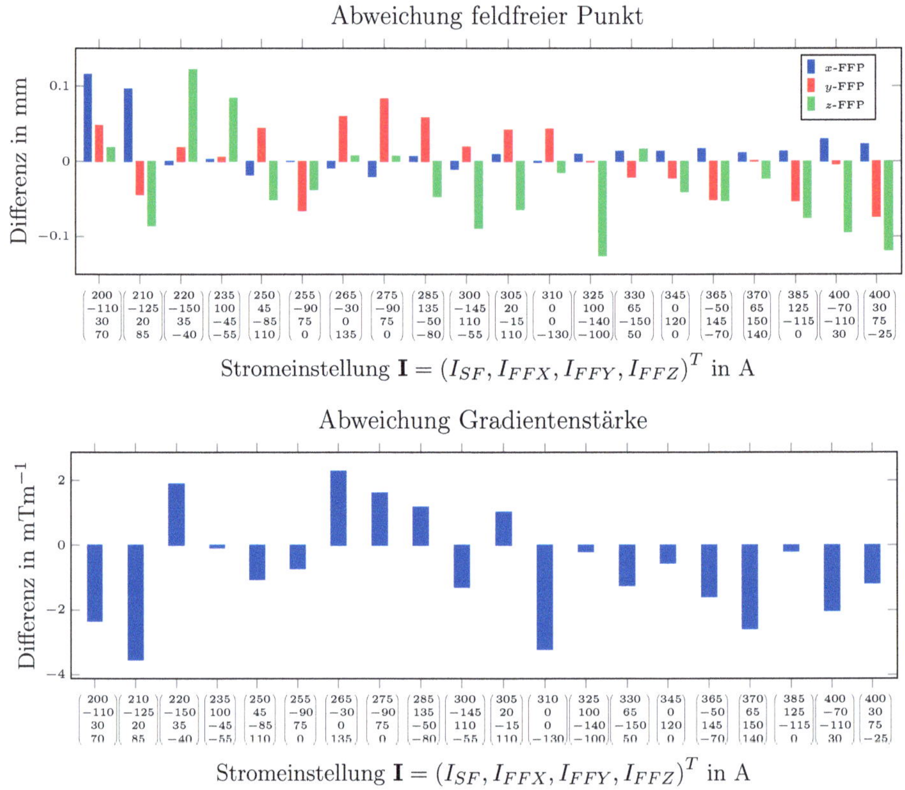

Abbildung 4.10: Abweichung der tatsächlichen von der vorausgesagten Lage des feldfreien Punktes und der Gradientenstärke für 20 verschiedenen Kontrollmessungen. Das Strommodell wurde mittels einer gewichteten Regression dritter Ordnung bestimmt, wobei als Gewichtungsfunktion die 1-Norm verwendet wurde. Die Steuerung der x-Komponente des feldfreien Punktes ist geringfügig besser als für die beiden anderen Komponenten. Die räumliche Unsicherheit ist allerdings sehr gering und liegt im Schnitt für alle drei Komponenten unter 0.1 mm. Des Weiteren besitzt die Gradientenstärke im Schnitt nur eine Unsicherheit von 1.5 mTm^{-1}.

Dadurch ergibt sich die Lage des feldfreien Punktes nicht aus der Superposition der Einzelverschiebungen. Insgesamt wird anhand dieser Beispiele deutlich, dass die Verschiebung des feldfreien Punktes durch ein lineares Modell nicht präzise beschrieben werden kann.

Nichtlineares Magnetfeld- und Strommodell

Im Folgenden wird die Steuerung der Lage des feldfreien Punktes und des lokalen Gradienten an dieser Stelle mit Hilfe des nichtlinearen Magnetfeld- und Strommodelles evaluiert. Als Basis für die Charakterisierung der Magnetfeldgeometrie und deren Stromabhängigkeit dienen Kugelmessungen bei 1715 verschiedenen Stromeinstellungen. Für diesen Basisdatensatz wurde die Selektionsfeldstromstärke zwischen 200 A und 400 A sowie die Stromstärke der Fokusfeldspulenpaare zwischen -150 A und 150 A alle 50 A abgetastet und jede Kombinationsmöglichkeit vermessen. Anhand dieses Basisdatensatzes wurden verschiedene Strommodelle abgeleitet. Dabei wurden verschiedene Gewichtungsfunktionen (1, $\|\cdot\|_2$, $\|\cdot\|_2^2$, $\|\cdot\|_1$, $\|\cdot\|_1^2$) in Kombination mit einer Regression erster, zweiter oder dritter Ordnung eingesetzt. Zur Validierung des Modells wurde zusätzlich für 20 Stromeinstellungen, die nicht für die Bestimmung des Strommodells verwendet wurden, jeweils eine Kugelmessung durchgeführt. Für diese 20 Kontrollmessungen wurde dann anhand deren gemessenen Reihenentwicklung in Kugelflächenfunktionen die Position $\mathbf{x}_{FFP}$ des feldfreien Punktes und der lokalen Gradientenstärke in z-Richtung g_{FFP} an dieser Stelle rechnerisch bestimmt. Mit Hilfe des Magnetfeld- und Strommodells wurden anschließend die Stromstärken bestimmt, die notwendig sind, um den feldfreien Punkt an diese Positionen $\mathbf{x}_{FFP}$ mit der speziellen Gradientenstärke g_{FFP} zu verschieben. Die Stromabweichung zwischen der vorausgesagten und der tatsächlich eingestellten Stromeinstellung wurde anschließend anhand der Gradientenstärke in eine räumliche Abweichung überführt.

In Abbildung 4.10 ist für ein Strommodell exemplarisch die Abweichung der Vorhersage der Lage des feldfreien Punktes von der tatsächlichen Position (oben) sowie die Abweichung der Vorhersage der Gradientenstärke von der tatsächlichen Gradientenstärke (unten) für die 20 Kontrollmessungen dargestellt. In diesem Fall wurde das Strommodell mit Hilfe einer gewichteten Regression dritter Ordnung bestimmt, wobei als Gewichtsfunktion die 1-Norm verwendet wurde. Es zeigt sich, dass die Steuerung der x-Komponente des feldfreien Punktes im Schnitt geringfügig besser funktioniert als für die beiden anderen Komponenten. Insgesamt liegt die durchschnittliche Abweichung des feldfreien Punktes für alle drei Raumrichtungen allerdings auf einem sehr guten Niveau bei unter 0.1 mm. Des Weiteren lässt sich die Gradientenstärke bei diesen Kontrollmessungen mit einer Genauigkeit von unter 3.5 mTm^{-1} einstellen.

Tabelle 4.2: Abweichung der tatsächlichen von der vorausgesagten Lage des feldfreien Punktes und der Gradientenstärke in Abhängigkeit zur Gewichtungsfunktion für die gewichtete Regression und die Ordnung der Regression. Angegeben sind die mittlere (∅) und die maximale Abweichung (max) für 20 verschiedene Kontrollmessungen. Unabhängig von der Gewichtungsfunktion liefert eine Regression dritter Ordnung bessere Ergebnisse als eine Regression erster oder zweiter Ordnung. Die Steuerung kann durch eine gewichtete Regression tendenziell verbessert werden, wobei der Unterschied für diesen Datensatz relativ gering ist.

Gewichtungsfunktion	Ordnung	ΔG in Tm^{-1}		Δx-FFP in mm		Δy-FFP in mm		Δz-FFP in mm		$\sum_i \Delta i$-FFP in mm	
		∅	max	∅	max	∅	max	∅	max	∅	max
1	1	0.0061	0.0168	0.05	0.30	0.21	0.54	0.40	1.22	0.66	2.06
1	2	0.0022	0.0073	0.03	0.11	0.06	0.15	0.11	0.29	0.21	0.55
1	3	0.0021	0.0065	0.03	0.12	0.06	0.14	0.09	0.20	0.18	0.47
$\|\cdot\|_2$	2	0.0017	0.0045	0.02	0.12	0.05	0.11	0.08	0.20	0.15	0.43
$\|\cdot\|_2$	3	0.0014	0.0035	0.02	0.11	0.04	0.09	0.06	0.14	0.12	0.34
$\|\cdot\|_2^2$	2	0.0017	0.0074	0.03	0.19	0.04	0.11	0.05	0.12	0.13	0.42
$\|\cdot\|_2^2$	3	0.0015	0.0051	0.03	0.17	0.04	0.14	0.05	0.11	0.11	0.42
$\|\cdot\|_1$	2	0.0017	0.0043	0.02	0.12	0.04	0.10	0.08	0.19	0.15	0.41
$\|\cdot\|_1$	3	0.015	0.0035	0.02	0.11	0.04	0.08	0.06	0.13	0.12	0.32
$\|\cdot\|_1^2$	2	0.0026	0.0069	0.04	0.22	0.04	0.13	0.06	0.14	0.14	0.49
$\|\cdot\|_1^2$	3	0.0016	0.0058	0.03	0.18	0.04	0.14	0.04	0.11	0.11	0.43

Eine Übersicht über die Genauigkeit der Steuerung in Abhängigkeit zum Strommodell ist in Tabelle 4.2 gegeben. Hierbei wird sowohl die mittlere (∅) als auch die maximale (max) Abweichung der Steuerung für die 20 Kontrollmessungen angegeben. Den größten Fehler erhält man mit einer Regression erster Ordnung ohne Gewichtung. Dieser Ansatz nimmt eine lineare Abhängigkeit der Magnetfeldstärke von der Stromstärke durch die Magnetfeldspulen an. Auf Grund der Weicheisenplatten ist diese Annahme aber nicht korrekt und die Abweichung bei der Regression erster Ordnung resultiert aus dem nichtlinearen Einfluss der Weicheisenplatten. So ergibt sich eine Abweichung von maximal 0.30 mm in x-Richtung, von 0.54 mm in y-Richtung und von sogar 1.22 mm in z-Richtung. Es zeigt sich, dass unabhängig von der Gewichtungsfunktion eine Regression dritter Ordnung geringfügig bessere Ergebnisse liefert und die Nichtlinearitäten besser beschreibt als eine Regression zweiter Ordnung. Insgesamt ist für eine präzise Steuerung des feldfreien Punktes ein nichtlineares Strommodell notwendig. Mit Hilfe einer gewichteten Regression, bei der die Messungen aus dem Basisdatensatz, die näher am Zielwert liegen, stärker berücksichtigt werden für die Bestimmung des Strommodells, kann die Steuerung tendenziell weiter verbessert werden. Betrachtet man die Summe der räumlichen Abweichungen aller drei Komponenten, so zeigt sich bei gleicher Regressionsordnung bei allen getesteten Gewichtungsfunktionen eine leichte Verbesserung. Vergleicht man die Ergebnisse der verschiedenen Gewichtungen, so zeigt sich, dass mit einer stärkeren Gewichtung durch die Quadrierung der Gewichtungsfunktion tendenziell ein schlechteres Ergebnis erreicht wird. In diesen Fällen kommt es somit zu einer Überanpassung an die Messpunkte, sodass diese zwar besser approximiert werden, aber die Stromabhängigkeit insgesamt schlechter abgebildet wird. Insgesamt wird unter Berücksichtigung der Summe der Abweichungen das beste Ergebnis mit einer Regression dritter Ordnung in Kombination mit der Gewichtung durch die 1-Norm erzielt.

4.8 Diskussion und Ausblick

In dieser Arbeit wurde für die Vorhersage der notwendigen Stromeinstellung der Selektionsfeld- und der Fokusfeldspulen, um den feldfreien Punkt an eine geforderte Position bei einer definierten Gradientenstärke zu verschieben, ein messbasiertes Verfahren entwickelt. Dabei wurden mit dieser Methode sowohl die Inhomogenitäten des Magnetfeldes als auch die nichtlinearen Stromabhängigkeiten der Magnetfeldstärke auf Grund der verbauten Weicheisenplatten berücksichtigt. Für einen Kontrolldatensatz konnte eine mittlere Abweichung zwischen der gewünschten und der tatsächlichen Lage des feldfreie Punktes von unter 0.1 mm für alle drei Raumkomponenten erzielt werden.

Auf dem analysierten Datensatz für die gemeinsame Charakterisierung aller Magnetfelder hat die Inhomogenität der Magnetfelder einen größeren Einfluss auf die nichtlineare Verschiebung des feldfreien Punktes als das verbaute Weicheisen. Dessen Einfluss ist für das Selektionsfeld und das Z Fokusfeld am stärksten, da deren Spulenpaare die höchste Magnetfeldstärken erzeugen. Neben der nichtlinearen Stromabhängigkeit der einzelnen Magnetfeldbeiträge des Selektionsfeldes und der Fokusfelder konnte zusätzlich auch eine geringe Koppelung zwischen den Magnetfeldern auf Grund des Weicheisens nachgewiesen werden. Da die Gradientenstärke die erzielbare Auflösung bestimmt, wurde bei der Gesamtcharakterisierung eine Mindestgradientenstärke von 1 Tm^{-1} angesetzt. Bei der separaten Untersuchung des Selektionsfeldes wurde dagegen die Selektionsfeldstromstärke über einen größeren

Bereich variiert, und es zeigte sich eine ausgeprägtere nichtlineare Stromabhängigkeit. Aus diesen Gründen ist bei Einsatz größerer Verstärker für die Fokusfeldspulen und unter Berücksichtigung eines größeren Strombereich für die Selektionsfeldspulen von einer deutlicheren nichtlinearen Stromabhängigkeit und einer signifikanteren Kopplung der Magnetfeldbeiträge auf Grund des Weicheisens auszugehen.

Mit Hilfe einer gewichteten Regression zur Bestimmung des Strommodells in jedem Iterationsschritt des Newton-Verfahrens konnte eine geringfügige Verbesserung der Vorhersage der notwendigen Stromeinstellung erzielt werden. Mit dieser Methode ist es allerdings nicht möglich, ein allgemeines Strommodell für jede neue Vorhersage vorzuhalten. Stattdessen muss das Strommodell bei jeder Vorhersage mehrmals neu bestimmt werden. Dadurch erhöht sich jedoch die Berechnungszeit immens. Typischerweise konvergiert das Newton-Verfahren für dieses Problem nach drei bis vier Iterationen, wobei nach zwei Iterationen keine wesentlichen Änderungen mehr auftreten. Damit genügt es, das Strommodell nur zweimal pro Vorhersage zu berechnen, um somit die Methode der gewichteten Regression zu beschleunigen.

In dieser Arbeit wurde für die Magnetfeldmodellierung stets eine Reihenentwicklung in Kugelflächenfunktion bis zur Ordnung $(l, m) = (6, 6)$ verwendet. Dabei wurden für die Berechnung der Magnetfeldwerte immer alle Koeffizienten benutzt, wobei nicht alle Koeffizienten einen signifikanten Beitrag leisten. Zur Beschleunigung der Magnetfeldberechnung könnte eine spezifischere Auswahl der verwendeten Koeffizienten getroffen werden.

Da der Hallsensor aus drei separaten Platten für jede Raumrichtung besteht, die orthogonal zueinander ausgerichtet sind, befindet sich der feldfreie Punkt im Schnittpunkt der Ebenen der drei Hallsensorplatten, falls diese den Wert Null anzeigen. Theoretisch lässt sich anhand der Ausmaße des Hallsensors und der Halterung sowie der Position des Roboters die tatsächliche absolute Lage des feldfreien Punktes bestimmen. Praktisch stellt sich dies als sehr schwierig dar, da selbst der Ein- und Ausbau des Hallsensors am Roboter auf Grund der Halterung aus Hartplastik zu Abweichungen führt. Eine weitere Möglichkeit, die Lage des feldfreien Punktes zu kalibrieren, besteht beispielsweise darin, die Symmetrieeigenschaften der Systemmatrix auszunutzen. Befindet sich die Kalibrierprobe im feldfreien Punkt, so tragen nur die ungeraden Harmonischen ein Signal und die korrespondierenden Systemfunktionskomponenten weisen bzgl. des feldfreien Punktes einen Nulldurchgang auf. Mit

Hilfe des Newton-Verfahrens kann somit die tatsächliche Lage des feldfreien Punktes iterativ kalibriert werden. Indem für eine Stromeinstellung die Lage des feldfreien Punktes, die mittels des Hallsensors bestimmt wurde, mit der Position identifiziert wird, die über solche MPI-Messungen ermittelt wurde, kann das Koordinatensystem für die Magnetfeldmessung direkt in das Koordinatensystem für die MPI-Experimente überführt werden.

Die flexibel einstellbaren Magnetfelder eines MPI-Systems können genutzt werden, um Geräte wie Katheter mit integrierten Magnetelementen im Feld auszurichten und zu steuern. Für eine akkurate Steuerung ist die genaue Kenntnis der realen Magnetfeldgeometrie und ihrer Stromabhängigkeit notwendig. Die Erkenntnisse und Ergebnisse dieser Arbeit können eingesetzt werden, um die Steuerung zu präzisieren.

Durch die Kontrolle der Lage des feldfreien Punktes kann das FOV_{DF} beliebig im Raum verschoben werden, wobei der feldfreie Punkt das Zentrum des FOV_{DF} angibt. Die Ausdehnung des FOV_{DF} kann über die Gradientenstärke kontrolliert werden und aus dem Verhältnis zur lokalen Anregungsfeldamplitude abgeschätzt werden. Für eine exakte Beschreibung des FOV_{DF} ist dazu allerdings noch die Vermessung des Anregungsfeldes notwendig. Die Magnetfeldmodellierung des Anregungsfeldes kann mit derselben Methode geschehen, wobei berücksichtigt werden muss, dass es sich beim Anregungsfeld nicht um ein statisches, sondern um ein oszillierendes Magnetfeld handelt. Durch die exakte Modellierung aller Magnetfelder ist somit eine genaue Messsequenzplanung möglich. Des Weiteren wird bei einem Multi-Patch-Ansatz für jeden Patch eine eigene Systemmatrix auf Grund der Feldverzerrungen benötigt. Mit Hilfe der Magnetfeldmodellierung können diese herausgerechnet werden, sodass nur eine Systemmatrix benötigt wird, die im Zentrum oder eventuell in einem separaten Spektrometer aufgenommen wurde.

5 Entrauschen der Systemmatrix

5.1 Problemstellung

Die Systemmatrix bei Magnetic Particle Imaging wird über ein messbasiertes Kalibrierverfahren bestimmt. Dazu wird eine Kalibrierprobe von der Größe eines Voxels an die verschiedenen Gitterpositionen bewegt und die Systemantwort gemessen. Aus diesen Kalibrationsdaten wird die Systemmatrix aufgebaut, indem die einzelnen Kalibrationsmessungen spaltenweise einsortiert werden. In dieser Anordnung entsprechen die Zeilen der Systemmatrix den Systemfunktionskomponenten, die die räumliche Abhängigkeit einer Frequenz beschreiben. Es gab bereits Versuche, die Systemmatrix modellbasiert zu bestimmen [89, 90], jedoch stellt sich die Modellierung der Partikel sehr schwierig dar. Dadurch konnte die Qualität der Rekonstruktionsergebnisse mit Hilfe der gemessenen Systemmatrix nicht erreicht werden und die Vertrauenswürdigkeit der Rekonstruktionsergebnisse ist nicht gegeben. Dies ist jedoch für eine diagnostische Anwendung von entscheidender Bedeutung.

Auf Grund der messbasierten Kalibration der Systemmatrix enthält diese allerdings genauso wie die Objektmessung Rauschen. Allgemein gilt für ein gestörtes lineares Gleichungssystem

$$\tilde{\mathbf{A}}\mathbf{x} = \tilde{\mathbf{b}}, \tag{5.1}$$

bestehend aus der gestörten Matrix $\tilde{\mathbf{A}} = \mathbf{A} + \Delta\mathbf{A}$ und dem gestörten Messvektor $\tilde{\mathbf{b}} = \mathbf{b} + \Delta\mathbf{b}$, die folgende Abschätzung

$$\frac{\|\Delta\mathbf{x}\|}{\mathbf{x}} \leq \frac{\mathrm{cond}(\mathbf{A})}{1 - \mathrm{cond}(\mathbf{A})\frac{\|\Delta A\|}{\|\mathbf{A}\|}} \left(\frac{\|\Delta\mathbf{A}\|}{\|\mathbf{A}\|} + \frac{\|\Delta\mathbf{b}\|}{\|\mathbf{b}\|} \right) \tag{5.2}$$

für den relativen Fehler der Lösung [75]. Dabei gibt $\mathrm{cond}(\mathbf{A})$ die Kondition der Matrix $\mathbf{A}$ an und $\Delta\mathbf{A}$ sowie $\Delta\mathbf{b}$ beschreiben die Abweichungen zu einem ungestörten linearen Gleichungssystem mit Matrix $\mathbf{A}$ und Messvektor $\mathbf{b}$. Damit limitiert das Rauschen auf der Objektmessung sowie das Rauschen auf der Systemmatrix die erzielbare Auflösung des Verfahrens. Da die Abweichung der Systemmatrix in der Abschätzung (5.2) zusätzlich noch im Nenner auftaucht, wirkt sich das Rauschen auf der Systemmatrix sogar noch stärker auf die rekonstruierte Bildqualität aus als das Rauschen auf der Objektmessung.

Das Rauschen auf der Systemmatrix könnte durch die Erhöhung der Anzahl an Mittelungen verringert werden. Da die Kalibration der Systemmatrix aber sehr zeitaufwendig ist, sollte die Anzahl an notwendigen Mittelungen so gering wie möglich gehalten werden. In dieser Arbeit wurde ein Verfahren entwickelt, mit dessen Hilfe das Rauschen auf der Systemmatrix nach der Aufnahme verringert werden kann. Dazu wird jede Systemfunktionskomponente durch Anwendung eines sogenannten Frequenzraum-Filters separat entrauscht. Im Folgenden wird die Funktionsweise eines Frequenzraum-Filters und die Anwendung auf die MPI-Systemmatrix vorgestellt. Anschließend wird das Verfahren anhand von Messdaten untersucht.

5.2 Frequenzraum-Filter

Ziel der Arbeit ist es, das Rauschen der MPI-Systemmatrix zu verringern, indem jede Systemfunktionskomponente separat entrauscht wird. Es existieren verschiedene Algorithmen zur Entrauschung von Bildern [145]. Die Wahl eines geeigneten Entrauschungsverfahrens hängt dabei vom Rauschmodell sowie der Struktur des zugrunde liegenden Bildes ab. Bei Magnetic Particle Imaging wurde schon gezeigt, dass mit Hilfe der diskreten Fourier- oder der diskreten Kosinus-Transformation die Systemfunktionskomponenten in eine sparse Basisdarstellung überführt werden können [3]. Das bedeutet, nur wenige Koeffizienten in der neuen Basisdarstellung weisen einen signifikanten Wert auf, und die Informationen sind somit stark lokalisiert. Des Weiteren kann angenommen werden, dass es sich bei dem Rauschen auf der Systemmatrix um Weißes Rauschen handelt [146]. Genau für diese Problemstellung eignet sich ein sogenannter Frequenzraum-Filter , bei dem eine komprimierende Basistransformation mit einer Schwellwertbildung kombiniert wird [147].

Die Funktionsweise dieser Frequenzraum-Filter wird anhand der 2D-Systemfunktionskomponente bei 190.2 kHz des x-Kanals (siehe Kapitel 5.3) illustriert. Die einzelnen Schritte des Verfahrens sind in Abbildung 5.1 dargestellt. Für die Entrauschung der gesamten Systemmatrix wird dieses Verfahren für jede Systemfunktionskomponente separat durchgeführt.

5.2.1 Hintransformation

Sei $\mathbf{s} \in \mathbb{C}^N$ eine beliebige Systemfunktionskomponente, die an N Positionen diskretisiert wurde. Im ersten Schritt wird mit Hilfe einer linearen Basistransformation $\mathbf{B} \in \mathbb{C}^{N\times N}$ die Systemfunktionskomponente in eine neue Basisdarstellung $\mathbf{v} \in \mathbb{C}^N$ durch

$$\mathbf{v} = \mathbf{B}\,\mathbf{s} \tag{5.3}$$

überführt. Hierbei wird zur Vereinfachung der Notation die räumliche Struktur der Systemfunktionskomponenten nicht berücksichtigt. Für eine 2D-Systemfunktionskomponente wird bei der Anwendung des Verfahrens jedoch auch eine zweidimensionale Basistransformation verwendet. Ziel der Basistransformation ist es, die Systemfunktionskomponenten in eine Basis zu überführen, in der die Information möglichst stark lokalisiert wird, d.h. nur noch ein geringer Anteil der Koeffizienten weist einen signifikanten Signalbeitrag auf. In dem Ablaufplan 5.1 des Verfahrens wurde beispielsweise als Basistransformation die diskrete Fourier-Transformation verwendet. Es ist deutlich zu erkennen, dass nach der Transformation nur noch die Koeffizienten, die mit niedrigen Frequenzen korrespondieren, ein maßgebliches Signal tragen. Da die diskrete Fourier-Transformation von Weißem Rauschen wiederum Weißes Rauschen liefert, ist zusätzlich ein konstanter Rauschuntergrund auf allen Koeffizienten von $\mathbf{v}$ sichtbar. Die Wahl einer geeigneten Basistransformation hängt entscheidend von den zu komprimierenden Objekten ab. Auf Grund der Ähnlichkeit der Systemfunktionskomponenten zu Tschebyscheff-Polynomen [33] zeigen die diskrete Fourier-Transformation und die diskrete Kosinus-Transformation sehr gute Komprimiereigenschaften [148], sodass sich diese beiden Basistransformationen für diese Problemstellung eignen.

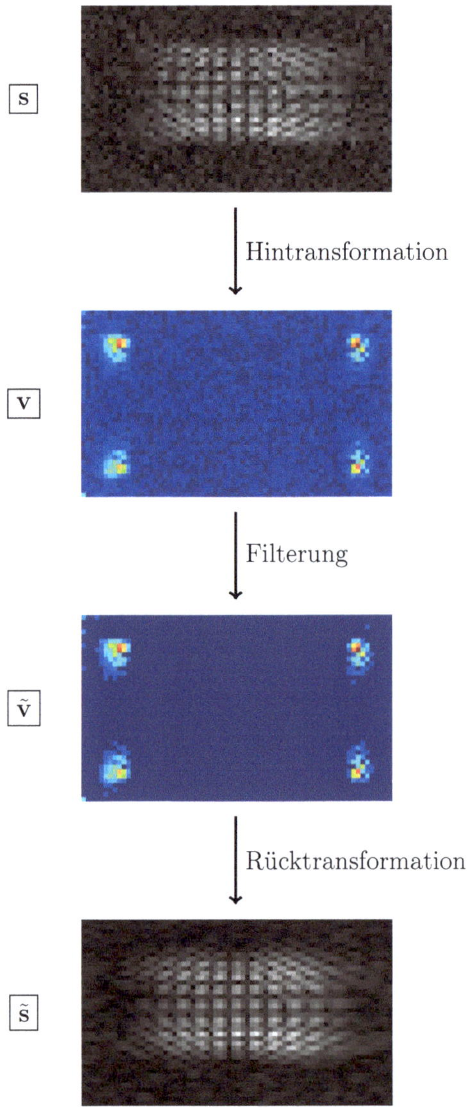

Abbildung 5.1: Anwendung eines Frequenzraum-Filters am Beispiel der Systemfunktionskomponente bei 190.2 kHz des x-Kanals. Für die Transformation wurde die diskrete Fourier-Transformation verwendet. Die Filterung erfolgte durch harte Schwellwertbildung, wobei der Schwellwert anhand des Rauschuntergrunds der transformierten Systemfunktionskomponente bestimmt wurde.

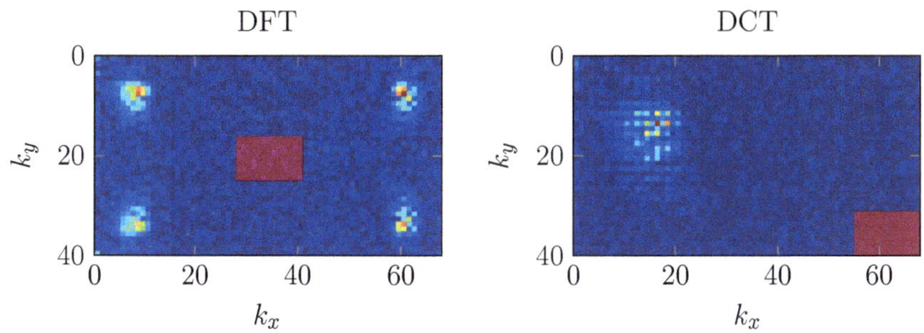

Abbildung 5.2: Bestimmung des Rauschniveaus in der Fourierbasis (links) und der Kosinusbasis (rechts) am Beispiel der Systemfunktionskomponente bei 190.2 kHz des x-Kanals. Der Bereich zur Bestimmung des Rauschniveaus ist durch einen halbtransparenten roten Kasten dargestellt, der die hohen Frequenzen abdeckt und im Wesentlichen nur Rauschen beinhaltet.

5.2.2 Filterung

Im Filterschritt werden die Koeffizienten der transformierten Systemfunktionskomponente $\mathbf{v}$ modifiziert, um das Rauschen zu reduzieren. Da in der neuen Basisdarstellung die Information über die tatsächliche Systemfunktionskomponente hauptsächlich in ein paar wenigen Koeffizienten gespeichert ist und die anderen Koeffizienten im Wesentlichen Rauschen enthalten, können diese Rauschkoeffizienten verworfen werden, um das Rauschen zu verringern. Dazu wird eine harte Schwellwertbildung durchgeführt, indem alle Koeffizienten unterhalb eines gewissen Schwellwerts μ auf Null gesetzt werden. Damit sind die modifizierten Basiskoeffizienten $\tilde{\mathbf{v}} \in \mathbb{C}^N$ durch

$$\tilde{v}_i = \begin{cases} v_i & , \text{für } |v_i| > \mu \\ 0 & , \text{sonst} \end{cases} \tag{5.4}$$

gegeben. Im Allgemeinen ist die Information über die tatsächliche Systemfunktionskomponente nicht ausschließlich auf ein paar Basiskoeffizienten beschränkt, sodass es durch die Schwellwertbildung zu Informationsverlust kommt. Dieser Abschneidefehler ist abhängig davon, wie viel Signal vom Rauschen überdeckt wird, und äußert sich typischerweise in Überschwingern ähnlich dem Gibbsschen Phänomen. Mit Hilfe der sogenannten weichen Schwellwertbildung

$$\tilde{v}_i = \begin{cases} \operatorname{sgn}(v_i)(|v_i| - \mu) & , \text{für } |v_i| > \mu \\ 0 & , \text{sonst} \end{cases} \tag{5.5}$$

können diese Artefakte teilweise verhindert werden [149]. Ein wichtiger Aspekt für die Anwendung dieses Verfahrens stellt die Wahl des Schwellwertes μ dar. In dieser Arbeit wird der Schwellwert μ durch

$$\mu = \omega \cdot \sigma \tag{5.6}$$

in Abhängigkeit zur Standardabweichung des Rauschens σ in der neuen Basisdarstellung bestimmt. Der optimale Gewichtungsfaktor ω hängt dabei von der Art der Schwellwertbildung sowie der verwendeten Transformation ab. Für die Bestimmung der Standardabweichung des Rauschens werden die Koeffizienten $\tilde{x}_1, \ldots, \tilde{x}_{\tilde{N}}$ der Systemfunktionskomponente verwendet, die mit den hohen Frequenzen korrespondieren und bei denen deshalb davon ausgegangen werden kann, dass sie im Wesentlichen nur Rauschen enthalten. Anhand dieser Koeffizienten wird nun das Rauschniveau durch

$$\sigma = \sqrt{\frac{1}{\tilde{N}-1}\sum_{i=1}^{\tilde{N}} |\tilde{x}_i|^2} \tag{5.7}$$

abgeschätzt. In Abbildung 5.2 ist der Bereich zur Rauschbestimmung am Beispiel der Systemfunktionskomponente bei 190.2 kHz des x-Kanals für die diskrete Fourier- und die diskrete Kosinus-Transformation als roter Kasten dargestellt.

Die Filterung im Beispiel 5.1 wurde mit Hilfe der harten Schwellwertbildung und eines Gewichtungsfaktors von $\omega = 2.75$ durchgeführt. Nach der Schwellwertbildung weisen nur noch ein paar Koeffizienten einen Signalwert auf. Der Großteil der Koeffizienten wurde auf Null gesetzt.

5.2.3 Rücktransformation

Nach der Filterung erhält man durch die Rücktransformation der modifizierten Basisdarstellung

$$\tilde{\mathbf{s}} = \mathbf{B}^{-1}\,\tilde{\mathbf{v}} \tag{5.8}$$

eine modifizierte Systemfunktionskomponente $\tilde{\mathbf{s}} \in \mathbb{C}^N$. Anhand von Beispiel 5.1 ist deutlich zu erkennen, dass durch das Verfahren das Rauschen wesentlich reduziert werden konnte. Die räumliche Struktur der Systemfunktionskomponente kann nun erheblich besser erkannt werden. Bei der diskreten Fourier- und der diskreten Kosinus-Transformation handelt es sich jeweils um eine orthogonale Basistransformation, sodass sowohl die Hin- als auch die Rücktransformation effizient berechnet werden können.

Die Frequenzraum-Filter sind durch die Wahl der Basistransformation und die Art der Schwellwertbildung eindeutig festgelegt. Im Folgenden wird die Methode, die auf Anwendung der diskreten Fourier-Transformation in Kombination mit der weichen Schwellwertbildung beruht, durch DFT-weich abgekürzt. Die anderen Kombinationsmöglichkeiten werden ebenfalls analog mit DFT-hart, DCT-weich und DCT-hart bezeichnet.

5.3 Material und Methoden

Zur Evaluierung der Entrauschungsmethode wurden 2D-Daten verwendet, die am präklinischen Demonstrator von Philips GmbH Innovative Technologies in Hamburg aufgenommen wurden [32, 35, 90]. Dieses 2D-Experiment wurde bei einer Gradientstärke von 5.5 Tm^{-1} ausgeführt, wobei der starke Gradient in y-Richtung zeigt. Die Anregungsfeldamplituden betrugen in beide Raumrichtungen 18 mT. Damit ergibt sich das FOV_{DF} zu $13.09 \times 6.55\ \mathrm{mm}^2$. Die Anregungsfrequenzen betrugen $f_x = 26.04$ kHz und $f_y = 25.25$ kHz, sodass der feldfreie Punkte einer Lissajous-Trajektorie mit einem Frequenzverhältnis von $\frac{33}{32}$ folgte und die Wiederholungszeit eines Zyklus 1.26 ms beträgt. Die Daten wurden zur Verbesserung des SNRs 17-fach gemittelt, womit sich eine Bildwiederholrate von 46 Bildern pro Sekunde ergibt.

Für die Rekonstruktion der Partikelverteilung wurden außer den Anregungsfrequenzen und deren direkten Nachbarfrequenzen alle Frequenzen bis zu 1 MHz verwendet. Somit stehen 1264 Frequenzkomponenten pro Empfangskanal bzw. insgesamt 2528 Frequenzkomponenten zur Verfügung. Die Rekonstruktion selber wurde mit Hilfe der Kaczmarz-Methode in Kombination mit der Tikhonov-Regularisierung durchgeführt. Die Systemmatrix deckt ein FoV von $20.4 \times 12.0\ \mathrm{mm}^2$ mit einem Gitter der Größe von 68×40 Voxel ab. Jedes Voxel weist somit eine Größe von $0.3 \times 0.3\ \mathrm{mm}^2$ auf. Als Kalibrierprobe wurde eine Deltaprobe mit einer Kantenlänge von 0.6 mm verwendet, die mit unverdünntem Resovist (0.5 mol(Fe) l^{-1}) befüllt war.

Bei der Objektmessung handelte es sich um ein rotierendes P-Phantom. Dieses P-Phantom bestand aus 12 Zylindern mit einem Durchmesser von 0.5 mm und einer Höhe von 1 mm, die ebenfalls mit unverdünntem Resovist (0.5 mol(Fe) l^{-1}) befüllt waren. Die Abstände der einzelnen Zylinder variieren zwischen 0.9 mm und 1.25 mm. Insgesamt beträgt die Höhe des P-Phantoms 5 mm. In dieser Arbeit werden die Rekonstruktionsergebnisse in der Startposition untersucht, bei dem das P-Phantom schräg nach links geneigt ist.

Zur Untersuchung des Einflusses der Entrauschungsmethode auf die einzelnen Systemfunktionskomponenten werden diese nach deren SNR sortiert. Der SNR-Index κ gibt dabei die Position der Systemfunktionskomponente in der SNR-Sortierung an, wobei $\kappa = 1$ mit der Systemfunktionskomponente mit dem höchsten SNR korrespondiert. Da keine passenden Leermessungen zur Systemmatrixkalibration vorliegen, wird das SNR direkt anhand der Systemfunktionskomponente abgeschätzt. Hierzu wird das Verhältnis aus dem Maximum der Systemfunktionskomponente und der Standardabweichung des Rauschens bestimmt, wobei die Standardabweichung des Rauschens mit Hilfe der diskreten Fourier-Transformation analog zum Entrauschungsverfahren abgeleitet wird (siehe 5.2.2).

5.4 Ergebnisse

5.4.1 Entrauschte Systemfunktionskomponenten

Zuerst werden die Auswirkungen der Frequenzraum-Filter auf die Systemfunktionskomponenten betrachtet. Hierzu sind in Abbildung 5.3 verschiedene Systemfunktionskomponenten, die sich in ihrem Rauschniveau unterscheiden, vor und nach der Anwendung der vier Entrauschungsmethoden dargestellt. Die Systemfunktionskomponenten sind dabei nach ihrem SNR-Index sortiert.

Die Systemfunktionskomponente mit dem höchsten SNR, markiert durch $\kappa = 1$, zeigt keine Veränderung durch die Frequenzraum-Filter. Damit konnte gezeigt werden, dass die Struktur der Systemfunktionskomponente erhalten bleibt, falls der Rauschuntergrund niedrig ist. Für $\kappa = 1000$ und $\kappa = 1250$ ist auf der originalen Systemfunktionskomponente schon deutlich Rauschen zu erkennen. Mit Hilfe der Entrauschungsverfahren kann dieses Rauschen entfernt werden, ohne dass es zu einer erkennbaren Veränderung der Struktur der Systemfunktionskomponenten kommt. Des Weiteren zeigen alle vier getesteten Methoden die gleichen guten Ergebnisse.

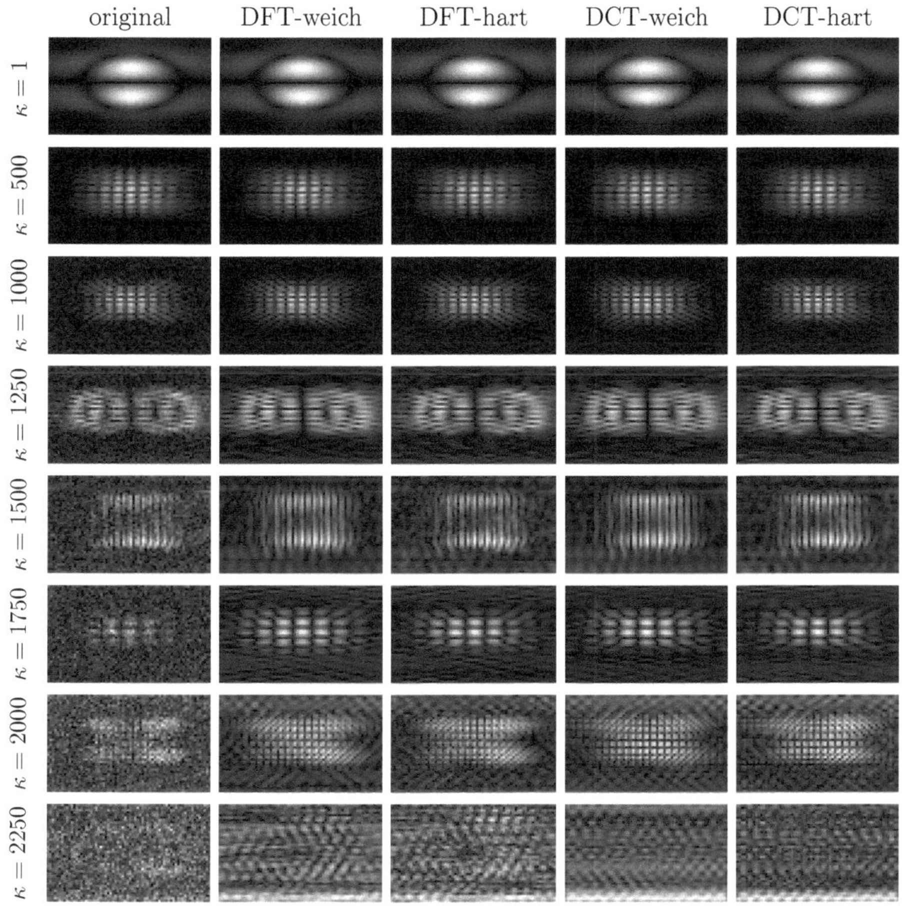

Abbildung 5.3: Verschiedene Systemfunktionskomponenten vor und nach dem Entrauschen. Die Systemfunktionskomponenten wurden mit Hilfe der diskreten Fourier-Transformation (DFT) und der diskreten Kosinus-Transformation (DCT) in Kombination mit weicher oder harter Schwellwertbildung entrauscht. Dabei sind die Systemfunktionskomponenten nach dem SNR-Index κ sortiert. Es ist hierbei kein signifikanter Unterschied zwischen den vier Entrauschungsmethoden zu erkennen.

Bei den Systemfunktionskomponenten, die ein noch niedrigeres SNR aufweisen, treten nach der Anwendung der Frequenzraum-Filter deutliche Artefakte auf. Diese entstehen, da bei der Schwellwertbildung auch Signalanteile der Systemfunktionskomponente entfernt werden und es dadurch zu Überschwingern nach der Rücktransformation kommt. Aus diesem Grund treten die Artefakte auch vor allem in den Randbereichen auf. Trotz der Artefakte ist die Struktur der Systemfunktionskomponenten nach der Entrauschung jedoch klarer zu erkennen. Die Randartefakte unterscheiden sich zwar zwischen den verschieden Entrauschungsverfahren, aber es kann kein signifikanter Unterschied festgestellt werden, sodass keine Methode favorisiert werden kann.

Ist der Rauschuntergrund zu groß, versagen die Frequenzraum-Filter. So kann beispielsweise für $\kappa = 2250$ mit keiner Methode noch eine Struktur der Systemfunktionskomponente restauriert werden. Insgesamt sind die Frequenzraum-Filter aber auf Grund der hervorragenden Komprimiereigenschaften der Systemfunktionskomponenten für dieses Problem sehr gut geeignet und zeigen bis zu einem sehr hohen Rauschuntergrund gute Ergebnisse.

5.4.2 Rekonstruktionsergebnisse

In Abbildung 5.4 sind sowohl Rekonstruktionsergebnisse mit der originalen (unten) als auch mit einer entrauschten Systemmatrix (oben) dargestellt. Die Systemmatrix wurde in diesem Fall mit Hilfe der diskreten Fourier-Transformation in Kombination mit einer weichen Schwellwertbildung entrauscht. Die Rekonstruktion mit der Kaczmarz-Methode wurde für verschiedene Regularisierungsparameter λ sowie mit einer unterschiedlichen Anzahl an Iterationen N_{iter} durchgeführt. Diese beiden Parameter müssen stets der Datenqualität angepasst werden, um das bestmögliche Rekonstruktionsergebnis zu erzielen. Allgemein gilt, je niedriger der Regularisierungsparameter gewählt wird, desto höher ist die erzielbare Auflösung, aber auch desto geringer wird das Rauschen unterdrückt. Die Wahl der Iterationsanzahl wirkt ebenfalls als Regularisierungsparameter. Falls zu viele Iterationen durchgeführt werden, kann es zu einer Überanpassung kommen und die Lösung wird an das Rauschen angepasst. Dadurch kann sich die Rekonstruktionsqualität mit zunehmender Anzahl an Iterationen auch wieder verschlechtern.

Für die originale Systemmatrix kann das beste Rekonstruktionsergebnis mit einem Regularisierungsparameter von $\lambda = 10^{-3}$ erzielt werden. Bei einer weiteren Verringerung des Regularisierungsparameter nimmt das Rauschen deutlich zu und das P-Phantom kann nicht mehr klar aufgelöst werden. Dasselbe kann bei der Erhöhung der Iterationsanzahl beobachtet werden. Für $\lambda = 10^{-3}$ und 7 Iterationen ist die Form des P-Phantoms deutlich zu erkennen und insbesondere am Steg des Ps können sogar einzelne Punkte unterschieden werden. Bei gleichem Regularisierungsparame-

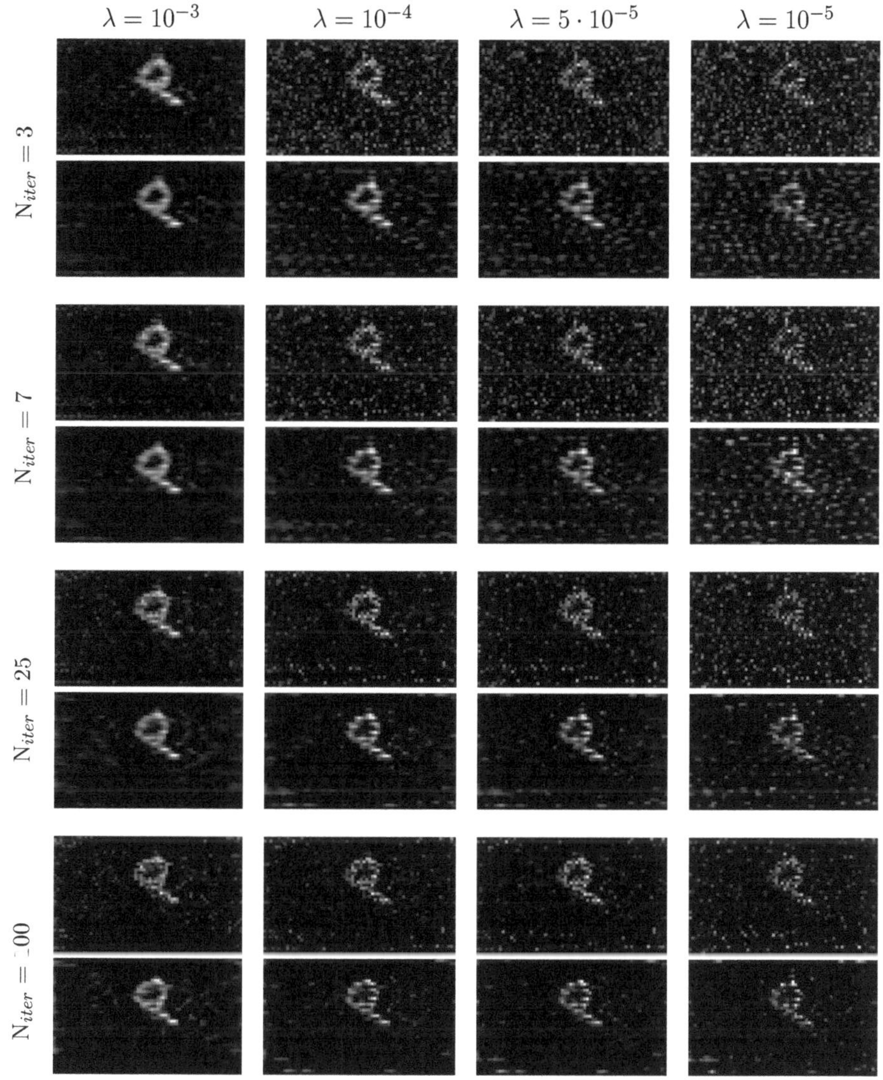

Abbildung 5.4: Rekonstruktionsergebnisse mit der originalen (oben) und einer entrauschten Systemmatrix (unten) in Abhängigkeit vom Regularisierungsparameter λ und der Anzahl an Iterationen N_{iter}. Die Entrauschung der Systemmatrix erfolgte mit der Methode DFT-weich. Bei der Rekonstruktion mit der entrauschten Systemmatrix kann der Regularisierungsparameter verringert und die Anzahl an Iteration erhöht werden, sodass eine höhere Auflösung erzielt wird.

ter aber 100 Iterationen ist zwar die Form noch zu erkennen, aber die tatsächliche Struktur wird nicht mehr sichtbar und das Rekonstruktionsergebnis ist verrauscht. Im Gegensatz dazu kann bei der Verwendung der entrauschten Systemmatrix der Regularisierungsparameter weiter verringert und die Anzahl der Iterationen weiter erhöht werden, ohne dass sich die Lösung an das Rauschen anpasst. So kann noch bei $\lambda = 5 \cdot 10^{-5}$ die Rekonstruktion mit 100 Iterationen erfolgreich durchgeführt werden. In diesem Fall ist es nun sogar möglich, die einzelnen Punkte zu unterscheiden, aus denen das P-Phantom aufgebaut ist. Eine weitere Verringerung des Regularisierungsparameters führt aber auch für die entrauschte Systemmatrix zu einem verrauschten Rekonstruktionsergebnis, da durch das Entrauschen nicht das komplette Rauschen entfernt werden konnte und das Messsignal des P-Phantoms weiterhin Rauschen enthält.

Vergleicht man das beste Rekonstruktionsergebnis mit Hilfe der originalen Systemmatrix ($\lambda = 10^{-3}$, $N_{iter} = 7$) mit dem besten Rekonstruktionsergebnis mit Hilfe der entrauschten Systemmatrix ($\lambda = 5 \cdot 10^{-5}$, $N_{iter} = 100$), so zeigt sich deutlich eine Verbesserung der erzielbaren Auflösung durch das Entrauschungsverfahren. Des Weiteren ist für jede Wahl des Regularisierungsparameters und der Iterationsanzahl das Rekonstruktionsergebnis mit Hilfe der entrauschten Systemmatrix besser als mit der originalen Systemmatrix. Selbst für $\lambda = 10^{-3}$ bei 3 Iterationen ist das Rekonstruktionsergebnis der entrauschten Systemmatrix rauschärmer und die Form des P-Phantoms klarer zu erkennen.

5.4.3 Wahl des Frequenzraum-Filters

Im folgenden Abschnitt wird die Wahl des Frequenzraum-Filters untersucht. Dazu wird zuerst auf den Rauschgewichtungsfaktor ω für die Schwellwertbildung eingegangen. Die optimale Wahl von ω hängt sowohl von der Art der Schwellwertbildung als auch von der gewählten Basistransformation ab. In Abbildung 5.5 sind die Rekonstruktionsergebnisse des P-Phantoms mit einer entrauschten Systemmatrix in Abhängigkeit vom Rauschgewichtungsfaktor ω dargestellt. Die verwendeten Systemmatrizen wurden dabei stets mit Hilfe der diskreten Fourier-Transformation in Kombination mit der weichen Schwellwertbildung entrauscht. Die Rekonstruktion erfolgte jeweils mit der Kaczmarz-Methode bei $\lambda = 5 \cdot 10^{-5}$ und 100 Iterationen. Bei einer zu niedrigen Wahl des Gewichtungsfaktors wird weniger Rauschen als möglich entfernt. Wird allerdings der Rauschgewichtungsfaktor zu hoch angesetzt, gehen Informationen über die tatsächliche Struktur der Systemfunktionskomponenten verlo-

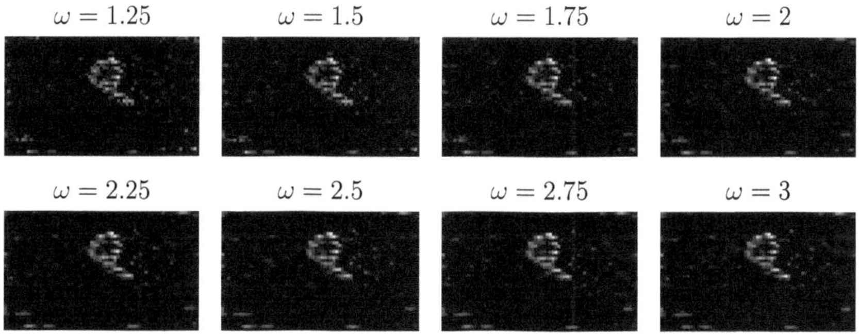

Abbildung 5.5: Rekonstruktionsergebnisse mit entrauschten Systemmatrizen in Abhängigkeit vom Rauschgewichtungsfaktor ω bei der Schwellwertbildung. Die Entrauschung der Systemmatrix erfolgte mit der Methode DFT-weich. Die Rekonstruktion wurde jeweils mit dem Regularisierungsparameter $\lambda = 5 \cdot 10^{-5}$ sowie 100 Iterationen durchgeführt. Der optimale Gewichtungsfaktor beträgt für diese Methode $\omega = 2.25$.

ren. In dem Beispiel 5.5 ist zu sehen, dass für $\omega = 1.25$ das Rekonstruktionsergebnis noch sehr verrauscht ist. Mit zunehmenden Gewichtungsfaktor verringert sich das Rauschen. Ab einem Rauschgewichtungsfaktor von $\omega = 2.25$ ist allerdings keine Verbesserung mehr zu erkennen. Damit wird für $\omega = 2.25$ das Rauschen weitestgehend entfernt und jede weitere Erhöhung führt zu einem Informationsverlust. Dieser kann zwar auf den Rekonstruktionsergebnissen dieses Datensatzes nicht erkannt werden, aber hierbei handelt es sich um ein allgemeines Verhalten der Frequenzraum-Filter. Dadurch wird noch einmal die gute Komprimierbarkeit der Systemfunktionskomponenten und die Robustheit des Verfahrens bestätigt. Aus diesen Gründen wird für das Entrauschen der Systemmatrix mit Hilfe der diskreten Fourier-Transformation in Kombination mit der weichen Schwellwertbildung der Gewichtungsfaktor $\omega = 2.25$ als optimal angesehen. Analoge Untersuchungen führen für die Methode DFT-hart zu $\omega = 2.75$, für die Methode DCT-weich zu $\omega = 2.75$ sowie für die Methode DCT-hart zu einem Rauschgewichtungsfaktor von $\omega = 3.25$. Diese Gewichtungsfaktoren wurden für alle weiteren Anwendungen des Entrauschungsverfahrens in dieser Arbeit verwendet.

Zur Untersuchung der Wahl der Basistransformation und der Art der Schwellwertbildung sind in Tabelle 5.6 für die vier Methoden DFT-weich, DFT-hart, DCT-weich und DCT-hart die Rekonstruktionsergebnisse bei drei verschiedene Parameterein-

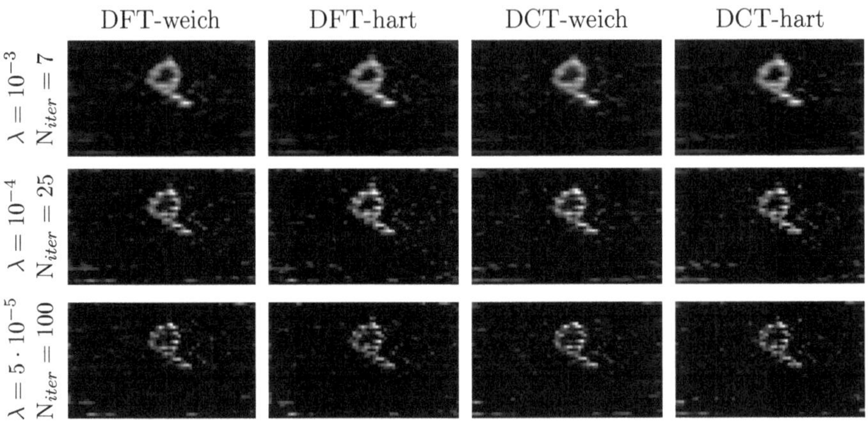

Abbildung 5.6: Rekonstruktionsergebnisse mit entrauschten Systemmatrizen in Abhängigkeit von der Entrauschungsmethode bei unterschiedlichem Regularisierungsparameter sowie verschiedener Anzahl an Iterationen. Die Wahl der Basistransformation beeinflusst das Ergebnis nicht signifikant. Mit Hilfe der weichen Schwellwertbildung lassen sich geringfügig bessere Ergebnisse erzielen als mit harter Schwellwertbildung.

stellungen abgebildet. Für die Rekonstruktionsparameter $\lambda = 10^{-3}$ und $N_{iter} = 7$, bei denen die maximale Auflösung noch nicht erzielt werden kann, ist kein Unterschied zwischen den vier Entrauschungsmethoden auszumachen. Bei $\lambda = 10^{-4}$ und $N_{iter} = 25$ ist immer noch kein signifikanter Unterschied zu erkennen. Mit allen vier Methoden wird eine vergleichbare Auflösung des P-Phantoms erreicht. Nach einer weiteren Erniedrigung des Regularisierungsparameters auf $\lambda = 5 \cdot 10^{-5}$ und einer Erhöhung der Iterationsanzahl auf $N_{iter} = 100$ werden mit der weichen Schwellwertbildung geringfügig bessere Rekonstruktionsergebnisse erzielt. Die einzelnen Punkte des P-Phantom können mit der harten Schwellwertbildung im Wesentlichen zwar auch erkannt werden, aber die Punkte sind mit der weichen Schwellwertbildung klarer abgetrennt. Die Wahl der Basistransformation hat dagegen keinen Einfluss auf das Rekonstruktionsergebnis. Sowohl mit der diskreten Fourier-Transformation als auch der diskreten Kosinus-Transformation können vergleichbar gute Ergebnisse erzielt werden. Auf Grund der Überschwingerartefakte durch die Schwellwertbildung treten auch bei der Rekonstruktion Artefakte am Rand auf. Diese werden tendenziell deutlicher je niedriger der Regularisierungsparameter und je höher die Anzahl an Iteration gewählt wird. Hierbei ist kein wesentlicher Unterschied zwischen weicher und harter Schwellwertbildung sowie diskreter Fourier- oder diskreter Kosinus-Transformation zu erkennen.

5.5 Diskussion und Ausblick

In diesem Abschnitt konnte anhand von 2D-Messdaten gezeigt werden, dass durch Entrauschen der Systemmatrix die rekonstruierte Bildqualität deutlich verbessert werden kann. Das Rauschen der Systemmatrix wurde reduziert, indem auf jede Systemfunktionskomponente separat ein sogenannter Frequenzraum-Filter angewendet wurde. Diese Filter basieren auf der Kombination einer geeigneten Basistransformation mit einer Schwellwertbildung.

Die Rekonstruktion wurde in dieser Arbeit mit Hilfe der regularisierten Kaczmarz-Methode durchgeführt. Nach dem Entrauschen der Systemmatrix konnte der Regularisierungsparameter weiter erniedrigt und die Iterationsanzahl erhöht werden, ohne dass die Rekonstruktion scheitert. Aus diesem Grund konnte die erzielbare Auflösung deutlich erhöht werden. Ohne das Entrauschen konnte nur die Form des P-Phantoms eindeutig erkannt werden. Nach dem Entrauschen war es möglich, die einzelnen Punkte zu unterscheiden, aus denen das P-Phantom aufgebaut ist. Des Weiteren liefert die Rekonstruktion mit einer entrauschten Systemmatrix bei gleichen Rekonstruktionsparametern ein rauschärmeres Bild als mit der originalen Systemmatrix.

Das Entrauschungsverfahren wurde anhand von zwei Basistransformationen getestet. Dabei konnte kein signifikanter Unterschied zwischen der diskreten Fourier- und der diskreten Kosinus-Transformation festgestellt werden. Außerdem wurden die beiden Basistransformation jeweils mit zwei Arten der Schwellwertbildung kombiniert. Es zeigte sich, dass die weiche Schwellwertbildung geringfügig bessere Rekonstruktionsergebnisse liefert als die harte Schwellwertbildung. Diese werden allerdings erst bei kleinen Regularisierungsparametern und hoher Iterationsanzahl sichtbar. Ein wichtiger Schritt bei der Anwendung der Frequenzraum-Filter ist die Bestimmung des Schwellwertes. In dieser Arbeit wurde dieser direkt anhand des Rauschuntergrundes in der transformierten Basisdarstellung abgeleitet. Dazu wurde die Standardabweichung der Koeffizienten, die im Wesentlichen keine Informationen über die Systemfunktionskomponenten tragen und hauptsächlich Rauschen enthalten, mit einem Faktor gewichtet. Die Wahl des Gewichtungsfaktors stellte sich hierbei als relativ robust heraus, da eine Veränderung dieses Faktors über einen größeren Bereich keinen signifikanten Einfluss auf das Rekonstruktionsergebnis besitzt.

Auf Grund der Schwellwertbildung treten bei diesem Entrauschungsverfahren Artefakte am Rand in Form von Überschwingern auf. Diese Randartefakte übertragen sich auch auf das Rekonstruktionsergebnis. Da aber den Bereichen, die nicht vom feldfreien Punkt abgetastet werden, sowieso nicht vertraut werden kann (vergleiche Kapitel 6), verringern diese Artefakte die Bildqualität nicht.

Außer der diskreten Fourier- und der diskreten Kosinus-Transformation können prinzipiell auch andere Basistransformationen verwendet werden. So wird häufig auch die diskrete Wavelet-Transformation eingesetzt [147]. Diese sind besonders geeignet, wenn in einem Bild lokal verschiedene Frequenzen auftreten. Da die Systemfunktionskomponenten aber eine große Ähnlichkeit zu Tschebyscheff-Polynomen aufweisen und einen Wellencharakter zeigen, eignen sich die diskrete Fourier- und die diskrete Kosinus-Transformation in diesem Fall am besten.

Die vorgestellte Entrauschungsmethode lässt sich in natürlicher Weise mit der sparsen Rekonstruktion kombinieren [148]. Bei diesem Rekonstruktionsverfahren werden ebenfalls zuerst die Systemfunktionskomponenten in eine neue Basisdarstellung überführt und in dieser wird dann auch die Rekonstruktion durchgeführt. Durch Schwellwertbildung wird die transformierte Systemmatrix verkleinert, damit die Rekonstruktion beschleunigt werden kann. In [148] wurde für die Schwellwertbildung ein globaler Schwellwert verwendet. Bessere Ergebnisse können erzielt werden, wenn für jede Systemfunktionskomponente ein lokaler Schwellwert bestimmt wird, sodass pro Systemfunktionskomponente eine feste Anzahl an Koeffizienten zum Einsatz kommt [5]. Die Entrauschungsmethode bestimmt dagegen einen lokalen Schwellwert, sodass die Bildqualität optimiert wird. Damit kann durch die Kombination beider Verfahren ein besseres Rekonstruktionsergebnis bei einer geringeren Rekonstruktionszeit erzielt werden.

Der Kalibrationsprozess der Systemmatrix ist sehr zeitaufwendig und kann für 3D-Systemmatrizen Tage dauern. Durch nachträgliches Entrauschen der Systemmatrix kann die Anzahl an notwendigen Mittelungen reduziert und somit die Kalibrationszeit verringert werden.

Die Entrauschungsverfahren wurden in dieser Arbeit an einem 2D-Datensatz evaluiert. Auf Grund der guten Komprimiereigenschaften der 3D-Systemfunktionskomponenten [148] ist davon auszugehen, dass die Ergebnisse direkt auf den 3D-Fall übertragen werden können.

Allgemein konnte gezeigt werden, dass nicht nur das Rauschen auf der Objektmessung, sondern auch das Rauschen auf der Systemmatrix die erzielbare Bildqualität limitiert. Ziel muss es sein, die Systemmatrix möglichst rauscharm zu bestimmen, damit die maximale Information aus der Objektmessung gewonnen werden kann.

6 Überabtastung des Drive-Field Field-Of-Views

6.1 Problemstellung

Bei Magnetic Particle Imaging wird ein Signal durch die Magnetisierungsänderung magnetischer Nanopartikel erzeugt. Diese Änderung wird erzielt, indem der feldfreie Punkt eines Gradientenfeldes mit Hilfe der Anregungsfelder durch den Raum bewegt wird. Überstreicht dieser feldfreie Punkt ein Partikel, so bewirkt dies eine Ummagnetisierung des Partikels. Aus diesem Grund beschreibt das Gebiet, das von dem feldfreien Punkt abgetastet wird, den intrinsisch sensitiven Bereich von Magnetic Particle Imaging. Dabei ergibt sich die Größe dieses Gebietes aus dem Verhältnis der Anregungsfeldamplituden und der Gradientenstärke und wird auf Grund dieser Beziehung mit Anregungssichtfeld (Drive-Field Field-Of-View, kurz FOV_{DF}) abgekürzt. Allerdings muss ein Partikel nicht von dem feldfreien Punkt überstrichen werden, um ein Signal zu generieren. Es genügt, wenn sich der feldfreie Punkt in der Nähe vorbeibewegt und eine Rotation der Partikel bewirkt. Des Weiteren handelt es sich bei dem feldfreien Punkt nur theoretisch um einen Punkt im mathematischen Sinne. Abhängig von der benötigten Feldstärke für eine komplette Sättigung der

Partikel trägt ein größerer Bereich zur Signalgenerierung bei. Tendenziell nimmt aber die erzeugte Signalstärke mit zunehmenden Abstand zum feldfreien Punkt ab.

Da die Größe des FOV_{DF} auf Grund der Limitierungen für das Anregungsfeld beschränkt ist, gibt es viele Anwendungen, bei denen die zu untersuchende Partikelverteilung nicht komplett vom feldfreien Punkt abgetastet werden kann. Dies gilt im Besonderen für in vivo Experimente, bei denen der Blutfluss untersucht werden soll [36]. Zur Vergrößerung des Field-Of-Views werden typischerweise Sequenzen verwendet, bei denen das FOV_{DF} sequentiell im Raum verschoben wird [39, 150, 151]. Hierbei wird bei jeder Einzelmessung die Partikelverteilung nicht komplett abgedeckt und Randartefakte müssen berücksichtigt werden.

In dieser Arbeit wird untersucht, welchen Einfluss Partikel, die nicht vom feldfreien Punkt abgetastet werden, auf das Rekonstruktionsergebnis haben. Dabei wird analysiert, ob Partikelverteilungen außerhalb des FOV_{DF} mit Hilfe des Systemmatrix-Ansatzes exakt rekonstruiert werden können. Hierfür wird ein 2-Punkt-Phantom schrittweise aus dem FOV_{DF} bewegt. Für die Rekonstruktion wird eine Systemmatrix mit einer großen Überabtastung des FOV_{DF} verwendet, sodass jede Partikelposition von der Systemmatrix abgedeckt wird. Außerdem wird untersucht, wie groß die Überabtastung des FOV_{DF} gewählt werden muss, damit im Inneren des FOV_{DF} eine artefaktfreie Rekonstruktion gewährleistet werden kann.

6.2 Verfahren

Grundlage für die Signalgenerierung bei Magnetic Particle Imaging stellt eine Magnetisierungsänderung der Partikel dar. In Abbildung 6.1 ist schematisch dargestellt, wie die Magnetisierungsrichtung dem Verlauf des feldfreien Punktes folgt. Das rot dargestellte Partikel, wird hierbei von dem feldfreien Punkt überstrichen und erfährt damit eine vollständige Ummagnetisierung. Im Gegensatz dazu erfährt das schwarze Partikel, das sich außerhalb des FOV_{DF} befindet, nur eine Rotationsbewegung. Wie an dem grünen Partikel gesehen werden kann, werden nicht alle Partikel im Inneren des FOV_{DF} vom feldfreien Punkt überstrichen. Aber dieser bewegt sich in unterschiedliche Richtungen am Partikel vorbei, sodass ebenfalls eine stärkere Magnetisierungsänderung erfolgt. Somit erzeugen Partikel im Inneren des FOV_{DF} ein wesentlich stärkeres Signal als Partikel außerhalb des FOV_{DF} und das Signal verringert sich mit zunehmendem Abstand zum FOV_{DF}. Außerdem ähneln sich die

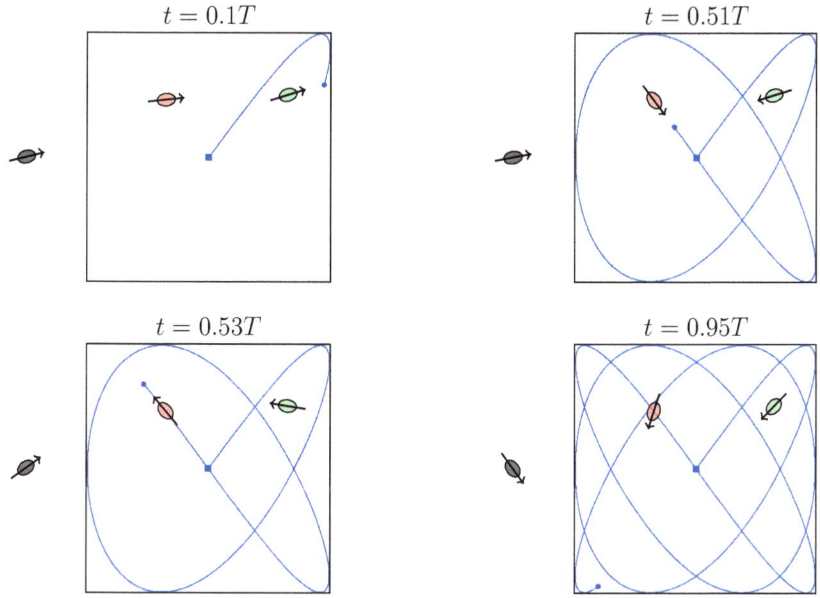

Abbildung 6.1: Schematische Darstellung der Magnetisierungsänderung magnetischer Partikel an drei verschiedenen Position beim Durchlauf eines Lissajous-Zyklusses. Der feldfreie Punkt (blauer Punkt) bewegt sich auf einer Lissajous Trajektorie mit einem Frequenzverhältnis von $\frac{4}{3}$. Die Magnetisierungsrichtung der Partikel ist durch einen Pfeil symbolisiert. Die Partikel werden zu den dargestellten Zeitpunkten als vollständig gesättigt angesehen. Die Gradienten des Selektionsfeldes werden in beide Raumrichtungen als negativ mit gleicher Amplitude angenommen. Auch Partikel, die nicht vom feldfreien Punkt abgetastet werden, erfahren eine Magnetisierungsänderung.

Signale der Partikel außerhalb des FOV_{DF}, da eine Erhöhung des Abstandes zum FOV_{DF} nur eine geringe Änderung des Rotationswinkels zur Folge hat. Für die Vergleichbarkeit der Signalstärke an verschiedenen Ortspositionen wird angenommen, dass die Empfangsspulen eine homogene Spulensensitivität aufweisen. Dies Annahme ist für das Zentrum des MPI-Scanners gerechtfertigt.

In Abbildung 6.1 wurde vereinfacht angenommen, dass die Partikel direkt in Sättigung gehen, sobald sie einem Magnetfeld ausgesetzt. In der Realität muss das externe Magnetfeld allerdings eine gewisse Stärke aufweisen, damit die Partikel als nahezu gesättigt angesehen werden können. Diese notwendige Magnetfeldstär-

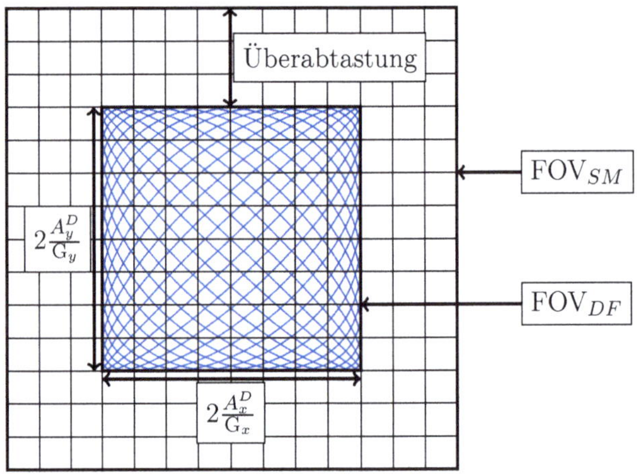

Abbildung 6.2: Schematische Darstellung des FOV$_{SM}$, des FOV$_{DF}$ und der Überabtastung. In dieser Skizze beträgt die Überabtastung drei Voxel.

ke hängt unter anderem vom Partikeldurchmesser ab. Dadurch vergrößert sich der Einflussbereich des feldfreien Punktes und somit werden auch Partikel, die sich außerhalb des FOV$_{DF}$ befinden, vom feldfreien Punkt gesehen. Insgesamt erzeugen Partikel innerhalb und außerhalb des FOV$_{DF}$ ein Signal, wobei die Signale von Partikeln im Inneren des FOV$_{DF}$ eine höhere Signalstärke und eine bessere Unterscheidbarkeit aufweisen.

Für die Rekonstruktion einer Partikelverteilung mit Hilfe des Systemmatrix Ansatzes wird die Systemmatrix für das Gebiet kalibriert, in dem Partikel erwartet werden und einen signifikanten Signalbeitrag leisten. Das von der Systemmatrix abgedeckte Gebiet wird in dieser Arbeit als FOV$_{SM}$ bezeichnet. Nach den obigen Erkenntnissen genügt es also nicht nur das FOV$_{DF}$ abzutasten, sondern das FOV$_{DF}$ muss mit einer gewisse Überabtastung aufgenommen werden. Eine Übersicht der Notation in dieser Arbeit wird in Abbildung 6.2 gegeben.

In Abbildung 6.3 sind verschiedene Systemfunktionskomponenten einer gemessenen 2D-MPI-Systemmatrix dargestellt. Die Systemmatrix beinhaltet die Systemantwort, falls sich Partikel mit dem Volumen eines Voxels an dieser Position befinden. Es ist klar ersichtlich, dass auch Partikel außerhalb des FOV$_{DF}$ ein signifikantes Signal liefern. Insbesondere für niedrige Mischfaktoren reicht das Signal weit über das FOV$_{DF}$ hinaus. Im Gegensatz dazu ist für die Mischfaktoren $m_x = 5$ und $m_y = 5$ das Signal nahezu auf das FOV$_{DF}$ beschränkt. Es ist zu beachten, dass für niedrige

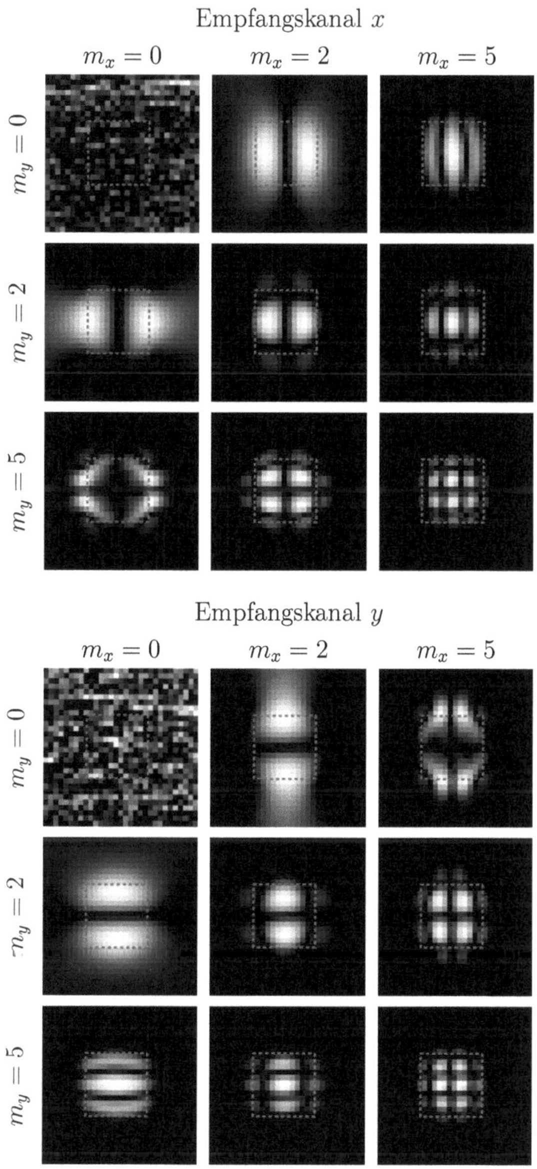

Abbildung 6.3: 2D-Systemfunktionskomponenten einer gemessenen MPI-Systemmatrix. Dargestellt sind alle Kombinationen der Mischfaktoren $m_x = 0, 2, 5$ und $m_y = 0, 2, 5$ für die Empfangskanäle x und y. Das FOV_{DF} ist durch den rot gepunkteten Kasten markiert. Insbesondere Systemfunktionskomponenten mit niedrigen Mischfaktoren zeigen außerhalb des FOV_{DF} signifikante Signalbeiträge.

Mischfaktoren die Unschärfe-Effekte stärker zum Tragen kommen und dies mit den bisherigen Erkenntnissen für den 1D-Fall übereinstimmt [33, 151].

Partikel außerhalb des FOV_{DF} führen nur eine Rotation um einen kleinen Rotationswinkel aus. Hierbei handelt es sich auch um einen nichtlinearen Prozess. Allerdings lässt sich die geometrische Rotation durch einen sinusförmigen Ausdruck beschreiben, sodass dieser Prozess vor allem für kleine Winkel nahezu linear ist. Damit wird im Wesentlichen bei niedrigen Mischfrequenzen ein Signal erzeugt. Außerdem fällt auf, dass das Signal nur orthogonal aus dem FOV_{DF} ragt. In den Ecken zeigt keine der Systemfunktionskomponenten ein signifikantes Signal. Partikel an dieser Position führen allerdings auch nur eine Rotation über einen sehr kleinen Drehwinkel aus. In diesen Gebieten ist damit nicht mit einer erfolgreichen Rekonstruktion zu rechnen.

Die Überabtastung des FOV_{DF} ist kein neues Verfahren, sondern wurde schon in einigen Veröffentlichungen angewandt [32, 146, 35, 34]. In dieser Arbeit wurde jedoch zum ersten Mal systematisch untersucht, ob dem Rekonstruktionsergebnis außerhalb des FOV_{DF} vertraut werden kann. Außerdem wurde getestet, welche Effekte auftreten, wenn die Lage der Partikel nicht von der Systemmatrix abgedeckt wird und wie groß die Überabtastung des FOV_{DF} gewählt werden muss, damit ein artefaktfreies Rekonstruktionsergebnis im Inneren des FOV_{DF} erzielt wird.

6.3 Material und Methoden

Die Experimente dieser Arbeit wurden an dem präklinischen Bruker/Philips MPI-Scanner des Universitätsklinikums Hamburg-Eppendorf durchgeführt [152]. Hierbei handelte es sich um 2D-Experimente mit den Anregungsfeldamplituden $A_x^D = A_y^D = 14$ mT. Die Gradientenstärke wurde in x- und y-Richtung jeweils auf 1.25 Tm^{-1} gesetzt. Der starke Gradient von 2.5 Tm^{-1} weist in die z-Richtung, die nicht für die Bildgebung verwendet wurde. Die Anregungsfrequenzen betrugen $f_x = 24.51$ kHz und $f_y = 26.04$ kHz, sodass der feldfreie Punkt eine Lissajous-Trajektorie mit dem Frequenzverhältnis $\frac{17}{16}$ abfuhr. Mit diesen Einstellungen ergibt sich das FOV_{DF} zu 22.4×22.4 mm^2. Alle Messungen wurden mit einer Bandbreite von 1.25 MHz durchgeführt. Die Rohdaten wurden jeweils 1500-fach gemittelt, sodass sich eine Aufnahmezeit von 0.9792 s ergibt. Die Systemmatrix deckt den Bereich $\mathrm{FOV}_{SM} = 42 \times 42$ mm^2 mit einem Gitter von 42×42 Voxel ab. Damit beträgt die Voxelgröße 1×1 mm^2. Für die Kalibration der Systemmatrix wurde eine Deltaprobe der Größe eines Voxels verwendet, die 1.0 μl unverdünntes Resovist (0.5 mol(Fe)l^{-1}) beinhaltete. Zusätzlich wurden 22 Leermessungen durchgeführt, die für die Hintergrundkorrektur der Systemmatrix verwendet wurden.

Insgesamt wurden drei verschiedene Messreihen aufgenommen, die in der Abbildung 6.4 skizziert werden. Dabei wurde vor jeder Messreihe eine Leermessung durchgeführt, die für den Hintergrundabzug der Objektmessung eingesetzt wurde. Bei der ersten Messreihe kam ein 2-Punkt-Phantom zum Einsatz, das aus zwei Röhrchen bestand, die jeweils mit 20 μl unverdünntem Resovist befüllt waren. Aus diesem Grund wird es im Folgenden als Homogenes 2-Punkt-Phantom bezeichnet. Die Röhrchen waren in y-Richtung ausgerichtet und wiesen einen Abstand von 5 mm auf. Das Phantom wurde stückweise entlang der x-Richtung durch den Scanner bewegt und sowohl innerhalb als auch außerhalb des FOV$_{DF}$ vermessen. In der zweiten Messreihe wurde wieder ein 2-Punkt-Phantom mit einem Spalt von 8 mm verwendet. Dieses Mal wurde das Phantom allerdings in x-Richtung ausgerichtet und nur das linke Röhrchen wurde mit 20 μl unverdünntem Resovist befüllt. Das rechte Röhrchen beinhaltete stattdessen 20 μl vierfach verdünntes Resovist. Deshalb wird das Phantom im Folgenden als inhomogenes 2-Punkt-Phantom bezeichnet. Das Phantom wurde wiederum in x-Richtung horizontal verschoben. Bei der dritten Messreihe wurde ein 1-Punkt-Phantom einen Millimeter außerhalb des FOV$_{DF}$ in y-Richtung vertikal bewegt. Das 1-Punkt-Phantom beinhaltete ebenfalls 20 μl unverdünntes Resovist.

Die Rekonstruktion der Partikelverteilung wurde mit Hilfe der regularisierten Kaczmarz-Methode ausgeführt. Dabei wurden für alle Rekonstruktionen zwei Iterationen und ein Regularisierungsparameter von $\lambda = 10^{-4}$ verwendet. Die Auswahl der Rekonstruktionsparameter erfolgte nach optischer Prüfung.

6.4 Ergebnisse

6.4.1 Homogenes 2-Punkt-Phantom - horizontale Verschiebung

Beim ersten Experiment wurde ein homogenes 2-Punkt-Phantom stückweise horizontal aus dem FOV$_{DF}$ geschoben. Die Rekonstruktionsergebnisse sind in Abbil-

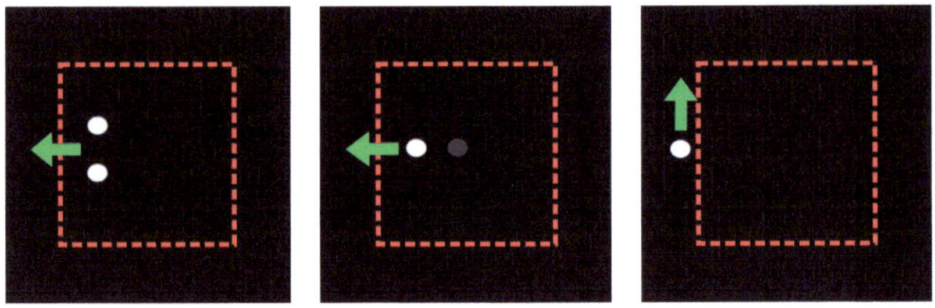

Abbildung 6.4: Skizze der drei Messreihen (nicht maßstabsgetreu). Die rote Box symbolisiert das FOV_{DF} und der grüne Pfeil gibt die Bewegungsrichtung des Phantoms an. Messreihe 1: homogenes 2-Punkt-Phantom mit horizontaler Bewegung. Messreihe 2: Inhomogenes 2-Punkt-Phantom mit horizontaler Bewegung. Messreihe 3: 1-Punkt-Phantom mit vertikaler Verschiebung.

dung 6.5 für zwölf verschiedene Positionen des 2-Punkt-Phantoms dargestellt. Die Rekonstruktion wurde hierbei mit Hilfe einer Systemmatrix ausgeführt, die eine Überabtastung von 10 Voxel aufweist.

Solange sich das Phantom im Inneren des FOV_{DF} befindet, können die beiden Punktproben eindeutig unterschieden werden. Je weiter das Phantom aus dem FOV_{DF} bewegt wird, desto stärker wird es verschmiert und ab einem Abstand zum FOV_{DF} von $\Delta x = -5$ mm können die einzelnen Deltaproben nicht mehr voneinander unterschieden werden. Außerdem nimmt die Signalintensität mit zunehmendem Abstand zum FOV_{DF} ab. Es sei dabei angemerkt, dass die Skalierung für jedes Rekonstruktionsergebnis separat angepasst wurde. Mit Abnahme der Signalintensität werden im rechten oberen Eck leichte Artefakte sichtbar, die jedoch nicht von dem Phantom stammen.

Des Weiteren kann im Inneren des FOV_{DF} die Lage des Phantoms exakt rekonstruiert werden. Im Gegensatz dazu nimmt außerhalb des FOV_{DF} der Unterschied zwischen der tatsächlichen und der rekonstruierten Lage mit zunehmendem Abstand zum FOV_{DF} ebenfalls zu. Dabei werden die Messsignale stets orthogonal an den äußeren Rand des FOV_{DF} projiziert. So unterscheiden sich die Rekonstruktionsergebnisse im Wesentlichen nur noch in der Signalintensität, falls sich das Phantom mehr als $\Delta x = -6$ mm entfernt von dem FOV_{DF} befindet. Selbst bei einem Ab-

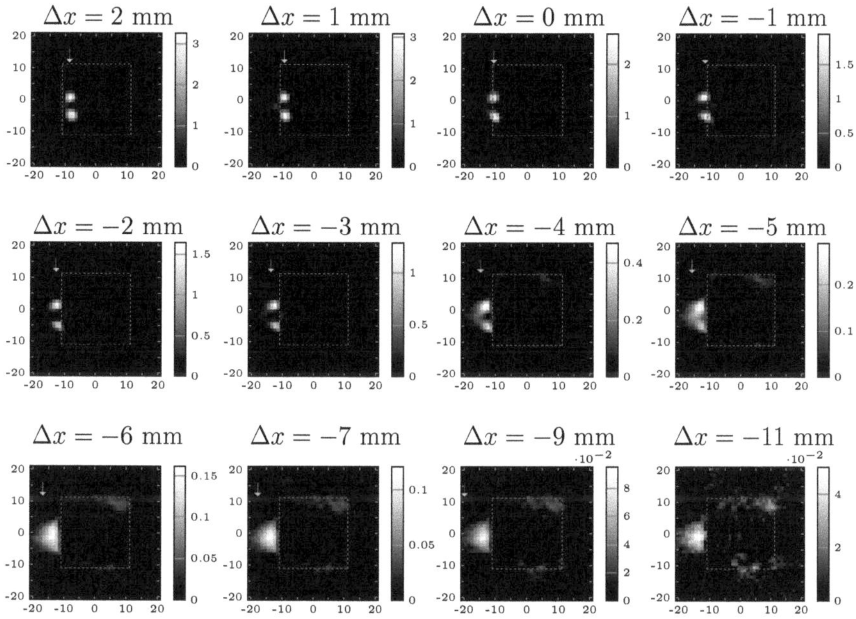

Abbildung 6.5: Rekonstruktionsergebnisse eines homogenen 2-Punkt-Phantoms, das stückweise horizontal in x-Richtung aus dem FOV_{DF} bewegt wurde. Der Abstand zum linken Rand des FOV_{DF} wird mit Δx beschrieben und durch einen grünen Pfeil markiert. Die Skalierung wurde für jedes Rekonstruktionsergebnis separat angepasst. Für die Rekonstruktion wurde eine Systemmatrix mit einer Überabtastung von 10 Voxel verwendet. Mit zunehmendem Abstand zum FOV_{DF} nimmt die rekonstruierte Signalintensität ab und wird an den äußeren Rand des FOV_{DF} projiziert.

stand zum FOV_{DF} von $\Delta x = -1$ mm und $\Delta x = -2$ mm unterscheiden sich die Zentren der rekonstruierten Deltaproben nur sehr geringfügig.

Damit ist es nicht möglich, die exakte Lage einer Partikelverteilung zu rekonstruieren, die sich außerhalb des FOV_{DF} befindet, obwohl die Systemmatrix diesen Bereich abdeckt. Das Rekonstruktionsergebnis außerhalb des FOV_{DF} enthält nur die Information, ob sich Partikel außerhalb befunden haben und in welcher orthogonalen Richtungen sie zu finden sind.

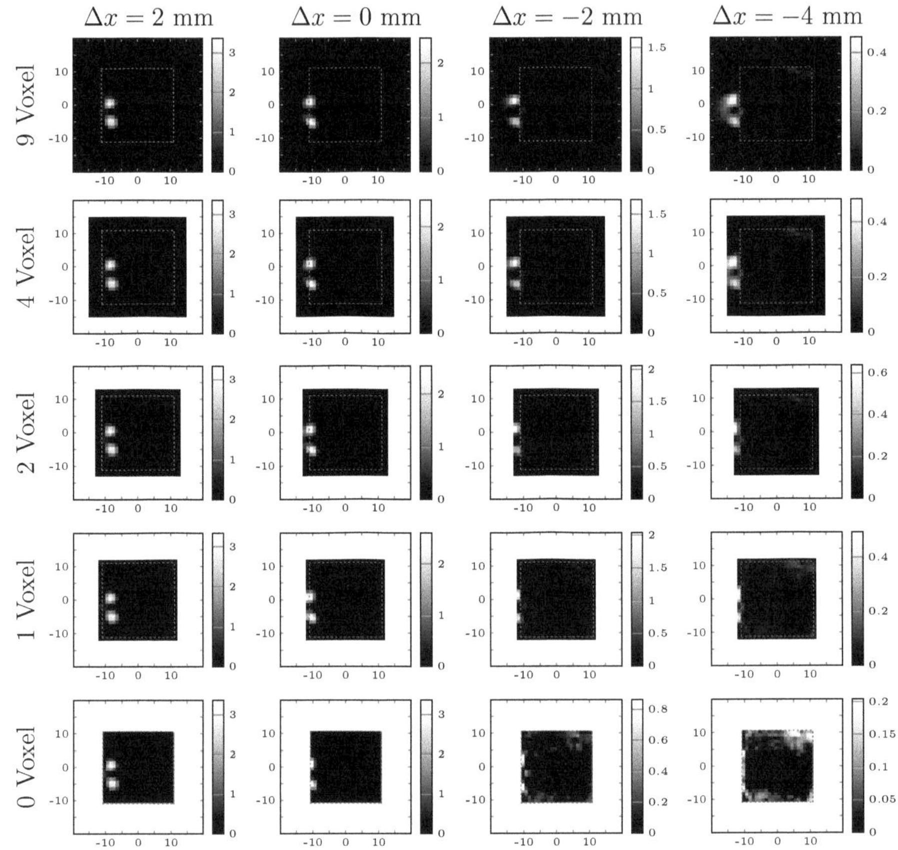

Abbildung 6.6: Rekonstruktionsergebnisse eines homogenen 2-Punkt-Phantoms, das stückweise horizontal in x-Richtung aus dem FOV_{DF} bewegt wurde. Der Abstand zum linken Rand des FOV_{DF} wird mit Δx beschrieben. Die Skalierung wurde für jedes Rekonstruktionsergebnis separat angepasst. Für die Rekonstruktion wurde eine Systemmatrix mit einer Überabtastung von 0,1,2,4 und 9 Voxel verwendet. Sobald die Systemmatrix eine Überabtastung aufweist, werden Signale von Partikel außerhalb des FOV_{DF} auch außerhalb des FOV_{DF} registriert.

6.4.2 Homogenes 2-Punkt-Phantom - Variation Überabtastung

Die Messdaten des homogen 2-Punkt-Phantoms aus dem vorherigen Experiment wurden zusätzlich mit Hilfe von Systemmatrizen rekonstruiert, die eine unterschiedliche Überabtastung aufweisen. Dazu wurde die originale Systemmatrix auf den gewünschten Bereich zugeschnitten. In Abbildung 6.6 sind für vier verschiedene Positionen die Rekonstruktionsergebnisse bei einer Überabtastung von 0,1,2,4 und 9 Voxel dargestellt. Befindet sich das Phantom im Inneren des FOV_{DF}, so hat die Überabtastung keinen Einfluss auf das Rekonstruktionsergebnis. Für den Fall, dass sich das Phantom außerhalb des FOV_{DF} befindet, kommt es unabhängig von der Größe der Überabtastung zu einer orthogonalen Projektion der Signalintensität an den Rand des FOV_{DF}. Dabei wird, solange die Systemmatrix eine Überabtastung aufweist, das Signal an den äußeren Rand des FOV_{DF} verschoben und das Rekonstruktionsergebnis im Inneren des FOV_{DF} verändert sich nicht signifikant. Falls die Systemmatrix dagegen nur das FOV_{DF} abdeckt, wird das Signal am inneren Rand des FOV_{DF} registriert. Für ein vertrauenswürdiges Rekonstruktionsergebnis im FOV_{DF} ist somit eine Überabtastung zwingend notwendig. Allerdings ist in diesem Beispiel schon eine Überabtastung von einem Voxel ausreichend. Die Information, dass sich Partikel außerhalb des FOV_{DF} befinden und in welcher Richtung sie liegen, kann auch mit einer Überabtastung von einem Voxel extrahiert werden.

6.4.3 Inhomogenes 2-Punkt-Phantom - horizontale Verschiebung

Beim nächsten Experiment wurde ein inhomogenes 2-Punkt-Phantom, bestehend aus vierfach verdünntem und unverdünntem Resovist, stückweise vertikal aus dem FOV_{DF} herausbewegt. Die Rekonstruktionsergebnisse sind in Abbildung 6.7 dargestellt, wobei Δx den Abstand des rechten Röhrchens zum linken Rand des FOV_{DF} darstellt. Für $\Delta x = 8$ mm befinden sich beide Röhrchen im Inneren des FOV_{DF}, sodass beide Punkte zu erkennen sind und der Konzentrationsunterschied sichtbar wird. Auf Grund der vertikalen Bewegung verlässt das linke Röhrchen mit unverdünntem Resovist das FOV_{DF} als erstes. Wie bereits in den vorherigen Experimenten gesehen, verringert sich die rekonstruierte Intensität mit zunehmendem Abstand zum FOV_{DF}, sodass bereits bei $\Delta x = 3$ mm die linke Deltaprobe vermeintlich eine geringere Konzentration aufweist. Des Weiteren wird die Intensität des linken Röhrchens wiederum an den äußeren Rand des FOV_{DF} projiziert, wodurch es zusätzlich zu einer Fehlinterpretation der Lage kommt. Befindet sich das rechte Röhrchen am Rand des FOV_{DF}, so hat die rekonstruierte Intensität des linken Röhrchens so weit abgenommen, dass es kaum noch wahrgenommen wird. Sobald sich auch das rechte Röhrchen außerhalb des FOV_{DF} befindet, projiziert die Rekonstruktion dieses Signal ebenfalls mit geringerer Intensität an den äußeren Rand des FOV_{DF}. In diesem

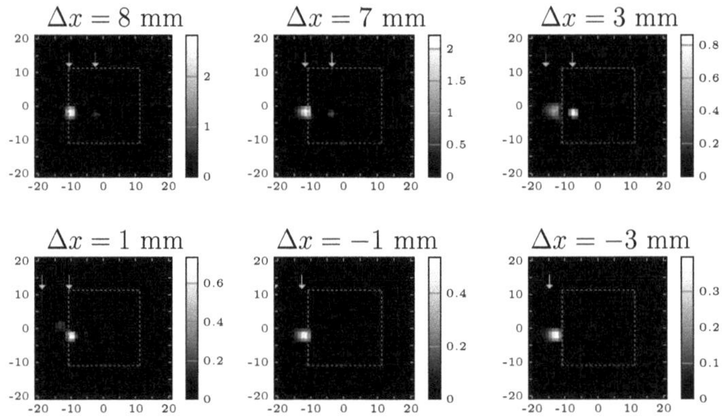

Abbildung 6.7: Rekonstruktionsergebnisse eines inhomogenen 2-Punkt-Phantoms, das stückweise horizontal in x-Richtung aus dem FOV_{DF} bewegt wurde. Das linke Röhrchen wurde mit 20 μl unverdünntem Resovist und das rechte Röhrchen mit 20 μl vierfach verdünntem Resovist befüllt. Die Skalierung wurde für jedes Rekonstruktionsergebnis separat angepasst. Der Abstand der rechten Deltaprobe zum linken Rand des FOV_{DF} wird mit Δx beschrieben und beide Positionen der Deltaproben werden durch einen grünen Pfeil markiert. Für die Rekonstruktion wurde eine Systemmatrix mit einer Überabtastung von 10 Voxel verwendet.

Fall ist nicht mehr zu erkennen, dass sich links daneben ein weiteres Röhrchen mit unverdünntem Resovist befunden hat.

6.4.4 1-Punkt-Phantom - vertikale Verschiebung

Die Rekonstruktionsergebnisse der dritten Messreihe, bei der ein 1-Punkt-Phantom horizontal in y-Richtung verschoben wurde, sind in Abbildung 6.8 dargestellt. Dabei hat sich das Phantom einen Millimeter links neben dem FOV_{DF} befunden. Der Abstand zum oberen Rand des FOV_{DF} wird mit Δy bezeichnet. Es ist deutlich zu erkennen, dass das Signal orthogonal an den äußeren Rand projiziert wird und die Signalintensität konstant bleibt, solange das 1-Punkt-Phantom das FOV_{DF} nicht vertikal überragt. Sobald sich das Röhrchen oberhalb des FOV_{DF} bei $\Delta y = -1$ mm befindet, nimmt diese allerdings ab und die Konzentration wird fälschlicherweise am linken oberen Eck des FOV_{DF} lokalisiert. Bei einem Abstand von $\Delta y = -4$ mm zum oberen Rand des FOV_{DF} ist kein Signal mehr zu erkennen.

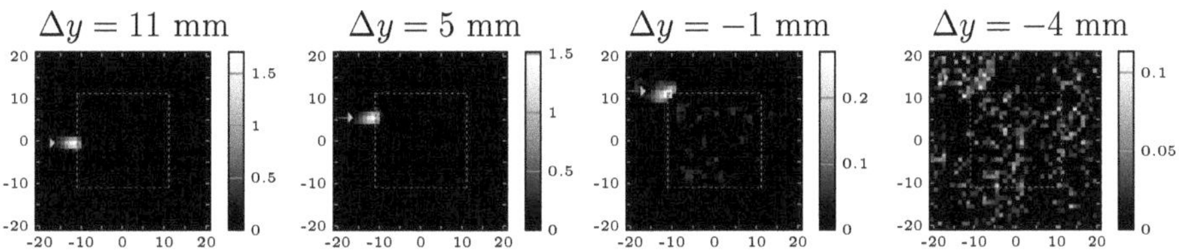

Abbildung 6.8: Rekonstruktionsergebnisse eines 1-Punkt-Phantoms, das stückweise vertikal in y-Richtung entlang des FOV_{DF} bewegt wurde. Der Abstand zum oberen Rand des FOV_{DF} wird mit Δy beschrieben und durch einen grünen Pfeil markiert. Der horizontale Abstand zum linken Rand des FOV_{DF} beträgt $\Delta x = -1$ mm. Die Skalierung wurde für jedes Rekonstruktionsergebnis separat angepasst. Für die Rekonstruktion wurde eine Systemmatrix mit einer Überabtastung von 10 Voxel verwendet. Die rekonstruierte Signalintensität wird auf Höhe der y-Auslenkung am äußeren Rand des FOV_{DF} registriert. Befindet sich die Probe sowohl oberhalb und als auch neben dem FOV_{DF}, ist keine Rekonstruktion möglich.

6.5 Diskussion und Ausblick

In dieser Arbeit wurde an experimentellen Messdaten gezeigt, dass Partikel außerhalb des FOV_{DF} Artefakte im Inneren des FOV_{DF} erzeugen, falls die Systemmatrix nur den Bereich des FOV_{DF} abdeckt. Mit Hilfe einer Systemmatrix, die das FOV_{DF} überabtastet, können diese Artefakte im Wesentlichen eliminiert werden, indem sie aus dem FOV_{DF} in den Bereich der Überabtastung verschoben werden. Mit zunehmender Überabtastung verringern sich zwar die Artefakte, allerdings sind die Unterschiede sehr gering, sodass für die vorliegenden Daten eine Überabtastung von einer Voxelreihe genügte. Die Intensität der Artefakte hängt jedoch von der Menge der Partikel ab, die sich außerhalb des FOV_{DF} befinden. Somit kann es bei Experimenten, die eine große Differenz zwischen der Partikelmenge innerhalb und außerhalb des FOV_{DF} aufweisen, notwendig sein, eine größere Überabtastung zu wählen.

Befinden sich Partikel außerhalb des FOV_{DF} und die Überabtastung der Systemmatrix deckt die Lage dieser Partikel ab, so kann dem Rekonstruktionsergebnis trotzdem aus zwei Gründen nicht vertraut werden. Erstens verringert sich mit zunehmenden Abstand der Partikel zum FOV_{DF} die rekonstruierte Signalintensität. Damit ist das Verfahren außerhalb des FOV_{DF} nicht mehr quantitativ. Zweitens wird unabhängig von der Entfernung zum FOV_{DF} das Signal stets an den äußeren Rand des FOV_{DF} orthogonal projiziert. Dies führt zu einer Fehlinterpretation der tatsächlichen Lage der Partikel. Insgesamt kann durch die Überabtastung nur ermittelt werden, ob und in welcher Richtung sich Partikel außerhalb des FOV_{DF} befunden haben. Unsere Experimente zeigten, dass diese Informationen auch mit Hilfe einer Überabtastung von einer Voxelreihe abgeleitet werden können.

Anhand dieser Ergebnisse zeigt sich, dass für ein vertrauenswürdiges MPI-Experiment die Rekonstruktion mit einer Systemmatrix, die eine Überabtastung des FOV_{DF} aufweist, durchgeführt werden muss. Anschließend darf jedoch nur den Rekonstruktionsdaten im Inneren des FOV_{DF} vertraut und direkt ausgewertet werden.

Die Betrachtung der Systemmatrix zeigt, dass Systemfunktionskomponenten mit niedrigen Mischfaktoren das FOV_{DF} am weitesten überragen. Allerdings weisen keine Systemfunktionskomponenten außerhalb des FOV_{DF} in orthogonaler Richtung ein Extrema auf. Dadurch tragen diese Frequenzen zwar ein Signal, dieses kann aber nicht zu einer eindeutigen Zuordnung verwendet werden. Außerdem tragen nur sehr wenige Systemfunktionskomponenten in den Ecken der Überabtastung einen signifikanten Signalbeitrag, sodass Partikel in diesen Bereichen durch die Rekonstruktion nicht erkannt werden.

Die Kalibration der Systemmatrix sowie die Rekonstruktionszeit der Objektmessung hängen linear von der Anzahl an Ortspunkten ab. Aus diesem Grund ist es zu empfehlen, die Überabtastung so klein wie möglich zu halten. Die originale Systemmatrix dieser Arbeit besitzt beispielsweise ein Gitter von 42×42 Voxel. Durch die Reduzierung der Überabtastung auf eine Voxelreihe verringert sich die Gittergröße auf 24×24 Voxel. Somit hätten bei der Kalibration der reduzierten Systemmatrix anstatt $42^2 = 1764$ Ortspunkte nur $24^2 = 576$ Ortspunkte gemessen werden müssen, womit nur etwa ein Drittel der Kalibrationszeit notwendig gewesen wäre.

Auf Grund der Ähnlichkeit zwischen der Signalgenerierung im 3D-Fall im Vergleich zum 2D-Fall ist davon ausgehen, dass die Erkenntnisse dieser Arbeit direkt übertragen werden können. Da sich die Überabtastung im 3D-Fall kubisch auf die Anzahl der Ortspunkte auswirkt, ist in diesem Fall die Wahl der Überabtastung sogar von noch größerer Bedeutung für die Kalibrations- und die Rekonstruktionszeit.

Da die Überabtastung nur dazu verwendet werden kann zu ermitteln, ob sich Partikel außerhalb des FOV_{DF} befunden haben, wird in diesem Bereich nur eine geringere Auflösung benötigt. Deshalb wäre es möglich, die Gitterauflösung im Bereich der Überabtastung zu reduzieren und somit die Kalibrations- und die Rekonstruktionszeit weiter zu verringern.

Die Erkenntnisse dieser Arbeit sind für alle MPI-Experimente von Bedeutung, bei denen nicht gewährleistet werden kann, dass alle Partikel durch das FOV_{DF} abgedeckt werden. Dies gilt im Besonderen für alle Multi-Patch-Sequenzen, die das FOV_{DF} sequentiell verschieben, um ein großes FoV abzudecken. Auf Grund der Ergebnisse dieser Arbeit müssen sich die FOV_{DF} bei einer Multi-Patch-Sequenz nicht überschneiden. Es genügt, wenn diese bündig aneinandergefügt werden und jeder Patch mit einer Überabtastung aufgenommen wird. Nachdem die Rekonstruktionsergebnisse im Bereich der Überabtastung verworfen wurden, können die einzelnen FOV_{DF} ohne Artefakte aneinandergefügt werden.

7 Spektrale Bereinigung

7.1 Problemstellung

Bei der diskreten Fourier-Transformation (DFT) wird implizit die Annahme gemacht, dass es sich bei dem zu analysierenden Zeitsignal um ein periodisches Signal handelt. Dadurch können nur Frequenzen korrekt dargestellt werden, die einem ganzzahligen Vielfachen der Grundfrequenz entsprechen. Diese Grundfrequenz ist durch das Reziproke der Periodendauer gegeben. Bei allen anderen Frequenzen verursacht die implizite Periodisierung eine Sprungstelle im Zeitsignal, sodass es anstatt zu einem einzelnen Frequenzpeak zu einer Verbreiterung des Signals über das gesamte Frequenzspektrum kommt. Dieser Effekt ist unter dem Namen Leck-Effekt bekannt.

Es gibt zwei Möglichkeiten, den Leck-Effekt zu verringern. Die eine Möglichkeit besteht darin, den Abtastzeitraum bei gleicher Abtastrate zu vergrößern, um dadurch eine feinere Frequenzauflösung zu erhalten. Ist es nicht möglich oder nicht erwünscht, den Abtastzeitraum zu vergrößern, können sogenannte Fensterfunktionen eingesetzt werden. Hierbei wird das Zeitsignal mit einer dieser Fensterfunktionen multipliziert. Da diese Funktionen typischerweise zum Rand gegen Null tendieren, wird das Zeitsignal zum Rand des Abtastungsintervalls hin ausgeblendet. Damit wird künstlich eine Periodisierung des Zeitsignals erzwungen. Durch dieses Verfahren werden allerdings auch Signale verändert, die theoretisch durch die DFT korrekt darstellbar wären. Die Fensterung führt beispielsweise zu einer spektralen Verbreiterung der tatsächlichen Frequenzen, die im ursprünglichen Signal enthalten sind, und somit verringert sich die Frequenzselektivität. Es existieren verschiedene Typen von Fensterfunktionen, die sich unterschiedlich stark auf die Frequenzverbreiterung sowie die Verringerung des Leck-Effektes auswirken. Deshalb gibt es nicht die beste Fensterfunktion, sondern sie muss stets passend für die gewünschte Anwendung ausgewählt werden.

Bei Magnetic Particle Imaging beträgt der Abtastzeitraum gerade einen Lissajous-Zyklus des FFPs, sodass alle Nutzsignale, die von einer statischen Partikelverteilung stammen, automatisch periodisch sind und somit korrekt dargestellt werden können. Dagegen entsprechen Störungen, die nicht durch Nichtlinearitäten im System erzeugt werden (z.B. Taktfrequenzen von Netzteilen), typischerweise nicht einem Vielfachen der Grundfrequenz, sodass diese auf Grund des Leck-Effektes über das gesamte Spektrum verbreitert werden. Da das Nutzsignal der Partikel mehrere Dekaden kleiner als das Störsignal sein kann, wird es gegebenenfalls durch die Verbreiterung des Störsignals überdeckt, obwohl das Störsignal in einem ganz anderen Frequenzbereich liegen kann. Des Weiteren sind für dynamische Partikelverteilungen die MPI-Signale nicht mehr periodisch, sodass es ebenfalls zu einer Verbreiterung der Messsignale kommt. Diese Verbreiterung des Nutzsignals kann ebenfalls Nutzsignale mit geringerer Intensität überdecken und zu Inkonsistenzen in der Rekonstruktion führen.

In diesem Kapitel wird das im Rahmen dieser Arbeit entwickelte Verfahren der spektralen Bereinigung vorgestellt, mit dem der Leck-Effekt reduziert werden kann, ohne dabei die Nutzsignale bei Magnetic Particle Imaging zu verändern. Hierfür wird zuerst der Leck-Effekt genauer betrachtet. Danach wird die Anwendung von Fensterfunktionen vorgestellt, mit denen der Leck-Effekt verringert werden kann. Hierbei wird auf verschiedene Kenngrößen der Fensterfunktionen eingegangen und es werden explizit verschiedene Typen von Fensterfunktionen vorgestellt. Im Anschluss wird auf die beiden Anwendungsmöglichkeiten dieses Verfahrens eingegangen. Speziell für die Anwendung der spektralen Bereinigung bei dynamischen Partikelverteilungen wird ein Modell zur Beschreibung der Dynamik und ihres Einflusses auf das Frequenzspektrum hergeleitet. Dabei wird auch der Einfluss der Fensterfunktionen auf den Messprozess im Hinblick auf Quantifizierbarkeit untersucht. Nach

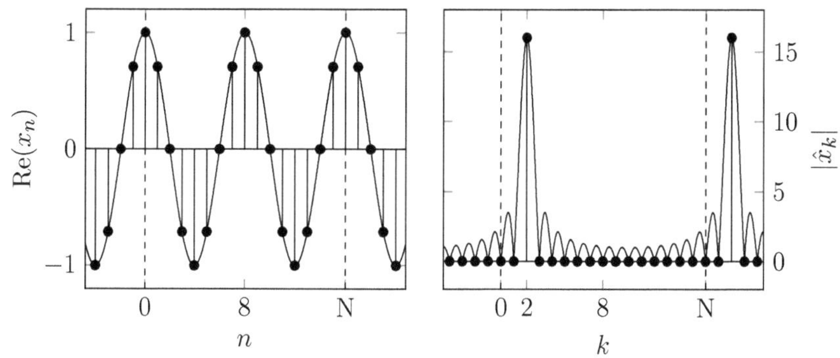

Abbildung 7.1: Komplexe Exponentialfolge $\mathbf{x} \in \mathbb{C}^{16}$ und deren periodische Fortsetzung mit $\hat{\nu} = 2$, $\varphi = 0$ und $A = 1$ im Zeit- und Frequenzbereich. Das Zeitsignal ist mit der zugrunde liegenden Kosinusfunktion und das Frequenzspektrum mit der mit $\hat{\nu} = 2$ korrespondierenden periodischen psinc-Funktion unterlegt. Die Nullstellen der periodischen psinc-Funktion stimmen mit den diskreten Abtaststellen überein.

Einführung der spektralen Bereinigung wird das Verfahren anhand von Messungen statischer und dynamischer Partikelverteilungen sowie einer Simulation einer pulsierenden Partikelverteilungen validiert.

7.2 Leck-Effekt

Für ein besseres Verständnis des Leck-Effektes wird dieser am Beispiel der komplexen Exponentialfolge

$$x_n = Ae^{\mathrm{i}(\hat{\omega}n+\varphi)}, \quad n = 0, 1, 2, \ldots, N-1 \tag{7.1}$$

mit der normalisierten Kreisfrequenz $\hat{\omega} = \frac{2\pi\hat{\nu}}{N}, \hat{\nu} \in \mathbb{R}$, der Amplitude $A \in \mathbb{R}$ und dem Phasenoffset $\varphi \in \mathbb{R}$ untersucht. Die Exponentialfolgen mit Amplitude $A = 1$ und dem Phasenoffset $\varphi = 0$ bilden für die Frequenzen $\hat{\nu} = 0, 1, 2, \ldots, N-1$ gerade die Basisvektoren der diskreten Fourier-Transformation. Berechnet man somit die DFT dieser Folge für eine ganzzahlige Frequenz, so werden alle Fourier-Koeffizienten auf Null gesetzt, mit Ausnahme des Fourier-Koeffizienten, der mit dieser Frequenz korrespondiert. Dieser Fall ist für die Frequenz $\hat{\nu} = 2$ in Abbildung 7.1 dargestellt.

Die diskrete Fourier-Transformation ist gerade so definiert, dass durch die Diskretisierung die Periodizität der zugrunde liegenden Sinus- und Kosinusfunktionen erhal-

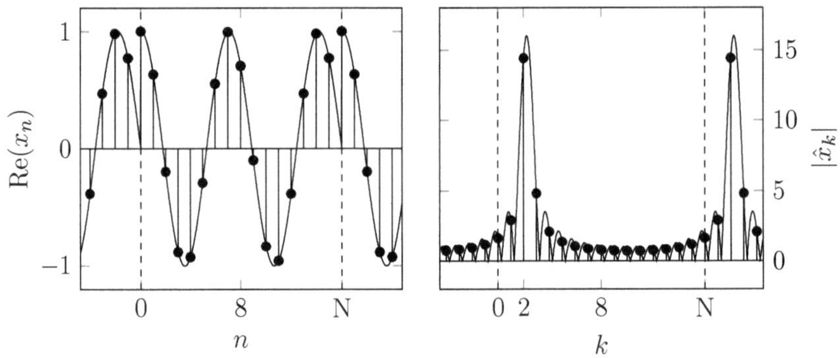

Abbildung 7.2: Komplexe Exponentialfolge $\mathbf{x} \in \mathbb{C}^{16}$ und deren periodische Fortsetzung mit $\hat{\nu} = 2.25$, $\varphi = 0$ und $A = 1$ im Zeit- und Frequenzbereich. Das Zeitsignal ist mit der zugrunde liegenden Kosinus-Funktion und das Frequenzspektrum mit der mit $\hat{\nu} = 2.25$ korrespondierenden periodischen psinc-Funktion unterlegt. Die Nullstellen der periodischen psinc-Funktion stimmen nicht mit den diskreten Abtaststellen überein und der Leck-Effekt tritt auf.

ten bleibt. Damit zerlegt die diskrete Fourier-Transformation ein Signal in periodische Funktionen und jedes Signal wird implizit periodisch fortgesetzt. Es ist nicht möglich, die diskrete Fourier-Transformation eines aperiodischen Signals zu bestimmen, da jedes Signal implizit periodisch fortgesetzt wird. Durch die periodische Fortsetzung entsteht bei Exponentialfolgen mit einer nicht ganzzahligen Frequenz $\hat{\nu}$ eine Sprungstelle am Rand. Dies bewirkt, dass nicht mehr nur ein Fourier-Koeffizient, sondern alle Fourier-Koeffizienten ein Signal tragen. Dieser Effekt wird als Leck-Effekt bezeichnet und ist in Abbildung 7.2 für die Frequenz $\hat{\nu} = 2.25$ dargestellt.

Der Leck-Effekt kann auch dadurch veranschaulicht werden, dass durch die diskrete Fourier-Transformation ein Signal in eine diskrete Anzahl an Frequenzen zerlegt wird. Weist das zu analysierende Signal eine Frequenz auf, die nicht auf diesem Frequenzraster liegt, d.h. die Frequenz ist kein ganzzahliges Vielfaches der Grundfrequenz, so wird dieses durch die zur Verfügung stehenden Frequenzen approximiert. Somit verteilt sich das Signal auf das ganze Spektrum, wobei die Frequenzen nahe der Signalfrequenz den größten Beitrag erhalten.

Der k-te Fourier-Koeffizient der komplexen Exponentialfolge lässt sich durch

$$\hat{x}_k = Ae^{\mathrm{i}\varphi}e^{-\mathrm{i}\frac{N-1}{2}\left(\frac{2\pi k}{N}-\frac{2\pi\hat{\nu}}{N}\right)}\frac{\sin\left(\pi\left(k-\hat{\nu}\right)\right)}{\sin\left(\frac{\pi}{N}\left(k-\hat{\nu}\right)\right)} \tag{7.2}$$

unter Anwendung der Summenformel für die Geometrische Reihe (2.21) explizit darstellen. Dabei enthält der erste Teil $Ae^{\mathrm{i}\varphi}e^{-\mathrm{i}\frac{N-1}{2}\left(\frac{2\pi k}{N}-\frac{2\pi\hat{\nu}}{N}\right)}$ die Informationen über die Phase und hat keinen Einfluss bei der Betrachtung des Betragsspektrums. Die Funktion

$$\operatorname{psinc}(x) = \frac{\sin\left(\pi x\right)}{\sin\left(\frac{\pi}{N}x\right)} \tag{7.3}$$

ist in der Literatur als periodische sinc-Funktion oder als Dirichletsche Funktion bekannt. Die Fourier-Koeffizienten der Exponentialfolge ergeben sich damit durch eine Verschiebung der psinc-Funktion um die Frequenz $\hat{\nu}$ und die Auswertung bei den Indizes $k = 0, 1, 2, \ldots N-1$. Zur Verdeutlichung ist in den Abbildungen 7.1 und 7.2 die psinc-Funktion dem Betragsspektrum unterlegt. Handelt es sich bei der Frequenz $\hat{\nu}$ um eine ganze Zahl, so stimmen die Auswertepositionen gerade mit den Nullstellen überein. Andernfalls tragen die Fourier-Koeffizienten ein Signal, das tendenziell mit zunehmendem Abstand zur Signalfrequenz abnimmt.

Einen weiteren Zugang zur Ursache des Leck-Effektes stellt die kontinuierliche Fourier-Transformation dar. Wie in Kapitel 2.4.4 dargelegt, kann der Übergang zur diskreten Fourier-Transformation und damit der Übergang auf ein endliches Beobachtungsintervall durch die Multiplikation mit einem Rechteckfenster

$$\operatorname{rect}_T(t) = \begin{cases} 1, & |t| \leq \frac{T}{2} \\ 0, & \text{sonst} \end{cases} \tag{7.4}$$

der Breite des Beobachtungsintervalls erreicht werden. Die kontinuierliche Fourier-Transformation der Rechteckfunktion ist durch

$$\mathcal{F}(\operatorname{rect}_T)(\omega) = T\operatorname{sinc}\left(\frac{\omega}{2\pi}T\right) \tag{7.5}$$

gegeben, wobei mit

$$\operatorname{sinc}(x) = \frac{\sin(\pi x)}{\pi x} \tag{7.6}$$

die sinc-Funktion bezeichnet wird. In der normalisierten Frequenzdarstellung mit

$$\omega = \frac{2\pi\nu}{T} \tag{7.7}$$

ergibt sich damit

$$\mathcal{F}(\operatorname{rect}_T)(\nu) = T\operatorname{sinc}(\nu). \tag{7.8}$$

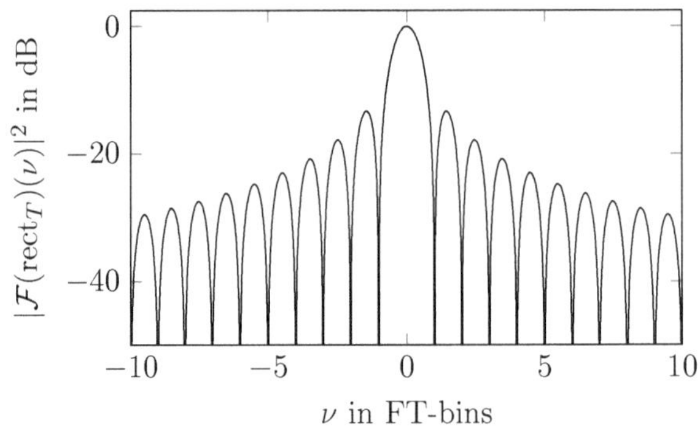

Abbildung 7.3: Kontinuierliche Fourier-Transformation des Rechteckfensters in der Leistungsdarstellung.

Eine Darstellung der kontinuierlichen Fourier-Transformation des Rechteckfensters in der normalisierten Frequenzdarstellung kann in Abbildung 7.3 gefunden werden. Nach dem Faltungssatz (2.32) ist eine Multiplikation im Zeitbereich äquivalent zu einer Faltung im Frequenzraum. Somit ergibt sich die Fourier-Transformierte einer endlichen Messung aus der Faltung der Fourier-Transformierten des unendlichen Messsignals mit der sinc-Funktion. Nach (2.34) entspricht die kontinuierliche Fourier-Transformation der Exponentialfunktion einer um die Signalfrequenz verschobenen Dirac-Funktion. Dadurch handelt es sich bei der Fourier-Transformierten der endlich abgetasteten Exponentialfunktion um eine sinc-Funktion, die um die Signalfrequenz verschoben ist. Dies ist das äquivalente Verhalten wie bei der direkten Berechnung (7.2), mit dem Unterschied, dass anstatt der periodischen psinc-Funktion im kontinuierlichen Fall die reine sinc-Funktion erscheint. Dieser Unterschied entspricht dem Approximationsfehler der Fourier-Koeffizienten auf Grund der endlichen Anzahl an Abtastwerten. Für $N \gg \hat{\nu}$ ist dieser Fehler vernachlässigbar. In dieser Sichtweise ist der Leck-Effekt ein Artefakt der endlichen Messzeit. Unter Berücksichtigung dieses Gesichtspunktes könnte man sogar sagen, dass das Verschwinden des Leck-Effektes der diskreten Fourier-Transformation bei Signalfrequenzen auf dem Frequenzraster das eigentliche Artefakt darstellt.

Bei Magnetic Particle Imaging liegen stets reellwertige Messdaten vor und das zugrunde liegende Signal ergibt sich als Summe von Sinus- und Kosinusfunktionen. Durch den Zusammenhang zwischen der komplexen Exponentialfunktion und den Sinus- und Kosinusfunktionen über die Eulerschen Formeln (2.19) lassen sich die Erkenntnisse über den Leck-Effekt der komplexen Exponentialfolge direkt auf reelle

Sinus- und Kosinusfolgen übertragen. In diesem Fall ergeben sich die Fourier-Koeffizienten aus der Überlagerung der psinc-Funktionen, die um $\hat{\nu}$ und $-\hat{\nu}$ verschoben sind. Damit hängt allerdings das Abklingen des Leck-Effektes für reelle Signale im Betragsspektrum sowohl von der Signalfrequenz $\hat{\nu}$ als auch vom Phasenoffset φ ab.

7.3 Fensterung

7.3.1 Verfahren

Der Leck-Effekt wird durch Sprungstellen an den Grenzen des Beobachtungsintervalls auf Grund der impliziten Periodisierung verursacht. Durch eine Veränderung des Ein- und Ausblendens des Signals lässt sich der Leck-Effekt verringern. Dieses Verfahren ist in der Literatur als Fensterung bekannt. Hierzu wird das Rechteckfenster durch eine andere Fensterfunktion ersetzt, die typischerweise für einen glatten Übergang an den Grenzen des Beobachtungsintervalls sorgt. Ein typisches Beispiel stellt hierbei das Hanning-Fenster dar, welches nach dem österreichischen Meteorologen Julius von Hann benannt ist [153]. Der Name Hanning bezieht sich dabei ursprünglich auf das Anwenden der Hann-Fensterfunktion, ist nun allerdings auch gebräuchlich für die Fensterfunktion selber. Bei dem Hanning-Fenster handelt es sich um eine $\cos^2$-Funktion

$$w^{\text{Hanning}}(t) = \begin{cases} \cos^2\left(\frac{\pi t}{T}\right), & |t| \leq \frac{T}{2} \\ 0, & \text{sonst} \end{cases} . \tag{7.9}$$

Anstatt der um Null zentrierten Darstellung wird auch oft die folgende Darstellung

$$w^{\text{Hanning}}(t) = \begin{cases} \frac{1}{2}\left(1 - \cos\left(\frac{2\pi t}{T}\right)\right), & 0 \leq t \leq T \\ 0, & \text{sonst} \end{cases} \tag{7.10}$$

des Hanning-Fensters verwendet, bei der die Fensterfunktion um $\frac{T}{2}$ verschoben ist. Eine Darstellung des Hanning-Fensters im Zeit- und im Frequenzbereich findet man in Abbildung 7.4.

Bei der Anwendung der Fensterung wird die diskrete Messsignalfolge $(x_n)_{n=0}^{N-1}$ punktweise mit der diskreten Fensterfunktion $(w_n)_{n=0}^{N-1}$ multipliziert, sodass sich die gefensterte Messsignalfolge $(x_n^w)_{n=0}^{N-1}$ durch

$$x_n^w = x_n \cdot w_n \quad \text{für } n = 0, 1, \ldots, N-1 \tag{7.11}$$

ergibt. Die diskrete Fensterfunktion entspricht dem äquidistant abgetasteten Träger der Fensterfunktion. Da die diskrete Fourier-Transformation implizit Periodizität

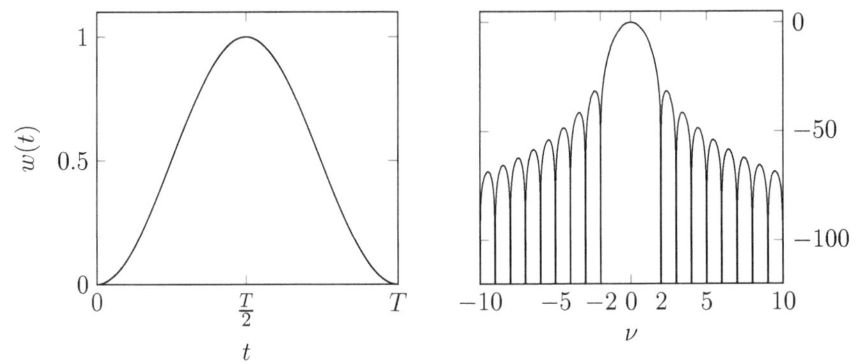

Abbildung 7.4: Das Hanning-Fenster im Zeitbereich (links) und im Frequenzraum (rechts) in der Leistungsdarstellung.

fordert, muss beachtet werden, dass sich durch die Diskretisierung ein periodisches Signal ergibt. Somit wird das Hanning-Fenster durch

$$w_n^{\text{Hanning}} = \frac{1}{2}\left(1 - \cos\left(\frac{2\pi n}{N}\right)\right) \quad \text{für } n = 0, 1, \ldots, N-1 \tag{7.12}$$

diskretisiert.

7.3.2 Kenngrößen von Fensterfunktionen

Das Anwenden von Fensterfunktionen hat allerdings nicht nur Einfluss auf den Leck-Effekt, sondern durch die Fensterung wird auch das tatsächliche Signal verändert, sodass es unter anderem zu einer Frequenzverbreiterung kommt. Damit die unterschiedlichen Eigenschaften der verschiedenen Fensterfunktionen verglichen werden können, existieren eine Reihe von Kenngrößen. Im Folgenden wird anhand des Hanning-Fensters und des Rechteckfensters auf die relevanten Kenngrößen von Fensterfunktionen für die Anwendung bei MPI eingegangen. Hierfür sind in Abbildung 7.5 die wichtigsten Kenngrößen am Beispiel des Hanning-Fenster illustriert.

3-dB-Bandbreite

Die 3-dB-Bandbreite beschreibt, an welcher Stelle der zentrale Peak der Fourier-Transformierten der Fensterfunktion in der Leistungsdarstellung um 3 dB abgesunken ist. Da das Absenken des Signals um 3 dB gerade einer Halbierung des Signals entspricht, gibt das Doppelte der 3-dB-Bandbreite die Halbwertsbreite des zentralen Peaks an. Somit ist die 3-dB-Bandbreite ein Maß für die Frequenzselektivität der Fensterfunktion. Enthält ein Signal Frequenzanteile mit einem Frequenzabstand

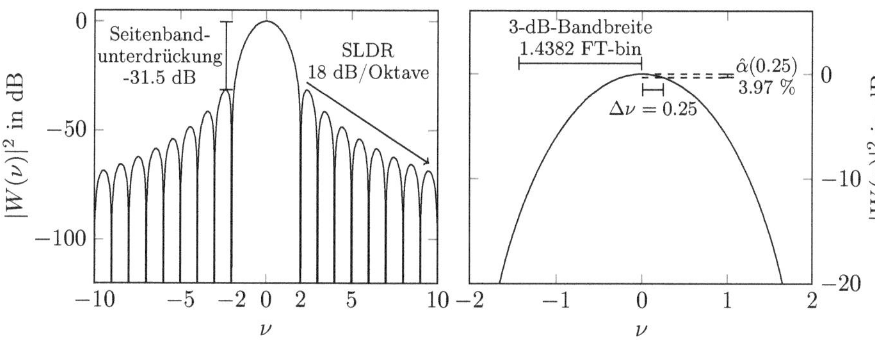

Abbildung 7.5: Kenngrößen der Fensterfunktionen am Beispiel des Hanning-Fensters. Die Darstellung im Frequenzraum erfolgt in der Leistungsdarstellung. Links sind die Nullstellen, die Seitenbandunterdrückung und die Seitenbandenabfallrate SLDR markiert. Rechts sind die 3-dB-Bandbreite und die Amplitudentreue $\hat{\alpha}(0.25)$ illustriert.

von weniger als der 3-dB-Bandbreite, so sind diese nicht zu unterscheiden. Dies wäre nur dann möglich, wenn der Beobachtungszeitraum vergrößert werden würde. Das Rechteckfenster hat eine 3-dB-Bandbreite von 0.8845 FT-bins. Es gibt keine Fensterfunktion mit einer geringeren 3-dB-Bandbreite und damit weist das Rechteckfenster die optimale Frequenzselektivität auf. Das Hanning-Fenster besitzt z.B. eine 3-dB-Bandbreite von 1.4382 FT-bins. Das bedeutet, dass selbst eine Frequenz, die auf dem Frequenzraster liegt, auf Grund der Anwendung des Hanning-Fensters auf mindestens drei Fourier-Koeffizienten verteilt wird.

Nullstellen

Die Fourier-Transformierte des Rechteckfensters weist bei den Frequenzen $\nu = \pm 1, \pm 2, \ldots$ eine Nullstelle auf. Aus diesem Grund werden Frequenzen, die direkt auf dem Frequenzraster liegen, auch durch die diskrete Fourier-Transformation ohne Artefakte abgebildet. Dagegen besitzt die Fourier-Transformierte des Hanning-Fensters nur Nullstellen bei den Frequenzen $\nu = \pm 2, \pm 3 \ldots$. Deshalb tragen nach der diskreten Fourier-Transformation einer ganzzahligen Vielfachen der Grundfrequenz auch die beiden Nachbarkoeffizienten ein Signal. Es existieren auch Fensterfunktionen, die keine Nullstellen besitzen. Ein Beispiel hierfür ist das sogenannte Triplett-Fenster. Damit wird jedoch selbst bei Signalen mit Frequenzen, die direkt auf dem Frequenzraster liegen, der Leck-Effekt auf allen Fourier-Koeffizienten deutlich.

Seitenbandunterdrückung

Neben dem zentralem Peak weist die Fourier-Transformierte der Fensterfunktion weitere sogenannte Seitenbänder (englisch sidelobes) auf. Unter Seitenbandunterdrückung versteht man die Höhe des ersten Seitenbandes. Das Rechteckfenster besitzt mit -13.2 dB eine sehr geringe Seitenbandunterdrückung. Das Hanning-Fenster weist mit -31.5 dB eine deutlich bessere Seitenbandunterdrückung auf. Typischerweise besitzen Fensterfunktionen mit einer besseren Seitenbandunterdrückung auch eine größere 3-dB-Bandbreite.

Asymptotisches Verhalten der Seitenbanden

Neben der Höhe des ersten Seitenbandes ist auch die Kenntnis des asymptotischen Verhalten der Einhüllenden der Seitenbanden notwendig für eine genaue Einschätzung des Leck-Effektes. Dies wird normalerweise durch den Abfall der Seitenbanden pro Oktave, d.h. pro Verdopplung der Frequenz, beschrieben und mit Seitenbandenabfallrate (englisch sidelobe dropping rate, kurz SLDR) bezeichnet. Bei dem Rechteckfenster ist ein Abfall von 6 dB/Oktave zu beobachten. Das Hanning-Fenster weist wiederum für diese Kenngröße einen höheren Wert von 18 dB/Oktave auf. Das asymptotische Verhalten wird von der Differenzierbarkeit der Fensterfunktion bestimmt. Dabei verbessert sich das asymptotische Verhalten, je glatter die Fensterfunktion ist, d.h. je öfter die Fensterfunktion an den Beobachtungsintervallgrenzen $\pm\frac{T}{2}$ stetig differenzierbar ist. Allerdings gilt auch in diesem Fall, dass ein besseres asymptotisches Verhalten typischerweise durch eine geringere 3-dB-Bandbreite erkauft wird. Außerdem bewirkt eine Verbesserung des asymptotischen Verhaltens eine Verringerung der Seitenbandunterdrückung. Es ist nicht möglich, die SLDR und die Seitenbandunterdrückung gleichzeitig zu optimieren.

Amplitudentreue

Im Allgemeinen ist nicht bekannt, welche Frequenz das zu analysierende Signal enthält, und somit liegt diese meistens auch nicht auf dem Frequenzraster. Dies führt dazu, dass nur ein Anteil auf den nächstgelegenen Fourier-Koeffizienten projiziert wird. Damit ergibt sich allerdings nach dem Faltungssatz eine Veränderung der Amplitude um den Faktor

$$\alpha(\Delta\nu) = \frac{W(\Delta\nu)}{W(0)}, \tag{7.13}$$

wobei $\Delta\nu$ die Differenz zum nächstgelegenen Fourier-Koeffizienten angibt und $W(\nu)$ die Fourier-Transformierte der Fensterfunktion beschreibt. Ausgehend von dieser

Erkenntnis wird in dieser Arbeit die Amplitudentreue für $\Delta\nu \geq 0$ durch

$$\hat{\alpha}(\Delta\nu) = \max_{|\nu| \leq \Delta\nu} |1 - \alpha(\nu)| \tag{7.14}$$

definiert. Die Amplitudentreue beschreibt somit die maximale Veränderung der Amplitude, falls sich die Signalfrequenz um weniger als $\Delta\nu$ von der nächstgelegenen Frequenz auf dem Frequenzraster unterscheidet.
Für $\Delta\nu = 0.25$ beträgt die Amplitudentreue für das Rechteckfenster 9.97 % und für das Hanning-Fenster 3.97 %. Beide Fenster weisen also eine relativ geringe Amplitudentreue auf. Durch gezielte Optimierung kann die Amplitudentreue deutlich verbessert werden. Eine Verbesserung der Amplitudentreue geht allerdings mit einer Verschlechterung der Frequenzselektivität und der Seitenbandunterdrückung einher. Fensterfunktionen, die eine hohe Amplitudentreue aufweisen, werden als Flattop-Fenster bezeichnet.

7.3.3 Blackman-Harris-Fenster

Bei den Blackman-Harris-Fensterfunktionen handelt es sich um die Klasse von Fensterfunktionen der Form

$$w(t) = \begin{cases} \sum_{n=0}^{N} a_n \cos\left(\frac{2\pi n t}{T}\right) & \text{, für} |t| \leq \frac{T}{2} \\ 0 & \text{, sonst.} \end{cases} \tag{7.15}$$

Die Fourier-Transformierte dieser Fensterfunktionen ist durch

$$W(\omega) = T \sin\left(\frac{\omega T}{2}\right) \sum_{n=0}^{N} a_n (-1)^n \left(\frac{1}{2n\pi + \omega T} - \frac{1}{2n\pi - \omega T}\right) \tag{7.16}$$

gegeben. Dies entspricht in der normalisierten Frequenzdarstellung

$$W(\nu) = T \sin(\pi\nu) \sum_{n=0}^{N} a_n (-1)^n \left(\frac{1}{2\pi(n+\nu)} - \frac{1}{2\pi(n-\nu)}\right). \tag{7.17}$$

Zu dieser Klasse zählt ein Großteil der Standardfunktionen. Da für das Hanning-Fenster

$$w_{\text{Hanning}}(t) = \cos^2\left(\frac{\pi}{T}t\right) = \frac{1}{2} + \frac{1}{2}\cos\left(\frac{2\pi}{T}t\right) \tag{7.18}$$

gilt, zählt beispielsweise dieses mit $a_0 = a_1 = \frac{1}{2}$ ebenfalls dazu.

Auf Grund des generischen Ansatzes der Blackman-Harris-Fensterfunktionen können diese genutzt werden, um gezielt Fensterfunktion mit einer gewissen Eigenschaft

Tabelle 7.1: Definition ausgewählter Fensterfunktionen.

Fensterfunktion	w_n, $n = 0, 1, \ldots, N-1$
Rechteck	$w_n = 1$
Hanning	$w_n = \frac{1}{2}\left(1 - \cos\left(\frac{2\pi n}{N}\right)\right)$
Cos^4	$w_n = \frac{1}{4}\left(1 - 2\cos\left(\frac{2\pi n}{N}\right) + \cos\left(\frac{2\pi n}{N}\right)^2\right)$
Nuttall3b	$w_n = 0.4243801 - 0.4973406\cos\left(\frac{2\pi n}{N}\right) + 0.0782793\cos\left(\frac{4\pi n}{N}\right)$
FT1A05	$w(n) = 0.2769 - 0.5261\cos\left(\frac{2\pi n}{N}\right) + 0.1971\cos\left(\frac{4\pi n}{N}\right)$

zu definieren. So kann beispielsweise die Lage der Nullstellen der Frequenzantwort durch die Anzahl der Koeffizienten kontrolliert werden. Mit Hilfe des Satz von l'Hospital lässt sich nämlich zeigen, dass die Nullstellen bei den Frequenzen

$$\nu = \pm N + 1, \pm N + 2, \ldots \tag{7.19}$$

auftreten. Die Seitenbandenabfallrate kann ebenfalls direkt an den Koeffizienten abgelesen werden. Gilt für die alternierende Summe der Koeffizienten

$$\sum_{n=0}^{N} (-1)^{n+1} a_n = 0, \tag{7.20}$$

so beträgt die SLDR mindestens 18 dB/Oktave. Andernfalls liegt die SLDR nur bei 6 dB/Oktave. Für eine höhere SLDR müssen weitere Kriterien für die Koeffizienten erfüllt werden [154]. Auf Grund der Bedingung (7.20) sieht man direkt, dass das Hanning-Fenster mindestens eine SLDR von 18 dB/Oktave aufweist.

Mit diesem generischen Ansatz ist es auch möglich, gewisse Wunschwerte der Frequenzantwort zu erzielen. Dadurch kann beispielsweise die gewünschte Amplitudentreue für einen gewissen Frequenzbereich eingehalten werden.

7.3.4 Übersicht über verschiedene Fensterfunktionen

In diesem Kapitel werden exemplarisch einige Fensterfunktionen aufgeführt, die verschiedene Einsatzgebiete abdecken und bei dieser Arbeit verwendet werden. Ein ausführlicher Überblick über die verschiedenen Fensterfunktionen sowie die in dieser Arbeit angewandten Fensterfunktionen kann unter anderem in den Arbeiten [155], [154] und [156] gefunden werden.

Tabelle 7.2: Übersicht der wichtigsten Kenngrößen ausgewählter Fensterfunktionen.

Fensterfunktion	Nullstellen in FT-bins	3-dB-Bandbreite in FT-bins	Seitenbandunterdrückung in dB	SLDR in dB/Oktave
Rechteck	$\pm 1, \pm 2, \ldots$	0.88	-13.3	6
Hanning	$\pm 2, \pm 3, \ldots$	1.44	-31.5	18
Cos^4	$\pm 3, \pm 4, \ldots$	1.86	-46.7	30
Nuttall3b	$\pm 3, \pm 4, \ldots$	2.19	-71.5	6
FT1A05	$\pm 3, \pm 4, \ldots$	3.00	-48.7	6

In Tabelle 7.1 sind die Definitionen der Fensterfunktionen angegeben, die in dieser Arbeit näher betrachtet werden. Eine Darstellung der Fensterfunktion im Zeitbereich und im Frequenzraum kann in Abbildung 7.6 gefunden werden. Hierbei ist aber zu beachten, dass sich die Skalierung im Zeitbereich für das FT1A05-Fenster von den anderen Fensterfunktionen unterscheidet, da das FT1A05-Fenster auch negative Werte annimmt.

In der Tabelle 7.2 sind die wichtigsten Kenngrößen der Fensterfunktionen aufgeführt. Das Rechteckfenster weist die höchste Frequenzselektivität auf. Es hat allerdings den Nachteil, dass die Dämpfung der Seitenbanden am niedrigsten ausfällt, sodass der Leck-Effekt die größte Auswirkung zeigt. Das Hanning-Fenster weist im Vergleich zum Rechteckfenster schon eine etwa dreifach höhere Seitenbandunterdrückung und ein dreifach schnelleres Abklingen der Seitenbanden auf. Dies hat eine Verringerung der Frequenzselektivität zur Folge, wobei jede Frequenz auf mindestens drei Fourier-Koeffizienten verbreitert wird. Bei dem Cos^4-Fenster und dem Nuttall3b-Fenster handelt es sich jeweils um ein Blackman-Harris-Fenster bestehend aus drei Termen, sodass sich die Frequenzselektivität um ein weiteres FT-bin verringert. Allerdings kann dadurch die Dämpfung der Seitenbanden nochmals verstärkt werden. Hierbei ist das Nuttall3b-Fenster optimiert auf eine möglichst hohe Seitenbandunterdrückung und das Cos^4-Fenster besitzt mit 30 dB/Oktave die maximal mögliche Seitenbandenabfallrate einer Blackman-Harris-Fensterfunktion bestehend aus drei Termen. Damit ist der asymptotische Abfall der Seitenbanden des Nuttall3b-Fenster um 24 dB/Oktave geringer, sodass ab einem Offset von 6 FT-bins der Leck-Effekt bei dem Cos^4-Fenster geringer ausfällt.

Im Rahmen dieser Arbeit wurde eine Fensterfunktion bestimmt, die im Hinblick auf Amplitudentreue und Seitenbandunterdrückung optimiert wurde. Die Basis bildet

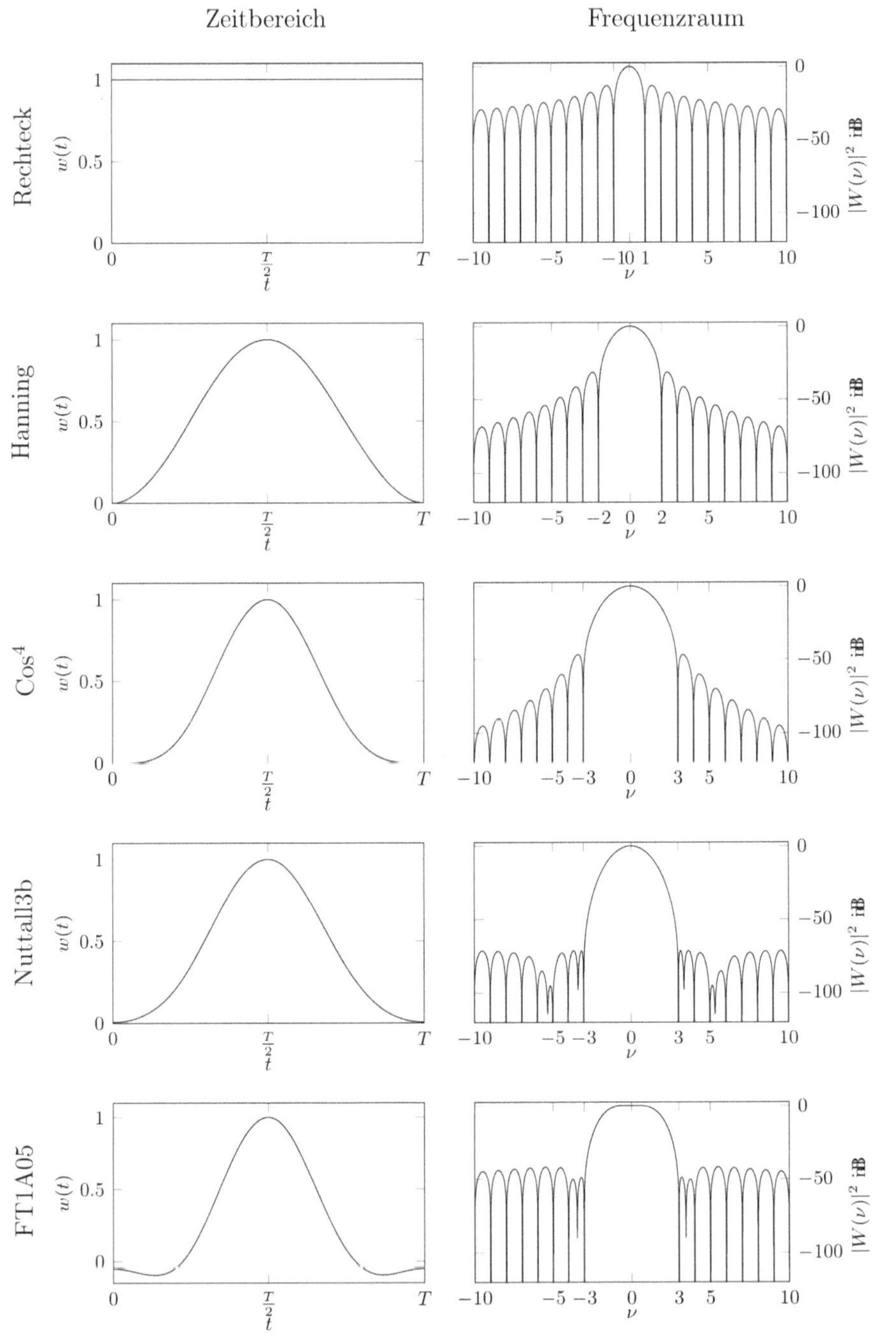

Abbildung 7.6: Ausgewählte Fensterfunktionen im Zeitbereich und im Frequenzraum in der Leistungsdarstellung.

eine Blackman-Harris-Fensterfunktion, die aus drei Termen besteht. Als Zielwert wurde auf dem Frequenzintervall $\Delta\nu = 1$ eine Amplitudentreue $\hat{\alpha}$ von 5 % festgelegt. Unter den Fensterfunktionen, die diese Eigenschaft aufweisen, wurde dann die Fensterfunktion mit der höchsten Seitenbandunterdrückung ausgewählt. Da die Optimierung der Seitenbandunterdrückung anhand des ersten Seitenbandes zu einer Erhöhung der anderen Seitenbanden führt, wurden die ersten fünf Seitenbanden für die Optimierung gewichtet berücksichtigt. Dadurch wurde zwar die maximale Seitenbandunterdrückung nicht erreicht, aber der Leck-Effekt wurde insgesamt verringert. Diese Fensterfunktion wird im Folgenden als FT1A05-Fenster bezeichnet. Hierbei symbolisiert die Bezeichnung FT, dass es sich um ein Flattop-Fenster handelt, und 1A05 steht für eine Amplitudentreue von 5% auf dem Frequenzintervall $\Delta\nu = 1$.

7.4 Leck-Effekt durch Störsignale

Bei dem Standardverfahren von Magnetic Particle Imaging entspricht der Abtastzeitraum gerade einem vollständigen Lissajous-Zyklus des FFPs. Da es sich bei der Lissajous-Trajektorie um eine geschlossene Kurve handelt, sind alle Signale, die von einer statischen Partikelverteilung stammen, automatisch periodisch. Diese Nutzsignale können somit durch die diskrete Fourier-Transformation exakt in ihre Frequenzen zerlegt werden. Dagegen sind Störfrequenzen, die nicht von Nichtlinearitäten des Systems stammen, wie z.B. Taktfrequenzen von Netzteilen, typischerweise keine ganzzahligen Vielfachen der Grundfrequenz. Damit wird das Messsignal nicht nur lokal an der Störfrequenz beeinflusst, sondern zusätzlich wird das gesamte Spektrum auf Grund des Leck-Effektes gestört.

In Abbildung 7.7 werden als Beispiel die Betragsspektren des y-Kanals von 500 aufeinander folgenden Repetitionen eines in vivo MPI-Experimentes dargestellt (siehe Kapitel 7.7). Zur Verdeutlichung des Leck-Effektes, der durch Störsignale verursacht wird, sind zusätzlich im Vorgriff die spektral bereinigten Rohdaten dargestellt, ohne hierbei explizit auf das Verfahren der spektralen Bereinigung einzugehen. Bei dem hier dargestellten Experiment wurde nach 300 Repetitionen das Kontrastmittel in eine Maus injiziert. Das bedeutet, dass sich zur Zeit der ersten 300 Repetitionen keine Partikel im Inneren des Scanners befunden haben. Sowohl bei den originalen als auch den bereinigten Rohdaten weisen einzelnen Frequenzen ein hohes Hintergrundsignal auf. Dies macht sich in der Abbildung 7.7 durch vertikale Streifen deutlich.

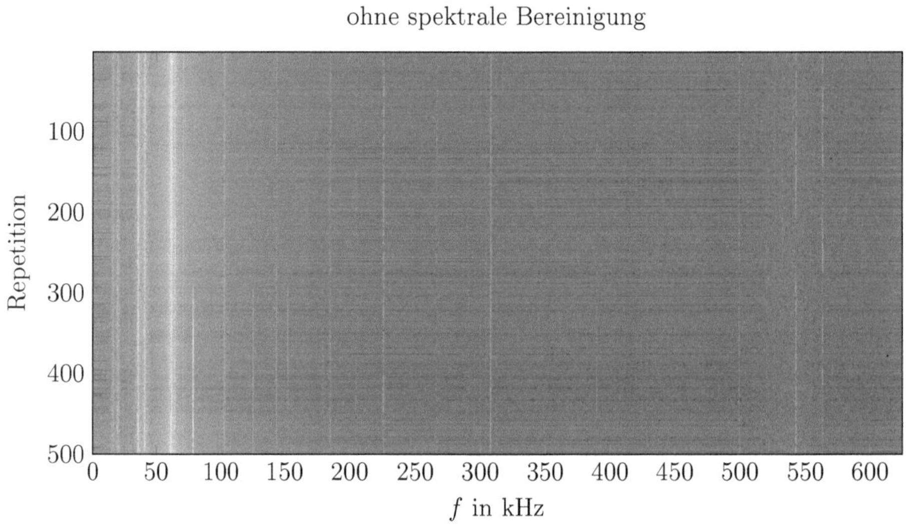

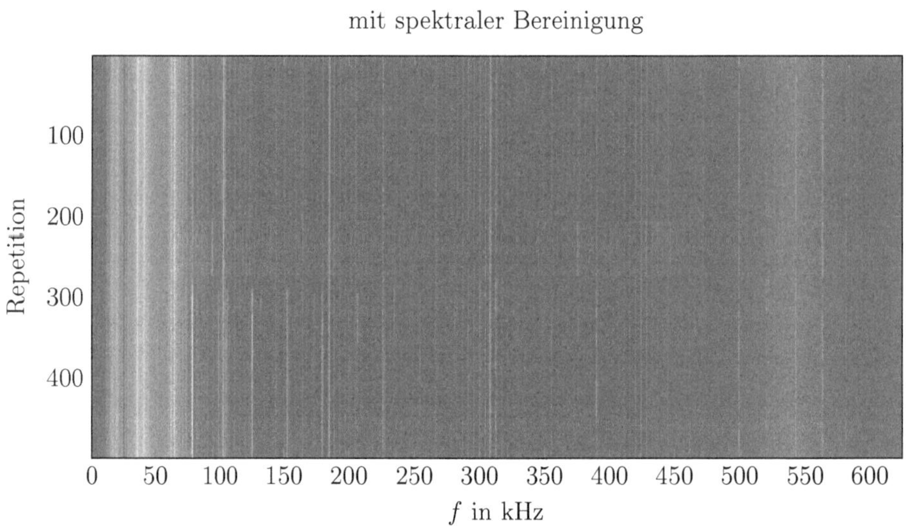

Abbildung 7.7: Betragsspektrum des y-Kanals eines in vivo MPI-Experimentes, bei dem nach 300 Repetitionen das Kontrastmittel in eine Maus injiziert wurde. Oben werden die originalen Rohdaten dargestellt. Die unteren Rohdaten wurden durch spektrale Bereinigung mit der Methode Cos^4-Fenster-(3) nachbearbeitet. Mit Hilfe der spektralen Bereinigung können die breitbandigen Störungen (Querstreifen auf den originalen Rohdaten), die von einer Störfrequenz bei etwa 61 kHz stammen, eliminiert werden.

Den Ursprung des Hintergrundsignals stellen die Nichtlinearitäten des Messsystems dar und somit befinden sich diese Störfrequenzen direkt auf dem Frequenzraster. Dadurch kann diese Art von Störung nicht durch spektrale Bereinigung reduziert werden. Ein probates Mittel hierfür stellt allerdings der Hintergrundabzug dar [157]. Zusätzlich zu dem Hintergrundsignal weisen die originalen Rohdaten während des gesamten Experiments breitbandige Störungen auf. Diese sind deutlich durch die horizontalen Querstreifen zu erkennen. Im Wesentlichen werden diese Störungen durch eine Störfrequenz bei etwa 61 kHz erzeugt, die nicht auf dem Frequenzraster liegt und somit auf Grund des Leck-Effektes über das ganze Spektrum verbreitert wird. Außerdem verändert die Störfrequenz von Repetition zu Repetition ihren Phasenoffset, da sie nicht periodisch gemessen wird. Durch die Veränderung des Phasenoffsets kommt es zu einem unterschiedlichen Abklingverhalten des Leck-Effektes, das sich in einer sprunghaften Veränderung der Höhe der Störung von Repetition zu Repetition bemerkbar macht.

Im Gegensatz dazu weisen die spektral bereinigten Rohdaten diese breitbandigen Störungen nicht mehr auf. Die breitbandigen Störungen zwischen Repetition 210 und 270 werden durch die Pumpe induziert, die das Resovist injizierte, und können erst nach der spektralem Bereinigung erkannt werden. Insgesamt ist nach der spektralen Bereinigung ein gleichmäßiger Rauschuntergrund zu erkennen. Während bei den originalen Rohdaten nur auf sehr wenigen Frequenzen erkannt werden kann, wann das Kontrastmittel injiziert wurde, zeigen bei den nachbearbeiteten Rohdaten eine größere Anzahl an Frequenzen nach 300 Repetitionen einen signifikanten Signalanstieg.

7.5 Leck-Effekt durch dynamische Partikelverteilungen

Im Gegensatz zu statischen Partikelverteilungen erzeugen im Allgemeinen dynamische Partikelverteilungen keine periodischen Messsignale, sodass eine exakte Frequenzzerlegung mittels der diskreten Fourier-Transformation nicht möglich ist und es zum Leck-Effekt kommt. Da die einzelnen Frequenzen sich in ihrer Signalintensität stark unterscheiden, werden Nutzsignale mit niedrigerer Intensität durch den Leck-Effekt überdeckt und es kommt zu einem Signalverlust. Weiterhin wird für die Rekonstruktion eine Systemmatrix verwendet, die für den statischen Fall kalibriert wurde. Die Störungen des Systems auf Grund des Leck-Effektes sind nicht durch die

Kalibration abgedeckt und führen zu Inkonsistenzen im Rekonstruktionsprozess. Im Folgenden wird der Einfluss einer Dynamik auf das Frequenzspektrum analysiert. Hierzu wird zuerst ein Dynamikmodell etabliert und basierend auf diesem Modell eine quantitative Veränderung des Frequenzspektrums abgeleitet.

7.5.1 Dynamikmodell

Das induzierte Spannungssignal $u_{ges}(t)$ eines MPI-Experiments ergibt sich aus dem Integral

$$u_{ges}(t) = \int_{\Omega} u_E(\mathbf{r}, t) c(\mathbf{r}, t) \mathrm{d}\mathbf{r} \tag{7.21}$$

über das Gebiet Ω, das den gesamten Bereich abdeckt, in dem sich Partikel befinden. Dabei bezeichnet $u_E(\mathbf{r}, t)$ das induzierte Spannungssignal, das durch Partikel mit der Einheitskonzentration an der Position $\mathbf{r}$ entsteht. Die Dynamik des MPI-Experiments wird durch die zeitabhängige Konzentration $c(\mathbf{r}, t)$ beschrieben. Für die Analyse des Dynamikeinflusses wird das Spannungssignal

$$u_{\mathbf{r}}(t) = u_E(\mathbf{r}, t) c(\mathbf{r}, t) \tag{7.22}$$

für jede Position separat untersucht. Auf Grund der Linearität des Problems können diese Ergebnisse direkt auf das gesamte Spannungssignal übertragen werden.

Für die zeitabhängige Konzentrationsfunktion $c(\mathbf{r}, t)$ am Ort $\mathbf{r}$ wird die Annahme gemacht, dass sie eine begrenzte Bandbreite aufweist. Diese Annahme ist legitim, da eine Konzentrationsänderung nicht beliebig schnell sein kann. Dadurch setzt sich die zeitabhängige Konzentrationsfunktion

$$c(\mathbf{r}, t) = \int_{-\omega_B}^{\omega B} C(\mathbf{r}, \omega) e^{\mathrm{i}\omega t} \mathrm{d}\omega \tag{7.23}$$

aus den Frequenzen bis zu einer Grenzbandbreite ω_B zusammen. Für die Untersuchung der Dynamik wird eine Beschränkung auf eine Frequenz vorgenommen. Wiederum durch die Linearität des Problems können die Ergebnisse auf eine beliebige Dynamik übertragen werden. Des Weiteren enthält die zeitabhängige Konzentrationsfunktion typischerweise eine dominante Frequenz, wie zum Beispiel die Herzfrequenz.

Somit wird allgemein zur Untersuchung des Dynamikeinflusses ein Signal

$$\tilde{s}(t) = s(t) \cdot m(t) \tag{7.24}$$

betrachtet, das sich zusammensetzt aus einem Modulationsanteil $m(t)$ und einem Signalanteil $s(t)$, der mit einer statischen Partikelverteilung korrespondiert. Da eine statische Partikelverteilung periodische Signale erzeugt, setzt sich der Signalanteil $s(t)$ wiederum aus Sinus- und Kosinus-Anteilen

$$s^s_{\nu_s}(t) = \sin(\omega_{\nu_s} t) \text{ und } s^c_{\nu_s}(t) = \cos(\omega_{\nu_s} t), \quad \omega_{\nu_s} = \frac{2\pi}{T}\nu_s \text{ mit } \nu_s \in \mathbb{N} \tag{7.25}$$

mit ganzzahligen Frequenzen zusammen. Diese entsprechen gerade den Harmonischen eines MPI-Experiments.

Der Modulationsanteil

$$m_{\nu_m,\varphi}(t) = \sin(\omega_{\nu_m} t + \varphi), \quad \omega_{\nu_m} = \frac{2\pi}{T}\nu_m \text{ mit } \nu_m \in \mathbb{R}, \varphi \in \mathbb{R} \tag{7.26}$$

beschreibt die Dynamik in Abhängigkeit der Modulationsfrequenz ν_m und der Phase φ, wobei die Modulationsfrequenz im Allgemeinen nicht ganzzahlig ist. Dadurch ergibt sich eine Periodendauer der Modulation von $\frac{1}{\nu_m}$ Repetitionen. Das bedeutet, dass bei einer Modulationsfrequenz $\nu_m > 1$ die Partikelverteilung schneller als die Bildrate variieren würde.

7.5.2 Einfluss der Dynamik auf das Frequenzspektrum

Für die Analyse des Frequenzspektrums ist zuerst der Übergang auf ein endliches Beobachtungsintervall notwendig. Dies geschieht durch die Multiplikation mit einer Fensterfunktion $w(t)$, sodass sich durch

$$\tilde{s}_w(t) = \tilde{s}(t) \cdot w(t) = s(t) \cdot m(t) \cdot w(t) \tag{7.27}$$

das gefensterte modulierte Signal und durch

$$s_w(t) = s(t) \cdot w(t) \tag{7.28}$$

der gefensterte statische Anteil ergibt. Die Fensterfunktion ist bei dieser Untersuchung stets auf das Intervall $[-\frac{T}{2}, \frac{T}{2}]$ lokalisiert. Durch die Phase des Modulationsanteils ist schon jedes beliebige Beobachtungsintervall des Datenstroms abgedeckt.

Für die Untersuchung der Dynamik wird nun das Frequenzspektrum des modulierten Signals $\mathcal{F}(\tilde{s}_w) = \tilde{S}_w$ mit dem Frequenzspektrum des statischen Anteils $\mathcal{F}(s_w) = S_w$ verglichen. Hierfür werden für ein besseres Verständnis zuerst anhand

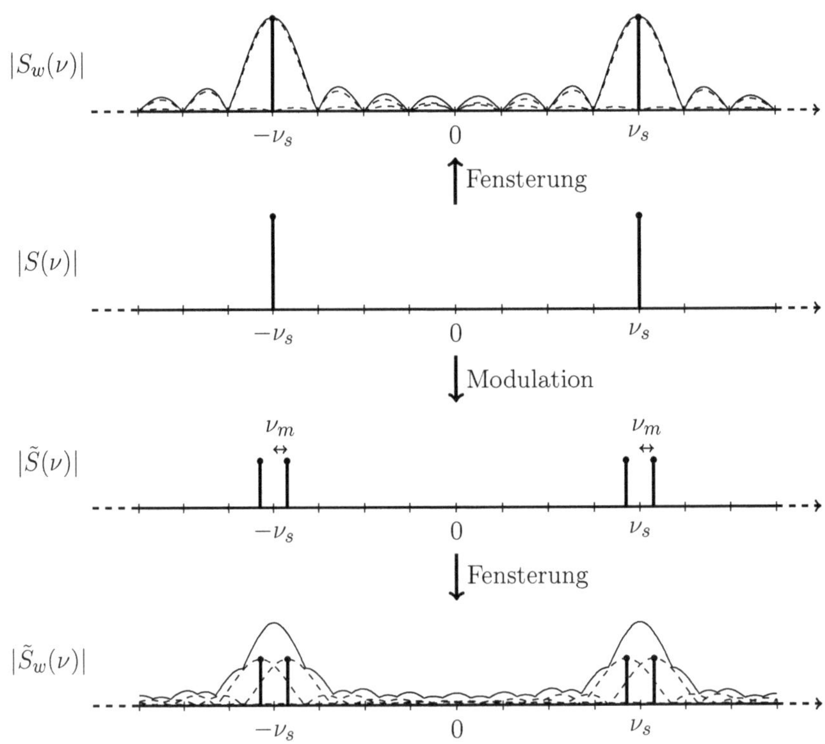

Abbildung 7.8: Schematische Darstellung des Einflusses einer Modulation mit Modulationsfrequenz $\nu_m = 0.3$ auf das Frequenzspektrum eines Signals mit $\nu_s \in \mathbb{N}$. Für die Fensterung wurde das Rechteckfenster verwendet. Das gesamte Signal (durchgezogene Linie) ergibt sich aus der Überlagerung der einzelnen Frequenzanteile (gestrichelte Linie). Die Fourier-Koeffizienten ergeben sich durch eine äquidistante Abtastung von S_w und $\tilde{S}_w$ an den ganzzahligen Frequenzen.

Abbildung 7.8 die Effekte qualitativ diskutiert. Im Anschluss werden formal die genauen Zusammenhänge hergeleitet.

Bei der kontinuierlichen Fourier-Transformation einer Sinus- oder Kosinusfunktion handelt es sich um zwei Dirac-Funktionen, die um die positive und die negative Anregungsfrequenz ν_s verschoben sind (siehe Gleichung (2.35) und (2.36)). Die Dirac-Funktion ist in Abbildung 7.8 durch ein Peak dargestellt. Auf Grund des Faltungssatzes (2.33) ergibt sich somit das Frequenzspektrum der gefensterten Signalfunktion S_w aus der Überlagerung zweier Frequenzspektren der Fensterfunktion, die um

$-\nu_s$ und ν_s verschoben wurden. Für dieses Beispiel wurde als Fensterfunktion das Rechteckfenster verwendet, sodass es sich hierbei um die Überlagerung zweier sinc-Funktionen handelt. Da es sich bei der Anregungsfrequenz um eine ganzzahlige Frequenz handelt, tragen nur die Fourier-Koeffizienten bei $-\nu_s$ und ν_s einen Wert. Alle anderen Fourier-Koeffizienten fallen gerade mit den Nullstellen der sinc-Funktion zusammen.

Die Multiplikation der Signalfunktion mit einer Sinusfunktion bewirkt eine Frequenzaufspaltung (siehe Gleichung (2.20)), sodass die modulierte Signalfunktion nun vier Dirac-Funktionen aufweist. Hierbei sind die Dirac-Funktionen jeweils um die Modulationsfrequenz ν_m verschoben im Vergleich zur Signalfrequenz ν_s. Das Frequenzspektrum der gefensterten modulierten Signalfunktion $\tilde{S}_w$ ergibt sich wiederum aus der Überlagerung der verschobenen sinc-Funktionen. Somit weist $\tilde{S}_w$ bei $\pm\nu_s$ einen Signalbetrag auf. Dieser unterscheidet sich aber im Wert im Vergleich zum Frequenzspektrum S_w der Signalfunktion. Des Weiteren handelt es sich bei $\pm\nu_s\pm\nu_m$ nicht mehr um eine ganzzahlige Frequenz, sodass die Nullstellen der verschobenen sinc-Funktion nicht mehr mit den ganzzahligen Frequenzen übereinstimmen. Aus diesem Grund weisen in diesem Fall alle Fourier-Koeffizienten einen Signalbeitrag auf. Dies entspricht wiederum dem Leck-Effekt.

Es ergeben sich somit zwei Auswirkungen durch die Modulation. Erstens wird der Fourier-Koeffizient an der Signalfrequenz ν_s verändert. Zweitens erzeugt die Modulation durch die Frequenzaufspaltung einen Leck-Effekt, sodass alle Fourier-Koeffizienten Störungen aufweisen. Die Auswirkungen beider Effekte werden in den folgenden beiden Abschnitten separat untersucht.

7.5.3 Quantifizierbarkeit der Dynamik

Durch eine Modulation verändert sich der Fourier-Koeffizient an der Signalfrequenz. Der nachfolgende Satz, der in dieser Arbeit bewiesen wurde, beschreibt hierfür das Verhältnis von $\tilde{S}_w(\omega_{\nu_s})$ zu $S_w(\omega_{\nu_s})$, d.h. das Verhältnis der ν_s-ten Fourier-Koeffizienten des modulierten und des statischen Signals, in Abhängigkeit der gewählten Fensterfunktion.

Satz 7.1. *Gegeben sei die Signalfunktion* $s(t) = s^s_{\nu_s}(t)$ *oder* $s(t) = s^c_{\nu_s}(t)$ *sowie die Modulationsfunktion* $m(t) = m_{\nu_m,\varphi}(t)$. *Sei* $w(t)$ *eine Fensterfunktion mit*

$W(2\,\omega_{\nu_s}) = 0$, *dann gilt:*

$$\tilde{S}_w(\omega_{\nu_s}) = \sin(\varphi)\frac{W(\omega_{\nu_m})}{W(0)}S_w(\omega_{\nu_s}) + E(\omega_{\nu_s}, \omega_{\nu_m}) \ , \tag{7.29}$$

wobei für den Fehlerterm $E(\omega_{\nu_s}, \omega_{\nu_m})$ *folgende Abschätzung gilt:*

$$|E(\omega_{\nu_s}, \omega_{\nu_m})| \leq \frac{1}{4}(|W(2\,\omega_{\nu_s} + \omega_{\nu_m})| + |W(2\,\omega_{\nu_s} - \omega_{\nu_m})|) \tag{7.30}$$

Beweis:

In diesem Beweis wird der Fall $s(t) = \sin(\omega_{\nu_s} t)$ betrachtet. Mit einer analogen Rechnung kann das gleiche Ergebnis für $s(t) = \cos(\omega_{\nu_s} t)$ hergeleitet werden. In dem Fall $s(t) = \sin(\omega_{\nu_s} t)$ ist die kontinuierliche Fourier-Transformation der Signalfunktion durch

$$S(\omega) = \frac{2\pi}{2i}\left(\delta(\omega - \omega_{\nu_s}) - \delta(\omega + \omega_{\nu_s})\right) \tag{7.31}$$

gegeben. Mit Hilfe des Faltungssatzes (2.33) ergibt sich damit die kontinuierliche Fourier-Transformation der gefensterten Signalfunktion durch

$$S_w(\omega) = \frac{1}{2i}\left(W(\omega - \omega_{\nu_s}) - W(\omega + \omega_{\nu_s})\right). \tag{7.32}$$

Auf Grund der Voraussetzung an die Fensterfunktion lässt sich der ν_s-te Fourier-Koeffizient zu

$$S_w(\omega_{\nu_s}) = \frac{1}{2i}\left(W(0) - W(2\,\omega_{\nu_s})\right) = \frac{1}{2i}W(0) \tag{7.33}$$

bestimmen. Nach dem Verschiebungssatz (2.30) gilt

$$s(t)e^{-\mathrm{i}(\omega_{\nu_m}t+\varphi)} = s(t)e^{-\mathrm{i}\omega_{\nu_m}t}e^{-\mathrm{i}\varphi} \leftrightarrow S(\omega + \omega_{\nu_m})e^{-\mathrm{i}\varphi}. \tag{7.34}$$

Damit ist die kontinuierliche Fourier-Transformation der modulierten Signalfunktion nach der Eulerschen Formel (2.18) durch

$$\begin{aligned}\tilde{S}(\omega) &= \mathcal{F}\left(s(t)\sin(\omega_{\nu_m}t + \varphi)\right)(\omega) \\ &= \mathcal{F}(s(t)\frac{i}{2}\left(e^{-\mathrm{i}(\omega_{\nu_m}t+\varphi)} - e^{\mathrm{i}(\omega_{\nu_m}+\varphi)}\right)(\omega) \\ &= \frac{i}{2}\left(S(\omega + \omega_{\nu_m})e^{-\mathrm{i}\varphi} - S(\omega - \omega_{\nu_m})e^{\mathrm{i}\varphi})\right)\end{aligned} \tag{7.35}$$

gegeben. Nach Gleichung (7.31) gilt somit

$$\begin{aligned}\tilde{S}(\omega) =& \frac{i}{2}\left(\frac{2\pi}{2i}\left(\delta(\omega + \omega_{\nu_m} - \omega_{\nu_s}) - \delta(\omega + \omega_{\nu_m} + \omega_{\nu_s})\right)e^{-\mathrm{i}\varphi}\right. \\ &\left. - \frac{2\pi}{2i}\left(\delta(\omega - \omega_{\nu_m} - \omega_{\nu_s}) - \delta(\omega - \omega_{\nu_m} + \omega_{\nu_s})\right)e^{\mathrm{i}\varphi}\right) \\ =& \frac{\pi}{2}\left(\delta(\omega + \omega_{\nu_m} - \omega_{\nu_s})e^{-\mathrm{i}\varphi} - \delta(\omega + \omega_{\nu_m} + \omega_{\nu_s})e^{-\mathrm{i}\varphi}\right. \\ &\left. - \delta(\omega - \omega_{\nu_m} - \omega_{\nu_s})e^{\mathrm{i}\varphi} + \delta(\omega - \omega_{\nu_m} + \omega_{\nu_s})e^{\mathrm{i}\varphi}\right)\end{aligned} \tag{7.36}$$

und wiederum mit Hilfe des Faltungssatzes (2.33) ergibt sich die kontinuierliche Fourier-Transformation der modulierten und gefensterten Signalfunktion zu

$$\begin{aligned}\tilde{S}_w(\omega) = &\frac{1}{4}\left(W(\omega + \omega_{\nu_m} - \omega_{\nu_s})e^{-\mathrm{i}\varphi} - W(\omega + \omega_{\nu_m} + \omega_{\nu_s})e^{-\mathrm{i}\varphi}\right.\\ &\left.-W(\omega - \omega_{\nu_m} - \omega_{\nu_s})e^{\mathrm{i}\varphi} + W(\omega - \omega_{\nu_m} + \omega_{\nu_s})e^{\mathrm{i}\varphi}\right). \end{aligned} \tag{7.37}$$

Die Auswertung von SM_w an der Stelle ω_{ν_s} liefert damit

$$\begin{aligned}\tilde{S}_w(\omega_{\nu_s}) &= \frac{1}{4}\left(W(\omega_{\nu_m})e^{-\mathrm{i}\varphi} - W(2\omega_{\nu_s} + \omega_{\nu_m})e^{-\mathrm{i}\varphi}\right.\\ &\qquad\left.-W(-\omega_{\nu_m})e^{\mathrm{i}\varphi} + W(2\omega_{\nu_s} - \omega_{\nu_m})e^{\mathrm{i}\varphi}\right)\\ &= \frac{1}{4}\left(W(\omega_{\nu_m})e^{-\mathrm{i}\varphi} - W(\omega_{\nu_m})e^{\mathrm{i}\varphi}\right.\\ &\qquad\left.-W(2\omega_{\nu_s} + \omega_{\nu_m})e^{-\mathrm{i}\varphi} + W(2\omega_{\nu_s} - \omega_{\nu_m})e^{\mathrm{i}\varphi}\right)\\ &= \frac{1}{4}W(\omega_{\nu_m})\left(e^{-\mathrm{i}\varphi} - e^{\mathrm{i}\varphi}\right)\\ &\quad+\frac{1}{4}\left(W(2\omega_{\nu_s} - \omega_{\nu_m})e^{\mathrm{i}\varphi} - W(2\omega_{\nu_s} + \omega_{\nu_m})e^{-\mathrm{i}\varphi}\right)\\ &= \frac{1}{2i}\sin(\varphi)W(\omega_{\nu_m})\\ &\quad+\frac{1}{4}\left(W(2\omega_{\nu_s} - \omega_{\nu_m})e^{\mathrm{i}\varphi} - W(2\omega_{\nu_s} + \omega_{\nu_m})e^{-\mathrm{i}\varphi}\right). \end{aligned} \tag{7.38}$$

Der zweite Teil von Gleichung (7.38) ergibt den Fehlerterm

$$E(\omega_{\nu_s}, \omega_{\nu_m}) = \frac{1}{4}\left(W(2\omega_{\nu_s} - \omega_{\nu_m})e^{\mathrm{i}\varphi} - W(2\omega_{\nu_s} + \omega_{\nu_m})e^{-\mathrm{i}\varphi}\right). \tag{7.39}$$

Damit ergibt sich direkt die Abschätzung

$$\begin{aligned}|E(\omega_{\nu_s}, \omega_{\nu_m})| &= |\frac{1}{4}\left(W(2\omega_{\nu_s} - \omega_{\nu_m})e^{\mathrm{i}\varphi} - W(2\omega_{\nu_s} + \omega_{\nu_m})e^{-\mathrm{i}\varphi}\right)|\\ &\le \frac{1}{4}\left(|W(2\omega_{\nu_s} - \omega_{\nu_m})e^{\mathrm{i}\varphi}| + |W(2\omega_{\nu_s} + \omega_{\nu_m})e^{-\mathrm{i}\varphi}|\right)\\ &= \frac{1}{4}\left(|W(2\omega_{\nu_s} - \omega_{\nu_m})| + |W(2\omega_{\nu_s} + \omega_{\nu_m})|\right) \end{aligned} \tag{7.40}$$

für den Fehlerterm. Aus Gleichung (7.33) und (7.38) folgt die Behauptung. □

Die Forderung $W(2\,\omega_{\nu_s}) = 0$ ist für das Rechteckfenster für jedes $\nu_s \in \mathbb{N}$ erfüllt. Für beliebige Fensterfunktionen gilt die Bedingung allerdings im Allgemeinen nicht. Typischerweise besitzen Fensterfunktionen aber bei ganzzahligen Frequenzen Nullstellen, sodass ab einer gewissen Frequenz die Bedingung erfüllt ist. Des Weiteren wird bei der spektralen Bereinigung die Fensterung derart angepasst, dass diese Bedingung für jedes Nutzsignal erfüllt ist.

Die Fensterfunktionen haben die Aufgabe, den Leck-Effekt zu unterdrücken und sind aus diesem Grund so konzipiert, dass $|W(\omega)| \to 0$ für $\omega \to \infty$ möglichst schnell gegen Null strebt, wobei hier der asymptotische Abfall gemeint ist. Diese Eigenschaft gilt ebenfalls auch für das Rechteckfenster mit dem Unterschied, dass der Abfall langsamer ausfällt. Aus diesem Grund gilt für alle relevanten Fensterfunktionen

$$|E(\omega_{\nu_s}, \omega_{\nu_m})| \to 0 \quad \text{für } \nu_s \to \infty \tag{7.41}$$

und selbst für kleine ν_s ist der Fehler vernachlässigbar. Des Weiteren sind bei Magnetic Particle Imaging die Fourier-Koeffizienten der niedrigen Frequenzen nicht nutzbar. Damit wird der ν_s-te Fourier-Koeffizient der Signalfunktionen in einer sehr guten Näherung durch den Modulationsfaktor

$$\hat{m} = \sin(\varphi)\frac{W(\omega_{\nu_m})}{W(0)} \tag{7.42}$$

verändert. Anschaulich entspricht das Ignorieren des Fehlerterms dem Verwerfen des negativen Zweiges in der Frequenzdarstellung. Wie in Abbildung 7.8 ersichtlich, ist auf Grund des schnellen Abklingverhalten selbst für kleine Frequenzen der Einfluss vernachlässigbar. Im Folgenden wird dieser Modulationsfaktor für das Rechteckfenster sowie ein ideales Flattop-Fenster bestimmt und analysiert.

Rechteckfenster

Es sei daran erinnert, dass für das Rechteckfenster die Frequenzantwort

$$W(\omega) = T\frac{\sin(\omega\frac{T}{2})}{\omega\frac{T}{2}} \tag{7.43}$$

durch die sinc-Funktion beschrieben wird. Damit ergibt sich der Modulationsfaktor

$$\hat{m} = \sin(\varphi)\frac{T\frac{\sin(\omega_{\nu_m}\frac{T}{2})}{\omega_{\nu_m}\frac{T}{2}}}{T} = \sin(\varphi)\frac{\sin(\omega_{\nu_m}\frac{T}{2})}{\omega_{\nu_m}\frac{T}{2}}. \tag{7.44}$$

Zur Einordnung der Frequenzmodulation wird der Mittelwert $\overline{m}$ der Modulationsfunktion bestimmt. Dieser ergibt sich durch Anwendung der Eulerschen Formel

(2.19) zu

$$
\begin{aligned}
\overline{m} &= \frac{1}{T}\int_{-\frac{T}{2}}^{\frac{T}{2}} \sin(\omega_{\nu_m} t + \varphi)\mathrm{d}t \\
&= \frac{1}{T\omega_{\nu_m}}\left(\cos(-\omega_{\nu_m}\tfrac{T}{2} + \varphi) - \cos(\omega_{\nu_m}\tfrac{T}{2} + \varphi)\right) \\
&= \frac{1}{2\,T\omega_{\nu_m}}\left(e^{-\mathrm{i}\omega_{\nu m}\frac{T}{2}}e^{\mathrm{i}\varphi} + e^{\mathrm{i}\omega_{\nu m}\frac{T}{2}}e^{-\mathrm{i}\varphi} - e^{\mathrm{i}\omega_{\nu m}\frac{T}{2}}e^{\mathrm{i}\varphi} - e^{-\mathrm{i}\omega_{\nu m}\frac{T}{2}}e^{-\mathrm{i}\varphi}\right) \\
&= \frac{1}{2\,T\omega_{\nu_m}}\left(e^{-\mathrm{i}\omega_{\nu m}\frac{T}{2}} - e^{\mathrm{i}\omega_{\nu m}\frac{T}{2}}\right)\left(e^{\mathrm{i}\varphi} - e^{-\mathrm{i}\varphi}\right) \\
&= \frac{1}{2\,T\omega_{\nu_m}}(-2i)\sin\left(\omega_{\nu_m}\tfrac{T}{2}\right)2i\sin(\varphi) \\
&= \sin(\varphi)\frac{\sin(\omega_{\nu_m}\frac{T}{2})}{\omega_{\nu_m}\frac{T}{2}}.
\end{aligned}
\tag{7.45}
$$

Somit entspricht der Modulationsfaktor $\hat{m}$ für das Rechteckfenster dem Mittelwert der Modulationsfunktion $\overline{m}$. Das bedeutet, dass bei der Standardanwendung der Fourier-Transformation mit dem Rechteckfenster der Fourier-Koeffizient, der zur Signalfrequenz korrespondiert, über den Beobachtungszeitraum gemittelt wird.

Ideales Flattop-Fenster

Bei dem idealen Flattop-Fenster handelt es sich um eine rein theoretische Fensterfunktion. Diese ist über die Frequenzantwort durch

$$
W(\omega) = \begin{cases} 1, & \text{falls } |\omega| < \hat{\omega} \\ 0, & \text{sonst} \end{cases}
\tag{7.46}
$$

definiert. Die Grenzkreisfrequenz $\hat{\omega} > 0$ beschreibt den Frequenzbereich mit vollständiger Amplitudentreue. Im Zeitbereich entspricht das ideale Flattop-Fenster der sinc-Funktion und besitzt somit keinen endlichen Träger, wodurch jede Realisierung auf Grund der Beschränkung auf ein endliches Intervall zu einer Abweichung führen würde. Es ist allerdings möglich, Fensterfunktionen mit relativ hoher Amplitudentreue zu definieren, wie beispielsweise das FT1A05-Fenster. Im Allgemeinen gilt allerdings, dass eine Verbesserung der Amplitudentreue mit einer Verringerung der Seitenbandunterdrückung korreliert.

Falls die Modulationsfrequenz kleiner als die Grenzkreisfrequenz ist, beträgt der Modulationsfaktor

$$
\hat{m} = \sin(\varphi)\frac{W(\omega_{\nu_m})}{W(0)} = \sin(\varphi)\frac{1}{1} = \sin(\omega_{\nu_m}\cdot 0 + \varphi) = m(0)
\tag{7.47}
$$

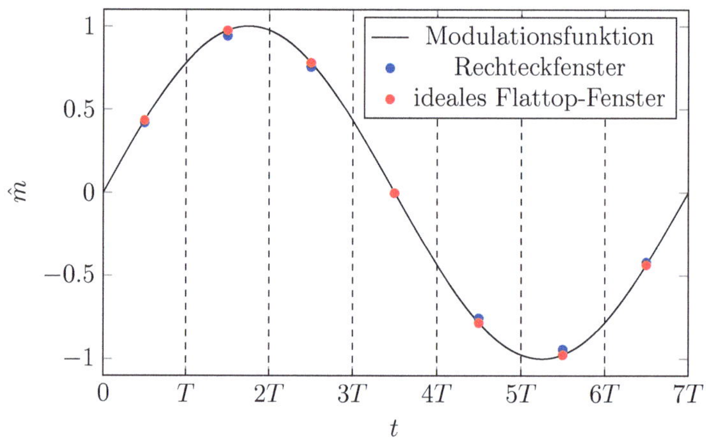

Abbildung 7.9: Modulationsfaktor der Modulationsfunktion $m_{\nu_m,\varphi}(t)$ mit $\nu_m = \frac{1}{7}$ und $\varphi = 0$ in Abhängigkeit von der Fensterfunktion für die sieben Repetitionen einer Periode der Modulationsfunktion. Der Modulationsfaktor des Rechteckfenster entspricht dem Mittelwert über die Repetition. Das ideale Flattop-Fenster liefert den Wert im Zentrum der Repetitionen als Modulationsfaktor.

für das ideale Flattop-Fenster. Somit liefert ein ideales Flattop-Fensters für die Signalfrequenz ν_s den Fourier-Koeffizienten, der mit dem Signalwert im Zentrum des Beobachtungsintervalls korrespondiert.

Vergleich Rechteck- und ideales Flattop-Fenster

Sowohl das Rechteckfenster als auch das ideale Flattop-Fenster führen jeweils zu einem wohldefinierten quantitativen Verhalten unabhängig von der Modulationsfrequenz. Sie unterscheiden sich allerdings in der Erhaltung der Modulationsamplitude. In Abbildung 7.9 wird zur Illustration der Modulationsfaktor für eine Modulationsfunktion mit Modulationsfrequenz $\nu_m = \frac{1}{7}$ für die sieben verschiedenen Repetitionen dieser Modulationsfunktion in Abhängigkeit zur Fensterfunktion dargestellt. Der Modulationsfaktor des idealen Flattop-Fensters stimmt mit dem Wert im Zentrum der Repetition überein. Für das Rechteckfenster dagegen entspricht der Modulationsfaktor dem Mittelwert über die Repetition. Auf Grund der Mittelung verringert sich jedoch auch die wiedergegebene Modulationsamplitude. Dieser Effekt verstärkt sich mit zunehmender Modulationsfrequenz. Deshalb sollte für die Untersuchung dynamischer Partikelverteilungen eine Fensterfunktion mit möglichst hoher Amplitudentreue gewählt werden.

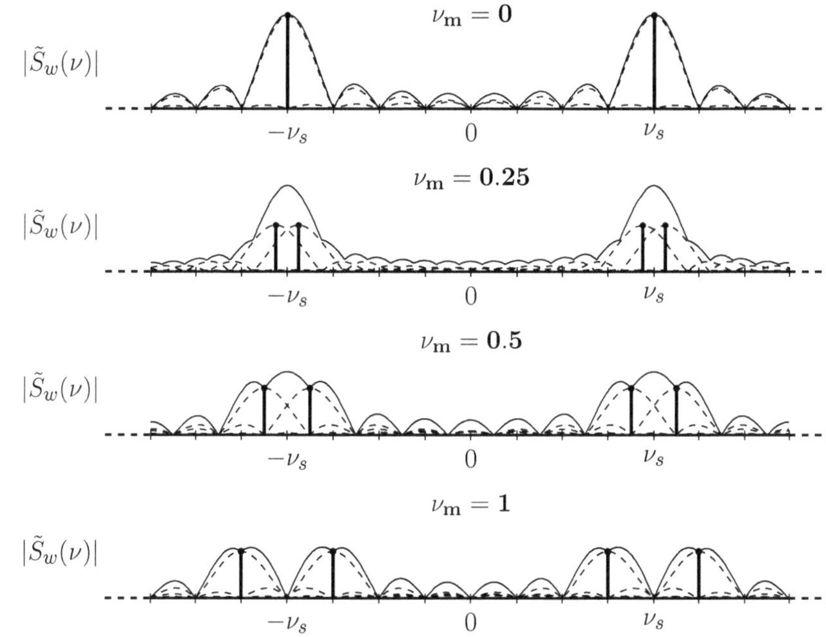

Abbildung 7.10: Schematische Darstellung des Einflusses einer Modulation auf das Frequenzspektrum eines Signals mit $\nu_s \in \mathbb{N}$ in Abhängigkeit von der Modulationsfrequenz ν_m. Für die Fensterung wurde das Rechteckfenster verwendet. Das gesamte Signal (durchgezogene Linie) ergibt sich aus der Überlagerung der einzelnen Frequenzanteile (gestrichelte Linie). Die Fourier-Koeffizienten ergeben sich durch eine äquidistante Abtastung von $\tilde{S}_w$ an den ganzzahligen Frequenzen.

7.5.4 Dynamikabhängige Störsignale

Der Leck-Effekt führt dazu, dass nach der Frequenzaufspaltung nicht nur der ν_s-te Fourier-Koeffizient einen Signalwert trägt, sondern alle Fourier-Koeffizienten ein Signal aufweisen. In Abbildung 7.10 ist schematisch die Veränderung des Frequenzspektrums in Abhänigigkeit zur Modulationsfrequenz ν_m dargestellt. Mit zunehmender Modulationsfrequenz vergrößert sich die Frequenzaufspaltung und damit erhöht sich auch der Einfluss auf die anderen Fourier-Koeffizienten, die nicht mit der Signalfrequenz ν_s korrespondieren. Für eine Modulationsfrequenz von $\nu_s = \frac{1}{2}$ beträgt die Frequenzaufspaltung gerade einem halben FT-bin. Da die Frequenzantwort jeder Fensterfunktion symmetrisch ist, wird in diesem Fall, unabhängig von der Fensterfunktion, der gleiche Signalwert auf beide benachbarten FT-bins projiziert. Somit ist die Störung auf dem gleichen Niveau wie das Nutzsignal. Außerdem kann es keine Fensterfunktion geben, die eine Modulation mit Modulationsfrequenz $\nu_m \geq \frac{1}{2}$ ohne Fehler wiedergibt. Beträgt die Modulationsfrequenz gerade der Bildrate, d.h. $\nu_m = 1$, so entspricht die Frequenzaufspaltung einem FT-bin. Für den Fall des Rechteckfensters trägt der ν_s-te Fourier-Koeffizient kein Signal mehr. Das gesamte Signal ist hier auf die benachbarten Fourier-Koeffizienten verschoben worden. Es sei angemerkt, dass der Mittelwert über eine vollständige Periode Null beträgt und somit die Ergebnisse konsistent zu den Erkenntnissen aus dem vorherigen Kapitel sind.

Die Störsignale auf Grund des Leck-Effekts werden durch die statische Kalibration nicht mit abgedeckt. Somit erzeugen dynamische Partikelverteilungen Inkonsistenzen im Rekonstruktionsproblem, die wiederum die Rekonstruktion erschweren. Durch eine Verringerung des Leck-Effekts können diese Inkonsistenzen verringert und damit das Rekonstruktionsverfahren stabilisiert werden.

7.6 Spektrale Bereinigung

Das Ziel der spektralen Bereinigung ist es, den Leck-Effekt bei Magnetic Particle Imaging mit Hilfe der Anwendung einer Fensterfunktion zu verringern. Bei einem Abtastzeitraum von einem Lissajous-Zyklus weisen die MPI-Nutzsignale allerdings einen Frequenzabstand von einem FT-bin auf. Da jede Fensterfunktion mit Ausnahme des Rechteckfensters zu einer Frequenzverbreiterung führt, kann keine andere Fensterfunktion direkt angewendet werden, ohne dass es zu einer Datenvermischung kommt. Aus diesem Grund muss das Verfahren der Fensterung in dem Maße angepasst werden, dass für MPI-Signale die maximale Frequenzselektivität erhalten bleibt und die MPI-Nutzsignale weiterhin exakt dargestellt werden können. Diese angepasste Fensterung, die im Rahmen dieser Arbeit entwickelt wurde, wird als spektrale Bereinigung bezeichnet.

7.6.1 Verfahren

In Abbildung 7.11 sind anhand zweier komplexer Exponentialfolgen die spektrale Bereinigung und ihre Auswirkungen illustriert. Die Exponentialfolge auf der linken Seite besitzt eine ganzzahlige Frequenz, die auf dem Frequenzraster liegt. Diese entspricht einem MPI-Nutzsignal und es ist klar zu erkennen, dass es trotz des Verfahrens exakt wiedergegeben wird. Es zeigt sich kein Unterschied zwischen dem

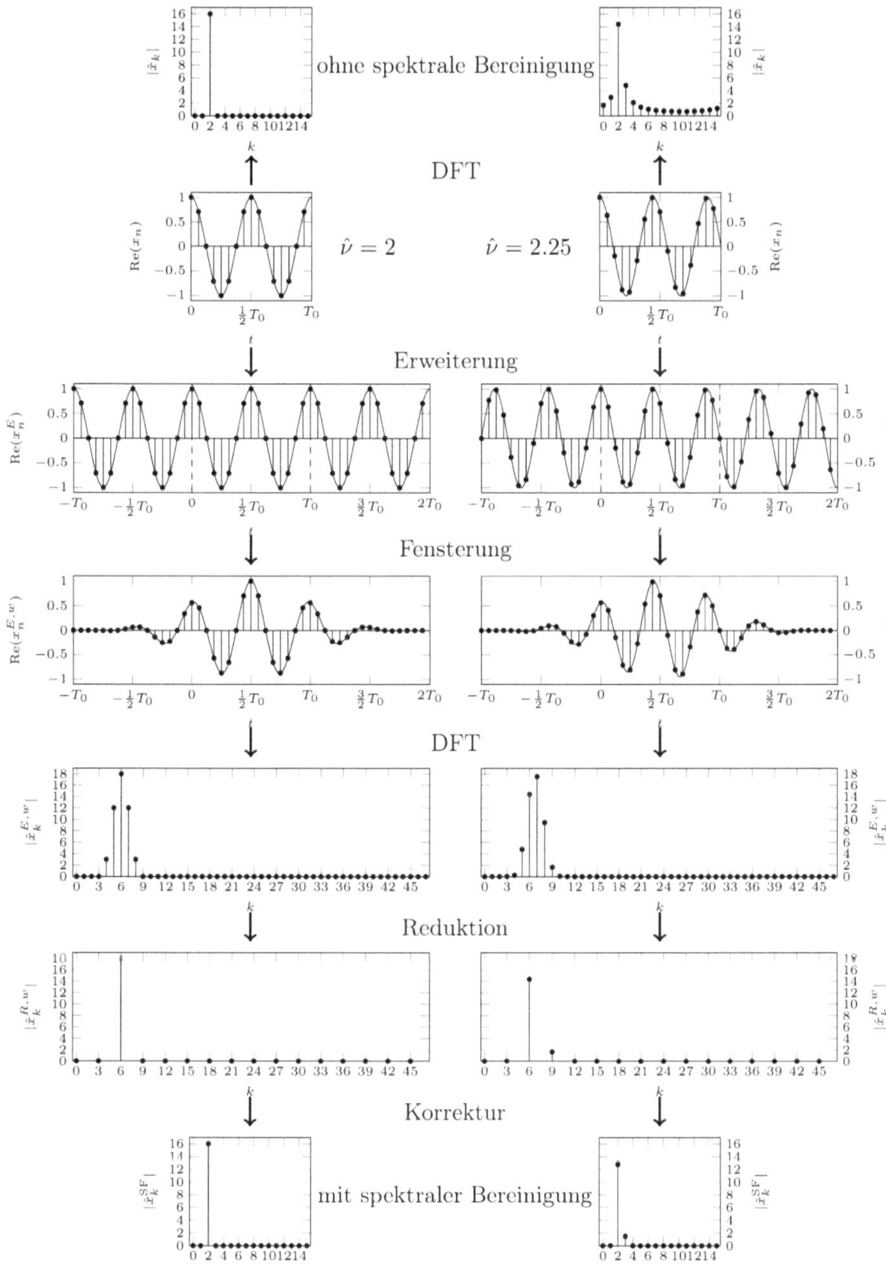

Abbildung 7.11: Spektrale Bereinigung am Beispiel zweier komplexer Exponentialfolgen mit unterschiedlichen Frequenzen. Die Folge mit der Frequenz $\hat{\nu} = 2$ entspricht einem Nutzsignal, das nicht verändert wird. Dagegen entspricht die Frequenz $\hat{\nu} = 2.25$ einem Störsignal, dessen Einfluss verringert wird. Die Fensterung wurde mit dem Cos^4-Fenster durchgeführt.

Ergebnis mit und ohne spektraler Bereinigung. Im Gegensatz dazu liegt die Frequenz der rechten Exponentialfolge nicht auf dem Frequenzraster und korrespondiert somit mit einer Störfrequenz. Hier zeigt sich eine deutliche Verringerung des Leck-Effektes. Während ohne spektrale Bereinigung alle Frequenzen ein Signal tragen, ist nach der spektralen Bereinigung nur bei $k = 2$ und $k = 3$ ein signifikantes Signal zu erkennen. Mit Hilfe der spektralen Bereinigung kann die Störfrequenz selber nicht eliminiert werden, aber der Einfluss durch den Leck-Effekt auf das gesamte Spektrum wird reduziert. Im Folgenden werden die einzelnen Schritte der spektralen Bereinigung explizit vorgestellt.

Erweiterung

Da jede Fensterfunktion, außer das Rechteckfenster, zu einer Frequenzverbreiterung führt, ist eine Vergrößerung des Abtastzeitraumes notwendig, um diesen negativen Effekt zu eliminieren. Aus diesem Grund werden bei der spektralen Bereinigung anstatt einer Repetition zusätzlich Messdaten davor und danach mitberücksichtigt. So wird beim Beispiel in Abbildung 7.11 jeweils zusätzlich eine Repetition vor und nach der zu analysierenden Repetition verwendet und man erhält einen erweiterten Datenblock $(x_n^E)_{n=0}^{N \cdot N_{\mathrm{Rep}}-1}$, wobei die Gesamtzahl an verwendeten Repetitionen mit N_{Rep} bezeichnet wird und in diesem Beispiel damit drei beträgt. Bei einer Messreihe von mehreren Repetitionen werden jeweils Blöcke von N_{Rep} Repetitionen nacheinander prozessiert, wobei sich die Blöcke bis auf eine Repetition überlappen. Damit ergibt sich, dass bei jeder Messreihe unabhängig von der Anzahl an Repetitionen zusätzlich $(N_{\mathrm{Rep}} - 1)$ Repetitionen aufgenommen werden müssen. Es ist auch möglich, die zu prozessierende Repetition nur mit dem Anteil einer Repetitionen zu erweitern. Hier gilt zu berücksichtigten, dass die Phase des Spektrums angepasst werden muss, falls die Daten nicht mit ganzen Repetitionen aufgefüllt werden, da eine Verschiebung im Zeitbereich einer Phasenänderung im Frequenzraum entspricht (siehe Gleichung (2.30)).

Fensterung und DFT

Auf diesen erweiterten Datenblock wird nun die Fensterung angewendet, indem der Datenblock mit einer Fensterfunktion $(w_n)_{n=0}^{N \cdot N_{\mathrm{Rep}}-1}$ multipliziert wird. In dem Beispiel 7.11 wird das Cos^4-Fenster verwendet. Im nächsten Schritt wird nun die diskrete Fourier-Transformation ausgeführt und man erhält den Fourier-Koeffizienten Vektor $(\hat{x}_k^{E,w})_{k=0}^{N \cdot N_{\mathrm{Rep}}-1}$. Auf Grund der Erweiterung des Abtastzeitraumes und der damit verbundenen Verringerung der Grundfrequenz korrespondieren nun $\hat{x}_k$ und

$\hat{x}^E_{N_{\text{Rep}}\cdot k}$, $k = 0, \ldots N-1$ mit den gleichen physikalischen Frequenzen. Es ist gut zu erkennen, dass es auf Grund der Fensterung zu einer Frequenzverbreiterung kommt und das Signal unabhängig von der Frequenz auf mehrere Fourier-Koeffizienten verteilt wird. Die komplexe Exponentialfolge mit $\hat{\nu} = 2$ weist nun auf fünf Fourier-Koeffizienten ein Signal auf, und zwar genau auf dem mit der Frequenz korrespondierenden Fourier-Koeffizienten $\hat{x}^{E,w}_6$ und den jeweils beiden benachbarten Fourier-Koeffizienten. Alle anderen Fourier-Koeffizienten tragen kein Signal, da das Cos^4-Fenster im Frequenzraum gerade bei den Frequenzen $\nu = \pm 3, \pm 4 \ldots$ Nullstellen aufweist. Im Gegensatz dazu tragen bei der komplexen Exponentialfolge mit $\hat{\nu} = 2.25$ alle Fourier-Koeffizienten ein Signal. Da allerdings die Dämpfung der Seitenbanden beim Cos^4-Fenster sehr hoch ist, kann hier ein signifikantes Signal aber ebenfalls nur in der Nähe mit der Frequenz korrespondierenden Fourier-Koeffizienten erkannt werden.

Reduktion

Im folgenden Schritt wird nun ausgenutzt, dass die Nutzsignale bei MPI schon auf dem Frequenzraster liegen, falls der Abtastzeitraum nur einem Lissajous-Zyklus entspricht. Das bedeutet, dass nur die Fourier-Koeffizienten mit $k = 0, N_{\text{Rep}}, 2 \cdot N_{\text{Rep}}, \ldots, (N-1) \cdot N_{\text{Rep}}$ ein Nutzsignal tragen können. Alle anderen Fourier-Koeffizienten enthalten entweder Artefakte auf Grund der Fensterung oder Störsignale und können verworfen werden. In dem Beispiel bedeutet das, dass nur die Fourier-Koeffizienten $\hat{x}^E_k$ mit $k = 0, 3, 6, 9, \ldots, 45$ ein Nutzsignal tragen können. Durch den Reduktionsschritt werden bei der komplexen Exponentialfolge mit $\hat{\nu} = 2.25$ zwar nicht alle Störungen verworfen, so ist z.B. beim Fourier-Koeffizient $\hat{x}^{E,w}_9$ noch ein signifikantes Signal zu erkennen, aber ein Großteil kann eliminiert werden.

Korrektur

Nachdem die Fourier-Koeffizienten wieder verworfen wurden, die zusätzlich durch die Vergrößerung des Beobachtungsintervalls entstanden sind, entspricht das Spektrum gerade dem Frequenzspektrum einer einzelnen Repetition. Zusätzlich muss noch der Korrekturfaktor

$$c_w = \frac{N}{N_{\text{Rep}} \sum_{i=0}^{N-1} w_i} \tag{7.48}$$

berücksichtigt werden, da die diskrete Fourier-Transformation linear von der Anzahl an Diskretisierungspunkten abhängt und die Fensterfunktion im Allgemeinen auf einen maximalen Wert im Zeitbereich von eins und nicht auf den Einfluss auf das Frequenzspektrum normiert sind. Für die Methode Cos^4-Fenster-(3) beträgt der Korrekturfaktor gerade $\frac{8}{9}$. Verwendet man sowohl für die Aufnahme der Systemmatrix als auch für die Objektmessung die spektrale Bereinigung mit derselben Methode, so ist der Korrekturschritt nicht notwendig, da es sich lediglich um einen skalaren Korrekturfaktor handelt, der durch die Kalibration mit abgedeckt ist. Für eine effiziente Implementierung der spektralen Bereinigung kann der Korrekturfaktor direkt in die Definition der Fensterfunktion integriert werden.

Rücktransformation

Ist man an den Zeitdaten interessiert, so können diese mit Hilfe der Inversen diskreten Fourier-Transformation berechnet werden. Dieser Schritt ist in dem Beispiel 7.11 nicht dargestellt. Da bei der Verwendung des Systemmatrix-Ansatzes die Daten im Frequenzraum benötigt werden, ist in diesem Fall die Rücktransformation nicht notwendig.

Nomenklatur

Da die spektrale Bereinigung durch die Wahl der Fensterfunktion sowie die Anzahl an verwendeten Repetitionen eindeutig bestimmt ist, wird die verwendete Methode durch Fensterfunktion-(N_{Rep}) abgekürzt. So wurde beispielsweise in Abbildung 7.11 die Methode Cos^4-Fenster-(3) verwendet, da bei der Fensterung das Cos^4-Fenster zum Einsatz kam und die zu prozessierende Repetition um jeweils eine Repetition davor und danach erweitert wurde.

7.6.2 Effektive Mittelung

Die spektrale Bereinigung in Kombination mit dem Rechteckfenster stellt einen Spezialfall dar und die Auswirkungen werden im folgenden Satz dargelegt.

Satz 7.2. *Seien $\mathbf{x}^{(1)}, \ldots, \mathbf{x}^{(N_{Rep})} \in \mathbb{R}^N$ N_{Rep} Repetitionen, die mit Hilfe der spektralen Bereinigung in Kombination mit dem Rechteckfenster zu $\mathbf{x}^{SF} \in \mathbb{R}^N$ prozessiert werden, dann gilt:*

$$\mathbf{x}^{SF} = \frac{1}{N_{Rep}} \sum_{i=1}^{N_{Rep}} \mathbf{x}^{(i)} \tag{7.49}$$

Beweis:
Es sei daran erinnert, dass die diskrete Fourier-Transformation durch

$$\hat{x}_k = \sum_{j=0}^{N-1} \omega_N^{kj} x_j \tag{7.50}$$

und die Inverse diskrete Fourier-Transformation durch

$$x_j = \frac{1}{N} \sum_{k=0}^{N-1} \omega_N^{-kj} \hat{x}_k \tag{7.51}$$

gegeben ist, wobei

$$\omega_N = e^{\frac{-2\pi \mathrm{i}}{N}} \tag{7.52}$$

die N-te komplexe Einheitswurzel bezeichnet. Diese besitzt folgende Eigenschaften:

1. $\omega_N^N = 1$
2. $\omega_{lN}^{lk} = \omega_N^k$
3. $\sum_{k=0}^{N-1} \omega_N^{kl} \omega_N^{-km} = \begin{cases} N & \text{, falls } l \equiv m \mod N \\ 0 & \text{, sonst} \end{cases}$

Die erste Eigenschaft beschreibt die definierende Eigenschaft der N-ten komplexen Einheitswurzel und ergibt sich durch direktes Einsetzen. Eigenschaft zwei lässt sich durch $\omega_{lN}^{lk} = e^{\frac{-2\pi \mathrm{i}}{lN} lk} = e^{\frac{-2\pi \mathrm{i}}{N} k} = \omega_N^k$ direkt nachrechnen. Zum Nachweis der dritten Eigenschaften muss nach dem Zusammenfassen der Einheitswurzeln zu $\sum_{k=0}^{N-1} \omega_N^{kl} \omega_N^{-km} = \sum_{k=0}^{N-1} \omega_N^{k(l-m)}$ eine Fallunterscheidung gemacht werden.
Fall 1: $l \equiv m \mod N \Rightarrow \exists j \in \mathbb{N} : (l-m) = jN$
Damit ergibt sich $\sum_{k=0}^{N-1} \omega_N^{k(l-m)} = \sum_{k=0}^{N-1} \omega_N^{kjN} \overset{1)}{=} \sum_{k=0}^{N-1} 1^{kj} = N$.
Fall 2: $l \not\equiv m \mod N \Rightarrow \nexists j \in \mathbb{N} : (l-m) = jN$
Somit gilt in diesem Fall $\omega_N^{l-m} \neq 1$. Dadurch ergibt sich mit Hilfe der Geometrischen Summenformel (2.21) $\sum_{k=0}^{N-1} \omega_N^{k(l-m)} = \frac{1-\omega_N^{(l-m)N}}{1-\omega_N^{l-m}} \overset{1)}{=} 0$.
Im Erweiterungsschritt der spektralen Bereinigung werden die N_{Rep} Repetitionen zu einem Messvektor

$$\mathbf{x}^E = \left(\mathbf{x}^{(1)}, \ldots, \mathbf{x}^{(N_{\text{Rep}})}\right) \in \mathbb{R}^{N \cdot N_{\text{Rep}}} \tag{7.53}$$

zusammengefasst. Da das Rechteckfenster einer Gewichtung mit eins entspricht, wird die diskrete Fourier-Transformation direkt auf den erweiterten Messvektor angewendet

$$\hat{x}_k^E = \sum_{j=0}^{N \cdot N_{\text{Rep}}-1} \omega_{N \cdot N_{\text{Rep}}}^{kj} x_j^E. \tag{7.54}$$

Durch die Substitution $j = (i-1)N + l$ ergibt sich die Doppelsumme

$$\hat{x}_k^E = \sum_{i=1}^{N_{\text{Rep}}} \sum_{l=0}^{N-1} \omega_{N \cdot N_{\text{Rep}}}^{k((i-1)N+l)} x_{(i-1)N+l}^E = \sum_{i=1}^{N_{\text{Rep}}} \sum_{l=0}^{N-1} \omega_{N \cdot N_{\text{Rep}}}^{k((i-1)N+l)} x_l^{(i)}. \tag{7.55}$$

Im folgenden Reduktionsschritt

$$\hat{\mathbf{x}}^R \in \mathbb{R}^N \text{ mit } \hat{x}_k^R = \hat{x}_{k \cdot N_{\text{Rep}}}^E \tag{7.56}$$

wird der Messvektor auf die Vielfachen der Grundfrequenz einer Repetition reduziert. Der prozessierte Messvektor $\mathbf{x}^{\text{SF}}$ wird durch die Inverse diskrete Fourier-Transformation des reduzierten Messvektors bestimmt:

$$\begin{aligned}
x^{\text{SF}}(j) &= c_w \frac{1}{N} \sum_{k=0}^{N-1} \omega_N^{-kj} \hat{x}_k^R && (7.57)\\
&= c_w \frac{1}{N} \sum_{k=0}^{N-1} \omega_N^{-kj} \hat{x}_{k \cdot N_{\text{Rep}}}^E && (7.58)\\
&= c_w \frac{1}{N} \sum_{k=0}^{N-1} \sum_{i=1}^{N_{\text{Rep}}} \sum_{l=0}^{N-1} \omega_N^{-kj} \omega_{N \cdot N_{\text{Rep}}}^{k \cdot N_{\text{Rep}}((i-1)N+l)} x_l^{(i)} && (7.59)\\
&\overset{2)}{=} c_w \frac{1}{N} \sum_{k=0}^{N-1} \sum_{i=1}^{N_{\text{Rep}}} \sum_{l=0}^{N-1} \omega_N^{-kj} \omega_N^{k((i-1)N+l)} x_l^{(i)} && (7.60)\\
&= c_w \frac{1}{N} \sum_{i=1}^{N_{\text{Rep}}} \sum_{l=0}^{N-1} \underbrace{\sum_{k=0}^{N-1} \omega_N^{-kj} \omega_N^{k((i-1)N+l)}}_{\overset{3)}{=} \begin{cases} N & \text{, falls } j = l \\ 0 & \text{, sonst} \end{cases}} x_l^{(i)} && (7.61)\\
&= c_w \frac{1}{N} \sum_{i=1}^{N_{\text{Rep}}} N x_j^{(i)} && (7.62)\\
&= c_w \sum_{i=1}^{N_{\text{Rep}}} x_j^{(i)} && (7.63)
\end{aligned}$$

Da das Rechteckfenster den Korrekturfaktor $c_w = \frac{1}{N_{\text{Rep}}}$ besitzt, folgt die Behauptung. □

Nach Satz 7.2 entspricht somit die spektrale Bereinigung in Kombination mit dem Rechteckfenster einer Mittelwertbildung. Die anderen Fensterfunktionen verursachen ebenfalls eine gewisse Mittelung. Da diese allerdings typischerweise zum Rand hin gegen Null tendieren, ist der Mittelungseffekt geringer einzuschätzen. In Abbildung 7.11 wird beispielsweise das Cos^4-Fenster verwendet und es ist klar zu erkennen, dass die Fensterfunktion schnell abfällt und im Wesentlichen nur die Werte der mittleren Repetition zum Ergebnis beitragen. Ausgehend von diesen Erkenntnissen wird die effektive Mittelung $\overline{e}$ der spektralen Bereinigung mit der Methode Fensterfunktion-(N_{Rep}) durch

$$\overline{e} = \frac{\int_0^{N_{\text{Rep}}\cdot T} w(t)\mathrm{d}t}{\int_{\frac{N_{\text{Rep}}-1}{2}\cdot T}^{\frac{N_{\text{Rep}}+1}{2}\cdot T} w(t)\mathrm{d}t} \tag{7.64}$$

definiert, wobei $w(t)$ der angewandten Fensterfunktion entspricht, die auf das Beobachtungsintervall $[0, N_{\text{Rep}} \cdot T]$ angewendet wird. Die effektive Mittelung entspricht damit dem Verhältnis des Gesamteinflusses der Fensterfunktion zum Einfluss auf die zu analysierende Repetition. Für den Fall Rechteckfenster-(N_{Rep}) ergibt sich die effektive Mittelung $\overline{e} = N_{\text{Rep}}$, sodass die Definition konsistent zu Satz 7.2 ist.

Die effektive Mittelung der spektralen Bereinigung weiterer Fensterfunktionen kann der Tabelle 7.3 entnommen werden. Für die hier vorgestellten Fensterfunktionen führt die spektrale Bereinigung jeweils nur zu einer geringfügigen effektiven Mittelung im Vergleich zu einer reinen Mittelung. Auffallend ist hierbei, dass die Methode FT1A05-Fenster-(3) eine sehr geringe effektive Mittelung von $\overline{e} = 1.05$ besitzt. Im Gegensatz zu den anderen Fensterfunktionen nimmt das FT1A05-Fenster zum Rand hin allerdings auch negative Werte an. Dieses Ergebnis korrespondiert zu der Erkenntnis aus dem Kapitel 7.5.3 über die Quantifizierbarkeit der Dynamik, dass ein ideales Flattop-Fenster nicht mittelt, sondern den Wert im Zentrum des Beobachtungsintervalls liefert. Insgesamt zeigt sich, dass sich trotz der Erhöhung der Beobachtungszeit die auflösbare Dynamik durch die spektrale Bereinigung nicht wesentlich verschlechtert.

7.6.3 Auswahl der Fensterfunktion

Die Auswahl der Fensterfunktion muss stets an das Anforderungsprofil eines Problems angepasst werden. Dies gilt im Speziellen für die spektrale Bereinigung. Hier ist das wichtigste Kriterium, dass die Frequenzen, die auf dem Frequenzraster einer Repetition liegen, exakt wiedergegeben werden. Aus diesem Grund ist es notwendig, dass die Nullstellen der Fensterfunktion ab einer gewissen Grenze G_{min} alle weiteren ganzzahligen Frequenzen abdecken. In diesem Fall kann mit Hilfe von G_{min}

Tabelle 7.3: Effektive Mittelung verschiedener Methoden der spektralen Bereinigung.

spektrale Bereinigung	effektive Mittelung
Rechteckfenster-(2)	2
Rechteckfenster-(3)	3
Hanning-Fenster-(2)	1.22
Hanning-Fenster-(3)	1.64
Cos^4-Fenster-(3)	1.34
Nuttall3b-Fenster-(3)	1.47
FT1A05-Fenster-(3)	1.05

zusätzlichen Repetitionen die Frequenzverbreiterung, die durch die Fensterfunktion verursacht wird, im Reduktionsschritt wieder aufgehoben werden. Damit die effektive Mittelung gering gehalten wird, sollten allerdings möglichst wenige zusätzliche Repetitionen benötigt werden. Aus diesem Grund sind Fensterfunktion mit einer geringen Frequenzverbreiterung zu bevorzugen. Außerdem sollte die Fensterfunktion eine gute Seitenbandunterdrückung zur Reduktion des Leck-Effektes besitzen. Eine Erhöhung der Seitenbandunterdrückung bewirkt jedoch wiederum eine Vergrößerung der Frequenzverbreiterung. Allerdings ist es nicht notwendig, die Seitenbandunterdrückung beliebig groß zu wählen. Für eine vollständige Eliminierung der Störungen genügt es, wenn der Leck-Effekt unter dem Rauschuntergrund liegt. Somit ergibt sich für die notwendige Seitenbandunterdrückung das Verhältnis aus der Signalintensität der Störquelle zum Grundrauschlevel.

Das Hanning-Fenster weist eine sehr geringe Frequenzverbreiterung auf, sodass mit zusätzlich einer halben Repetition, d.h. $N_{\text{Rep}} = 2$, ohne Verlust an Informationen, die spektrale Bereinigung durchgeführt werden kann. Allerdings besitzt das Hanning-Fenster nur eine Seitenbandunterdrückung von -31.5 dB. Ist eine größere Seitenbandunterdrückung notwendig, so können das Cos^4-Fenster oder das Nuttall3b-Fenster verwendet werden. Diese weisen mit -46.7 dB bzw. -71.5 dB eine deutlich höhere Seitenbandunterdrückung auf. Dafür muss allerdings auch $N_{\text{Rep}} = 3$ gewählt werden, damit die Frequenzverbreiterung durch den Reduktionsschritt ausgeglichen werden kann. Betrachtet man die effektive Mittelung, so erhöht sich diese aber nur um 0.12 bzw. 0.25 im Vergleich zum Hanning-Fenster, da das Cos^4-Fenster und das Nuttall3b-Fenster wesentlich schneller abfallen. Das Nuttall3b-Fenster besitzt zwar eine höhere Seitenbandunterdrückung als das Cos^4-Fenster, aber da die Seitenbandenabfallrate des Cos^4-Fenster fünfmal so hoch ist, wird mit dem Cos^4-Fenster der Leck-Effekt ab $\nu = 6$ stärker reduziert. Außerdem besitzt das Cos^4-Fenster eine niedrigere effektive Mittelung und somit einen geringeren Verlust an Dynamik. Aus diesen Gründen ist das Cos^4-Fenster dem Nuttall3b-Fenster vorzuziehen, es sei denn, man ist an den Frequenzen direkt neben einer Störfrequenz interessiert.

Für den Fall der Analyse einer dynamischen Partikelverteilung ist neben der Unterdrückung des Leck-Effektes auch noch die Quantifizierbarkeit des dynamischen Prozesses von Bedeutung. Zwar liefern alle Fensterfunktionen ein wohldefiniertes Abbild des dynamischen Prozesses, aber für die Erhaltung der Modulationsamplitude muss die Fensterfunktion eine möglichst hohe Amplitudentreue aufweisen. Das FT1A05-Fenster ist optimiert auf eine Amplitudentreue von 5 % für das Frequenzintervall $\Delta\nu = 1$ in Kombination mit einer möglichst hohen Seitenbandunterdrückung. Damit ergibt sich für die spektrale Bereinigung mit der Methode FT1A05-Fenster-(3), dass Modulationsfrequenzen bis zu einem Drittel der Bildrate mit hoher Genauigkeit untersucht werden können. Dies entspricht bei einem 3D-Experiment an dem präklinischen Bruker/Philips MPI-Scanner einer Modulationsfrequenz von 15.5 Hz.

7.7 Material und Methoden

Die spektrale Bereinigung wurde anhand einer Systemmatrixkalibration, einer Objektmessung sowie der Simulation einer dynamischen Partikelverteilung untersucht.

Systemmatrixkalibration

Die Kalibration der Systemmatrix mit Anwendung der spektralen Bereinigung wurde am präklinischen Bruker MPI-MRI-Hybridscanner durchgeführt. Dieser besitzt die gleichen fundamentalen Eigenschaften wie der präklinisch Bruker/Philips MPI-Scanner. Die Systemmatrix wurde bei einer 3D-Anregung mit einer Anregungsfeldamplitude von jeweils 12 mT auf jedem Anregungskanal kalibriert. Hierbei wurde zur Analyse nur die mittlere XY-Ebene aufgenommen. In dieser Ebene beträgt der Gradient in beide Richtungen 1.1 Tm^{-1}. Das FOV_{SM} deckt einen Bereich von 24×24 mm^2 ab und die Voxelgröße entspricht 1.5×1.5 mm^2. Damit ergibt sich ein Systemmatrixgitter von 16×16 Voxel^2. Die Daten wurden mit einer Bandbreite von 625 kHz aufgenommen, sodass die Systemmatrix pro Kanal aus 13465 Systemfunktionskomponenten besteht. Bei den verwendeten Partikeln handelt es sich um das Kontrastmittel FeraSpin L der Firma nanoPET. Für die Kalibration wurde eine Deltaprobe verwendet, die $13.5\,\mu l$ des Kontrastmittels enthielt. Die spektrale Bereinigung wurde mit Hilfe des Nuttall3b-Fensters angewandt auf $N_{\text{Rep}} = 3$ Repetitionen durchgeführt.

Objektmessung

Zur Untersuchung der Auswirkungen der spektralen Bereinigung in Abhängigkeit zur gewählten Fensterfunktionen und zur Anzahl an verwendeten Repetitionen wurde der y-Kanal einer Objektmessung untersucht, der eine relativ große Störung aufweist. Bei dieser Objektmessung handelt es sich um ein in vivo Experiment, bei dem nach 300 Repetition einer Maus $8\,\mu l$ des Kontrastmittels Resovist injiziert wurden. Die Messdaten wurden hierbei ohne Mittelung aufgenommen, sodass diese mit den verschiedenen Methoden nachprozessiert werden konnten. Das Experiment wurde mit einem Gradienten von 2 Tm^{-1} in die starke Richtung und den Anregungsfeldamplituden $A_x^D = A_y^D = A_z^D = 12$ mT durchgeführt. Damit ergibt sich das FOV_{DF} zu $24 \times 24 \times 12\text{mm}^3$. Die Anregungsfrequenzen betrugen $f_x = 24.51$ kHz, $f_y = 26.04$ kHz und $f_z = 25.25$ kHz. Dies führt zu einer Repetitionszeit von 21.5 ms. Als Bandbreite wurde 625 kHz gewählt, womit 13465 Frequenzen pro Kanal zur Verfügung stehen. Die spektrale Bereinigung wurde mit allen Fensterfunktionen getestet, die in Kapitel 7.3.4 vorgestellt wurden. Des Weiteren wurden die Anzahl der verwendeten Repetitionen N_{Rep} variiert.

Simulation dynamischer Partikelverteilung

Zur Untersuchung des Leck-Effektes bei dynamischen Partikelverteilungen wurde eine Simulation durchgeführt. Als Messphantom diente ein asymmetrisches 8-Punkt-Phantom, das in Abbildung 7.12 dargestellt ist. Die einzelnen Punktproben des Phantoms besitzen einen Durchmesser von 4 mm und weisen einen Abstand zwischen 3.07 mm und 5.06 mm auf. Das statische Spannungssignal des 8-Punkt-Phantoms wurde durch die Funktion

$$m(t) = 1 + \frac{1}{2} \sin\left(\frac{2\pi}{T}\frac{1}{7}t\right) \tag{7.65}$$

moduliert, wobei mit T die Periodendauer eines Lissajous-Zykluses des feldfreien Punktes bezeichnet wird. Damit ergibt sich ein pulsierendes 8-Punkt-Phantom mit einer Modulationsfrequenz von $\nu_m = \frac{1}{7}$. Die Periodendauer der Modulation entspricht somit sieben Repetitionen. Die Simulation der statischen Partikelverteilung

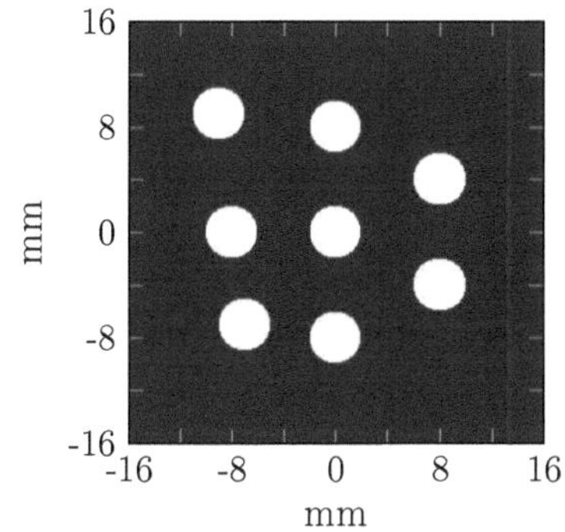

Abbildung 7.12: Asymmetrisches 8-Punkt-Phantom. Der Durchmesser der einzelnen Punktproben beträgt 4 mm und der Abstand variiert zwischen 3.07 mm und 5.06 mm.

wurde mit der Simulationsoftware Magpredict von Philips GmbH Innovative Technologies [146] durchgeführt. Diese Simulationsdaten wurden nachträglich mit Hilfe der Modulationsfunktion (7.65) angepasst. Die simulierten Partikel unterlagen der Langevin-Theorie und besaßen einen Durchmesser von 30 nm. Die Simulation erfolgte mit den Anregungsfrequenzen $f_x = 24.5$ kHz und $f_y = 25.3$ kHz. Dadurch bewegt sich der feldfreie Punkt auf einer Lissajous-Trajektorie mit Frequenzverhältnis $\frac{34}{33}$ und einer Repetitionszeit $T = 1.3$ ms. Das Spannungssignal wurde mit einer Bandbreite von 1.25 MHz abgetastet, sodass 1684 Frequenzen pro Empfangskanal zur Verfügung stehen. Die Anregungsfeldamplituden betrugen $A_x^D = A_y^D = 16$ mT und der Gradient wurde zu 1 Tm^{-1} in beide Richtungen festgelegt. Damit beträgt das FOV_{DF} 32×32 mm^2. Die Systemmatrix deckt genau den Bereich des FOV_{DF} mit einem Gitter der Größe 32×32 ab. Zur Verhinderung des sogenannten Inverse Crime [158] wurde die Objektmessung mit einer 100-fach feineren Diskretisierung als die Systemmatrix simuliert. Sowohl die Systemmatrix als auch die Objektmessung wurde ohne Rauschen simuliert, damit nur die Effekte der Dynamik zum Tragen kommen. Die Rekonstruktion der Simulationsdaten wurde mit Hilfe der Singulärwert-Zerlegung durchgeführt. Hierbei wurden die Frequenzkomponenten bis zu 37.1 kHz verworfen, da bei einem echten MPI-Experiment die Frequenzen in der Nähe der Anregungsfrequenzen ebenfalls nicht zur Verfügung stehen. Für die spektrale Bereinigung wurde die Methode FT1A05-Fenster-(3) verwendet, da diese Methode für dynamische Partikelverteilungen mit Modulationsfrequenzen bis zu $\nu_m = \frac{1}{3}$ optimiert ist.

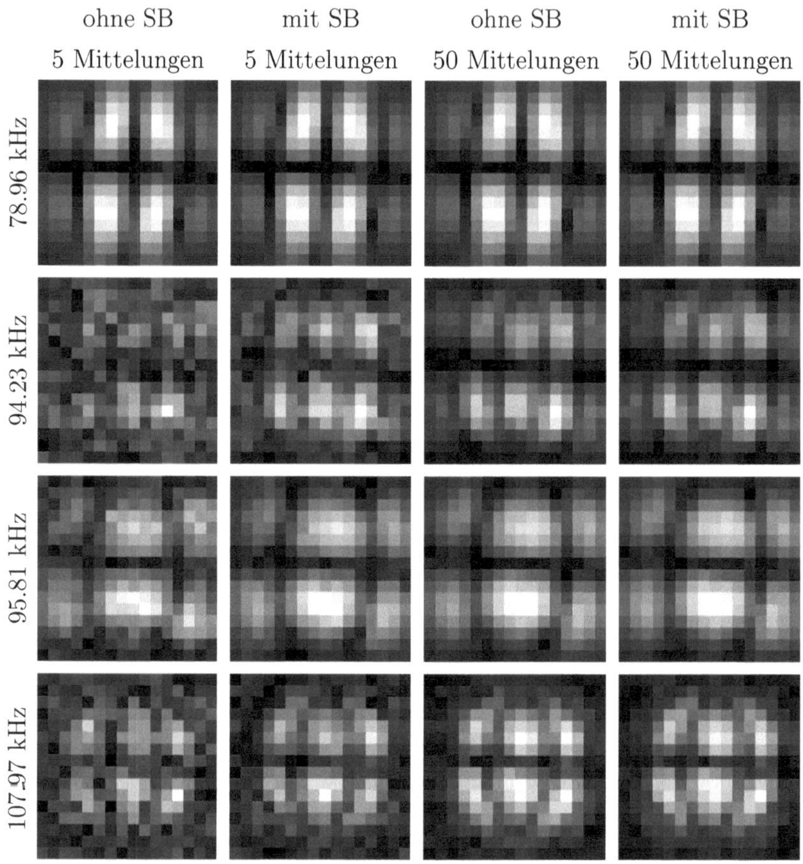

Abbildung 7.13: Systemfunktionskomponenten des x-Kanals, die mit und ohne spektraler Bereinigung (SB) bei 5 bzw. 50 Mittelungen aufgenommen wurden. Die spektrale Bereinigung erfolgte mit Hilfe der Methode Nuttall3b-Fenster-(3). Durch die spektrale Bereinigung wird die Struktur der Systemfunktionskomponenten erhalten und bei 5 Mittelungen verbessert sich das SNR.

7.8 Ergebnisse

7.8.1 Systemmatrixkalibration

Zur Validierung der spektralen Bereinigung wurde eine Systemmatrix mit und ohne spektraler Bereinigung kalibriert. Hierbei wird eine Kalibrierprobe an die verschiedenen Gitterpositionen der Systemmatrix bewegt und die Systemantwort gemessen. Damit handelt es sich um eine Messung einer rein statischen Partikelverteilung, sodass alle MPI-Nutzsignale auf dem Frequenzraster liegen und durch die spektrale Bereinigung nicht beeinflusst werden dürfen. In Tabelle 7.13 sind verschiedene Systemfunktionskomponenten des x-Kanals dargestellt, die mit und ohne spektraler Bereinigung bei 5 bzw. 50 Mittelungen aufgenommen wurden. Hierbei wurde die spektrale Bereinigung mit Hilfe der Methode Nuttall3b-Fenster-(3) durchgeführt. Somit wurden bei spektraler Bereinigung sieben bzw. 52 Repetitionen verwendet.

Die Systemfunktionskomponente bei 78.96 kHz weist ein relativ hohes SNR auf und es ist kein Unterschied zwischen mit und ohne spektraler Bereinigung aufgenommenen Daten zu erkennen. Dies zeigt, dass die spektrale Bereinigung zu keiner Veränderung des MPI-Nutzsignales führt. Bei den drei anderen dargestellten Systemfunktionskomponenten zeigt sich bei 5 Mittelungen eine deutliche Verbesserung des SNRs durch die spektrale Bereinigung, wohingegen bei 50 Mittelungen kein Unterschied zwischen einer Durchführung mit oder ohne spektraler Bereinigung auszumachen ist. Dieses Ergebnis bestätigt sich durch die SNR-Auswertung, die in Tabelle 7.4 angegeben ist. Während bei 5 Mittelungen die Anzahl an Systemfunktionskomponenten, die ein SNR höher als fünf aufweisen, durch spektrale Bereinigung um 156 gesteigert werden konnte, sind bei 50 Mittelungen keine nennenswerten Unterschiede auszumachen. Aus diesem Grund kann man sehen, dass Störungen, die durch Störfrequenzen außerhalb des Frequenzrasters verursacht werden, mit Hilfe der spektralen Bereinigung besser eliminiert werden können als durch Mittelung. Ab einer gewissen Anzahl an Mittelungen zeigt jedoch die spektrale Bereinigung keine Vorteile mehr. Allerdings ist die Erhöhung der Anzahl an Mittelungen für die Untersuchung dynamischer Prozesse keine Option.

7.8.2 Objektmessung

Eine Übersicht über das gesamte Frequenzspektrum aller Repetitionen der originalen Objektmessdaten sowie der spektral bereinigten Rohdaten ist bereits in Kapitel 7.4 zur Darlegung der Auswirkungen des Leck-Effektes in Abbildung 7.7 dargestellt. In dieser Darstellung zeigt sich, dass nach Anwendung der spektralen Bereinigung ein gleichmäßiger Rauschuntergrund zu erkennen ist und die Querstreifen über das Frequenzspektrum verschwunden sind. Somit konnten mit Hilfe der spektralen Bereinigung die breitbandigen Störungen eliminiert werden.

Für eine detailliertere Untersuchung der Auswirkung der spektralen Bereinigung wurde in Abbildung 7.14 der zeitliche Verlauf einiger ausgewählter Frequenzen dar-

Tabelle 7.4: SNR-Histogramm der Systemfunktionskomponenten. Die Systemmatrizen wurde mit 5-facher oder 50-facher Mittelung sowie mit und ohne spektrale Bereinigung (SB) aufgenommen. Für die spektrale Bereinigung wurde die Methode Nuttall3b-Fenster-(3) angewendet. Bei 5-facher Mittelung konnte durch spektrale Bereinigung das SNR der Systemfunktionskomponenten verbessert werden.

SNR-Schranke	5-faches Mitteln		50-faches Mitteln	
	ohne SB	mit SB	ohne SB	mit SB
5000	0	0	2	2
2000	0	4	17	15
1000	8	16	49	51
500	27	41	109	110
200	85	112	274	276
100	178	229	478	491
50	340	414	799	795
20	687	790	1416	1388
10	1102	1229	2059	2037
5	1640	1796	2918	2911

gestellt. Hierbei befinden sich in Spalte eins als Referenz die originalen Rohdaten. Spalte zwei beinhaltet die nachbearbeiteten Daten, auf die die spektrale Bereinigung mit der Methode Cos^4-Fenster-(3) angewendet wurde. Zum Vergleich sind in der dritten Spalte die Messdaten dargestellt, die über drei Repetitionen gemittelt wurden. Es ist klar zu erkennen, dass die spektrale Bereinigung eine deutliche Verbesserung der Rohdaten bewirkt. So kann beispielsweise bei 73.62 kHz in den originalen Daten keine Struktur erkannt werden. Nach Anwendung der spektralen Bereinigung ist die Herzfrequenz der Maus deutlich zu erkennen. Da die Hauptstörquelle bei etwa 61 kHz liegt, hat die spektrale Bereinigung in der Nähe dieser Störfrequenz den größten Einfluss. Trotzdem ist auch bei 279.54 kHz eine deutliche Verbesserung auf Grund der spektralen Bereinigung zu erkennen.

Wie man anhand der Daten in der dritten Spalte sieht, kann eine signifikante Verbesserung der Rohdaten auch durch eine Mittelung der Daten erzielt werden. Allerdings ist bei Daten, die im Wesentlichen durch den Leck-Effekt von Störfrequenzen verunreinigt werden, mit spektraler Bereinigung eine deutlich größere Verbesserung

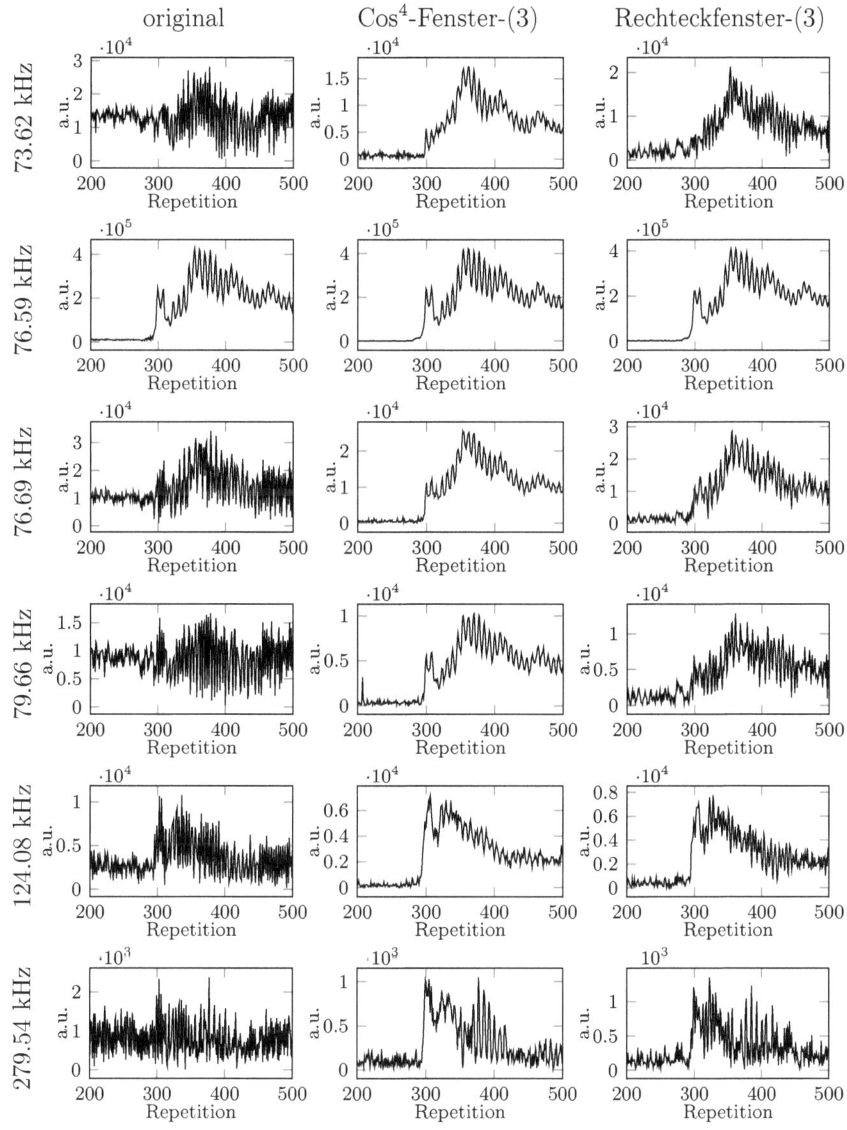

Abbildung 7.14: Betrag des Zeitverlaufes ausgewählter Frequenzen des y-Kanals eines in vivo Experimentes, bei dem nach 300 Repetitionen das Kontrastmittel in eine Maus injiziert wurde. Dargestellt werden die originalen Rohdaten sowie mit Hilfe der spektralen Bereinigung nachbearbeitete Daten. Die spektrale Bereinigung (Cos^4-Fenster-(3)) führt zu einer größeren Verbesserung der Rohdaten als die reine Mittelung über drei Repetitionen.

Tabelle 7.5: SNR-Histogramm der Frequenzen des y-Kanals des in vivo Experimentes in Abhängigkeit zu den verschiedenen Methoden der spektralen Bereinigung. Mit allen Methoden ist eine signifikante Verbesserung des SNR zu erreichen. Die Verbesserung durch spektrale Bereinigung übersteigt die reine Mittelung (Rechteckfenster-(2) und Rechteckfenster-(3)). Die Unterschiede im SNR-Gewinn bei den Methoden der spektralen Bereinigung korrelieren mit deren effektiver Mittelung.

SNR-Schranke	100	50	25	10	5	2.5
original	0	0	3	10	19	40
Hanning-Fenster-(2)	13	29	50	120	189	304
Hanning-Fenster-(3)	16	34	60	136	205	337
Cos^4-Fenster-(3)	14	31	54	125	193	318
Nuttall3b-Fenster-(3)	16	32	58	132	200	325
FT1A05-Fenster-(3)	9	22	39	100	167	272
Rechteckfenster-(2)	0	2	7	20	40	87
Rechteckfenster-(3)	3	9	19	51	101	201

zu erreichen. Des Weiteren erkauft man sich den SNR Gewinn bei Mittelung durch einen Verlust an zeitlicher Auflösung.

In Tabelle 7.5 ist die Anzahl an Frequenzen des y-Kanals, die eine gewisse SNR-Schranke überschreiten, in Abhängigkeit zur Methode der spektralen Bereinigung angegeben. Hierbei wurde als Rauschlevel der Betragsmittelwert von Repetition 26 bis 125 verwendet, da erst ab Repetition 210 die Pumpe aktiv wurde. Für das Signallevel wurde der Betragsmittelwert von Repetition 301 bis 400 gebildet. Es zeigt sich, dass durch die spektrale Bereinigung unabhängig von der Fensterfunktion eine signifikante Verbesserung erzielt werden kann. So weisen beispielsweise in den originalen Rohdaten nur 40 Frequenzen ein SNR von mehr als 2.5 auf. Wird die spektrale Bereinigung in Kombination mit dem Cos^4-Fenster auf drei Repetitionen angewendet, so erhöht sich die Anzahl auf 318 Frequenzen. Ein Mitteln der Daten bewirkt ebenfalls eine deutliche Verbesserung, allerdings weisen trotz dreifachen Mittelns nur 201 Frequenzen ein SNR von mehr als 2.5 auf und jede Methode der spektralen Bereinigung bewirkt einen größeren SNR-Gewinn.

Obwohl das Hanning-Fenster deutlich schlechtere Eigenschaften zur Unterdrückung des Leck-Effektes besitzt, weist es auf drei Repetitionen angewendet die höchste SNR-Verbesserung auf. Sogar die Methode Hanning-Fenster-(2) liefert einen vergleichbaren SNR-Gewinn zu den Methoden, die auf drei Repetitionen arbeiten. Damit zeigt sich, dass die Unterdrückung des Leck-Effektes mit Hilfe des Hanning-Fensters für diesen Datensatz ausreichend ist. Der geringste SNR-Gewinn wird mit der Methode FT1A05-Fenster-(3) erzielt. Hierbei muss jedoch auch berücksichtigt werden, dass dieses Verfahren die geringste effektive Mittelung aufweist. Dadurch wird auch das reine Rauschen am wenigsten reduziert und dieses Verfahren zeigt im Wesentlichen nur Einfluss auf die Unterdrückung des Leck-Effektes. Zusammenfassend wird mit Hilfe der spektralen Bereinigung unabhängig von der Fensterfunktion ein signifikanter SNR-Gewinn erzielt. Auf Grund der unterschiedlichen Mittelungseigenschaften führen die verschiedenen Verfahren zu leicht unterschiedlichen SNR-Verbesserungen. Für die Erhaltung der Dynamik sollte deshalb die Methode mit der geringsten effektiven Mittelung ausgewählt werden.

7.8.3 Simulation dynamischer Partikelverteilung

Der Einfluss der Dynamik auf die Auswertung eines MPI-Experimentes wird anhand eines pulsierenden 8-Punkt-Phantoms untersucht. Dieses weist eine Periodendauer von sieben Repetitionen auf und die relativen Konzentrationswerte bzgl. der Systemmatrix variieren sinusförmig zwischen 0.5 und 1.5. Die Rekonstruktion der Partikelverteilung erfolgt mit Hilfe der Singulärwert-Zerlegung.

Zuerst wird die erste Repetition der Modulationsperiode genauer betrachtet. In Abbildung 7.15 wird das Rekonstruktionsergebnis dieser Repetition in Abhängigkeit zum Regularisierungsparameter λ präsentiert. Spalte eins zeigt das Ergebnis mit den originalen unbehandelten Simulationsdaten. Die Ergebnisse nach Anwendung der spektralen Bereinigung mit der Methode FT1A05-Fenster-(3) befindet sich in Spalte drei. Basierend auf dem Satz (7.1) über die Quantifizierbarkeit der Dynamik kann der Signalanteil am Frequenzspektrum der simulierten Objektmessung bestimmt werden, der mit einer statischen Partikelverteilung korrespondiert. Hierbei wird bei einem pulsierenden Objekt jede Frequenzkomponente mit derselben Modulationsfunktion variiert. Die Differenz zwischen dem statischen Signalanteil und dem gesamten Frequenzspektrum entspricht den Auswirkungen des Leck-Effektes und wird als Fehleranteil bezeichnet. Es gilt hierbei zu beachten, dass der statische Signalanteil von der gewählten Fensterfunktion abhängt. So unterscheiden sich die

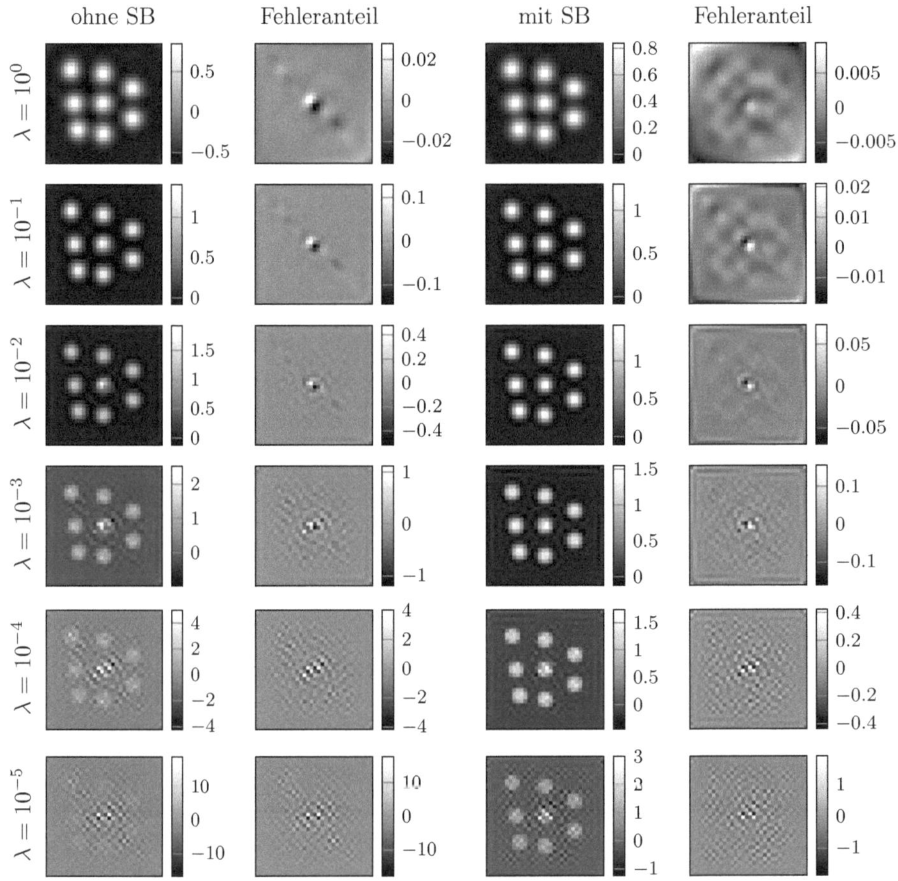

Abbildung 7.15: Rekonstruktionsergebnisse der ersten Repetition der Periode des pulsierenden 8-Punkt-Phantoms mit Modulationsfrequenz $\nu_m = \frac{1}{7}$ mit und ohne spektrale Bereinigung (SB) in Abhängigkeit des Regularisierungsparameter λ. Für die spektrale Bereinigung wurde die Methode FT1A05-Fenster-(3) verwendet. Rechts neben den Rekonstruktionsergebnissen ist der Fehleranteil auf Grund des Leck-Effektes abgebildet. Auf Grund spektraler Bereinigung kann der Regularisierungsparameter erniedrigt werden, ohne dass die Rekonstruktion scheitert.

statischen Anteile für die verschiedenen Methoden der spektralen Bereinigung und der Standardanwendung der diskreten Fourier-Transformation, bei der implizit das Rechteckfenster zum Einsatz kommt. Auf Grund der Linearität der Singulärwert-Zerlegung können der Fehleranteil und der statische Anteil separat rekonstruiert werden. Die Summe aus beidem ergibt dann wieder das Rekonstruktionsergebnis

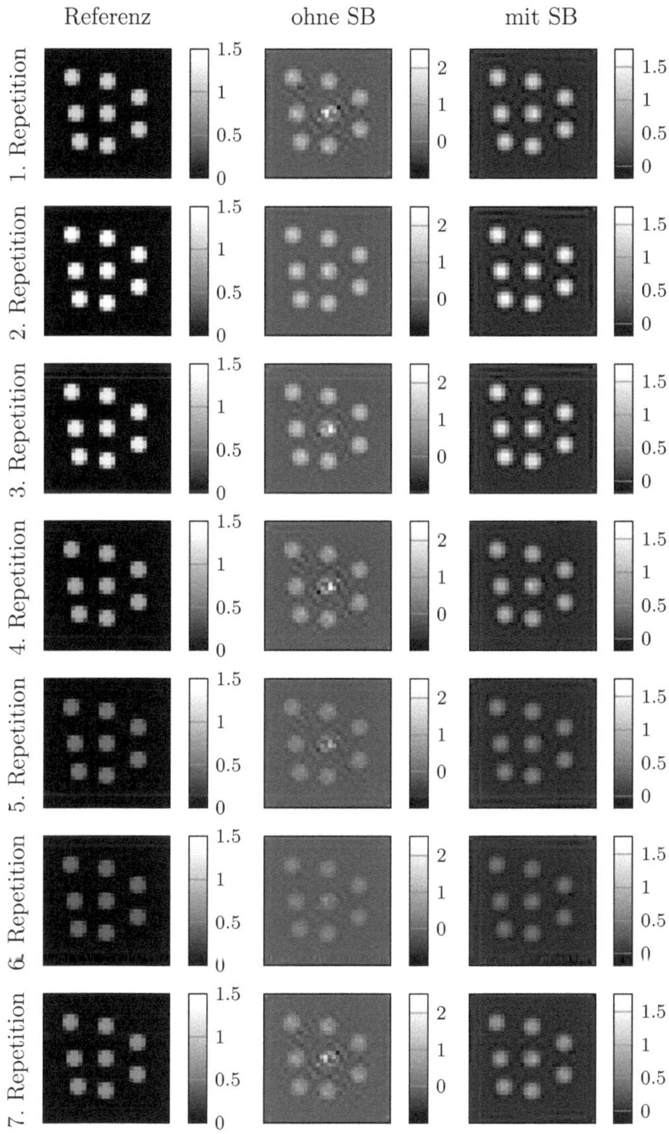

Abbildung 7.16: Rekonstruktionsergebnisse einer Periode des pulsierenden 8-Punkt-Phantoms mit Modulationsfrequenz $\nu_m = \frac{1}{7}$ mit und ohne spektrale Bereinigung (SB). Die Referenz gibt die Konzentration zum mittleren Zeitpunkt der Repetition an. Der Regularisierungsparameter beträgt $\lambda = 10^{-3}$. Die spektrale Bereinigung wurde durch die Methode FT1A05-Fenster-(3) angewendet und stabilisiert die Rekonstruktion.

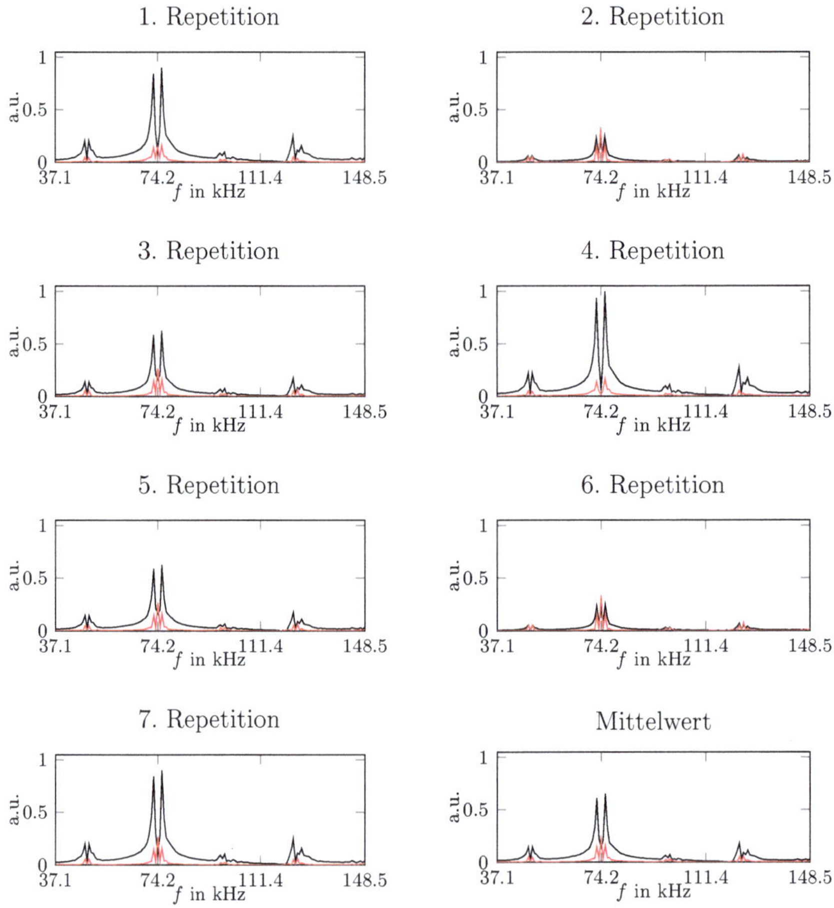

Abbildung 7.17: Fehleranteil des pulsierenden 8-Punkt-Phantoms mit Modulationsfrequenz $\nu_m = \frac{1}{7}$ auf Grund des Leck-Effektes. Der Fehleranteil ohne spektrale Bereinigung ist in schwarz dargestellt. Die rote Linie gibt den Fehleranteil bei der Anwendung der spektralen Bereinigung mit der Methode FT1A05-Fenster-(3) an. Durch die spektrale Bereinigung verringert sich der Fehleranteil.

der vollständigen originalen Objektmessung. Zur Illustration der Auswirkung des Leck-Effektes ist in Abbildung 7.15 die Rekonstruktion des Fehleranteils bei der Rekonstruktion ohne und mit spektraler Bereinigung aufgeführt.

Durch Anwendung der spektralen Bereinigung kann der Regularisierungsparameter stärker verringert werden, ohne dass die Rekonstruktion scheitert. So treten bei den originalen Daten ab einem Regularisierungsparameter $\lambda = 10^{-3}$ signifikante Artefakte auf, wohingegen nach der Anwendung der spektralen Bereinigung erst bei $\lambda = 10^{-4}$ die Artefakte deutlich zunehmen. Da eine geringere Regularisierung zu einer höheren Ortsauflösung und einer besseren Abbildungstreue führt, kann durch die spektrale Bereinigung das Rekonstruktionsergebnis verbessert werden.

Die Rekonstruktionsergebnisse einer gesamten Periode des pulsierenden 8-Punkt-Phantoms werden in Abbildung 7.16 dargestellt. Für die Rekonstruktion wurde der Regularisierungsparameter konstant auf $\lambda = 10^{-3}$ gesetzt. Die erste Spalte gibt eine Referenz an, wobei als Referenzwert der Konzentrationswert zum Zeitpunkt in der Mitte der Repetition angenommen wurde. Spalte zwei und drei beinhalten die Rekonstruktionsergebnisse ohne und mit Anwendung der spektralen Bereinigung. Für jede Spalte wurde der dargestellte dynamische Bereich konstant gehalten, damit die Dynamik besser dargestellt werden kann.

Analog zu den vorherigen Ergebnissen können durch die spektrale Bereinigung die Artefakte bei gleichem Regularisierungsparameter signifikant reduziert werden. Auffallend ist jedoch, dass ohne spektrale Bereinigung die Intensität der Artefakte mit den Repetitionen deutlich variiert. So sind die größten Artefakte bei der vierten Repetition zu beobachten. Im Gegensatz dazu fallen die Artefakte bei der zweiten und der sechsten Repetition wesentlich geringer aus. Somit bewirkt die spektrale Bereinigung auch eine Stabilisierung des Rekonstruktionsverfahren bzgl. der Auswahl des Regularisierungsparameters.

Die gleiche Beobachtung lässt sich bei der Betrachtung des Fehleranteils an den Messdaten machen. Diese sind für den Frequenzbereich 37.1 kHz bis 148.5 kHz des x-Kanals in Abbildung 7.17 dargestellt. Der Fehleranteil nach der spektralen Bereinigung ist in Rot dargestellt und es zeigt sich, dass sich dieser auf einem relativ konstanten Level bewegt. Ohne spektrale Bereinigung (in Schwarz dargestellt) variiert der Fehleranteil von Repetition zu Repetition sehr stark und das typische Abklingverhalten des Leck-Effektes ist deutlich zu erkennen.

Vergleicht man diese Erkenntnisse mit Abbildung 7.9, so zeigt sich, dass der Fehleranteil mit der Signalveränderung der Modulation korreliert. Bei der vierten Repetition befindet sich gerade der Nulldurchgang der Modulationsfunktion, sodass die höchste Änderung vorliegt. Dagegen befindet sich der Mittelpunkt der zweiten Repetition und der sechsten Repetition in der Nähe des Hoch- bzw. Tiefpunktes der

Modulationsfunktion. Dadurch fällt die Änderung des Messsignals auf Grund der Modulation relativ gering aus. Bei der spektralen Bereinigung werden anstatt einer Repetition drei Repetitionen berücksichtigt und damit ändert sich die Signalveränderung von Beobachtungsintervall zu Beobachtungsintervall in einem geringeren Umfang.

7.9 Diskussion und Ausblick

In Rahmen dieser Arbeit wurde das Verfahren der spektralen Bereinigung entwickelt, mit dem der Leck-Effekt bei MPI-Experimenten verringert werden kann, ohne dass die statischen Nutzsignale in irgendeiner Weise beeinflusst werden. Dazu wurde die Anwendung einer Fensterfunktion mit einer gezielten Vergrößerung des Beobachtungszeitraums mit mehr als einem einzelnen Akquisitionzyklus kombiniert. Die Erhaltung der MPI-Nutzsignale konnte dadurch erzielt werden, dass statische Partikelverteilungen ein Messsignal erzeugen, das periodisch bzgl. eines Akquisitionzyklus ist.

Der Leck-Effekt tritt in zwei Situationen bei MPI auf. Einerseits unterliegen Störsignale, deren Frequenz nicht auf dem Frequenzraster liegt, dem Leck-Effekt und verteilen sich über das gesamte Frequenzspektrum. Andererseits erzeugen dynamische Partikelverteilungen keine periodischen Signale mehr, sodass es ebenfalls zum Leck-Effekt kommt. Das allgemeine Verfahren der spektralen Bereinigung kann auf beide Probleme angewendet werden, wobei für ein optimales Ergebnis die Fensterfunktion angepasst werden muss.

Für die Reduzierung des Einflusses einer Störquelle ist prinzipiell eine Fensterfunktion mit einer möglichst hohen Seitenbandunterdrückung zu wählen. Eine Verbesserung der Seitenbandunterdrückung korreliert allerdings zu einer Frequenzverbreiterung, die durch die Vergrößerung des Beobachtungszeitraums kompensiert werden muss. Da sich die notwendige Seitenbandunterdrückung aus dem Verhältnis der Intensität der Störquelle zum Rauschuntergrund ergibt, genügt es jedoch, den Beobachtungszeitraum so zu vergrößern, dass eine Fensterfunktion mit der gewünschten Eigenschaft existiert. In diesem Kapitel wurde ein Datensatz analysiert, der mit dem Hanning-Fenster und durch die Erweiterung um einen Akquisitionzyklus von dem Leck-Effekt der Störquelle bereinigt werden konnte.

Bei der Untersuchung von dynamischen Partikelverteilungen spielt neben der Minimierung des Leck-Effektes auch die Quantifizierbarkeit des dynamischen Prozesses eine wichtige Rolle. Hierfür konnte gezeigt werden, dass ein moduliertes Messsignal zerlegt werden kann in einen Anteil, der mit einer statischen Partikelverteilung korrespondiert, und einen Fehleranteil auf Grund des Leck-Effektes. Der Konzentrationswert der korrespondierenden statischen Partikelverteilung hängt dabei von der gewählten Fensterfunktion ab. So führt beispielsweise das Rechteckfenster zu einer Mittelung der Repetition. Für den Erhalt der Modulationstiefe müssen Fensterfunktionen mit einer hohen Amplitudentreue verwendet werden. In dieser Arbeit wurde hierfür eine Fensterfunktion entwickelt, die eine Amplitudentreue von 5 % für Modulationsfrequenzen bis zu einem Drittel der Bildrate bei gleichzeitig maximaler Seitenbandunterdrückung aufweist. Anhand der Simulation eines pulsierenden Messobjektes konnte gezeigt werden, dass der Fehleranteil mit Hilfe der spektralen Bereinigung reduziert werden kann. Aus diesem Grund kann der Regularisierungsparameter im Rekonstruktionsprozess verringert werden, ohne dass die Rekonstruktion scheitert. Dies wiederum führt zu einer höhere Ortsauflösung und einer Verbesserung der Abbildungstreue.

Für die Anwendung der spektralen Bereinigung wurde nur die Annahme gemacht, dass die zu erhaltenden Nutzsignale periodisch sind. Dadurch ist das Verfahren unabhängig von der gewählten Trajektorie des feldfreien Punktes. Entscheidend ist nur, dass der feldfreie Punkt sich innerhalb des Beobachtungszeitraums auf einer geschlossenen Kurve bewegt. Das Gleiche gilt auch, wenn anstatt dem feldfreien Punkt eine andere beliebige feldfreie Region verwendet wird. Damit lässt sich dieses Verfahren direkt auf andere Scannertopologien übertragen.

In dieser Arbeit wurde die Untersuchung der Dynamik auf den vereinfachten Fall der simultanen Modulation mit einer Modulationsfrequenz heruntergebrochen. Im Allgemeinen setzt sich der Konzentrationsverlauf aus einer Vielzahl verschiedener Frequenzen zusammen und ist für jeden Ortspunkt unterschiedlich. Auf Grund der Linearität des Problems lassen sich die Erkenntnisse aber auf den allgemeinen Fall übertragen. Allerdings kann nur bei einem pulsierenden Phantom von der Modulationsfrequenz direkt auf die Veränderung der Frequenzen geschlossen werden. Fährt man zum Beispiel mit einer Punktprobe durch den Raum, so wird die Systemfunktion abgetastet und die einzelnen Frequenzen ändern sich analog zum Profil der dazugehörigen Systemfunktionskomponente. Diese weisen jedoch unterschiedliche

Ortsabhängigkeiten auf, sodass die gleiche Bewegung unterschiedliche Modulationen der Frequenzen bewirkt. So kann beispielsweise eine relativ langsame Veränderung zu einer deutlich größeren Modulationsfrequenz führen. Da Systemfunktionskomponenten mit hoher räumlicher Auflösung mit einer niedrigen Signalintensität korrespondieren, erzeugen diese allerdings auch nur einen relativ kleinen Fehlerterm.

8 Zusammenfassung und Ausblick

Bei Magnetic Particle Imaging (MPI) handelt es sich um ein neues bildgebendes Verfahren, das die Visualisierung einer räumlichen Verteilung von superparamagnetischen Eisenoxid-Nanopartikeln in Echtzeit erlaubt. Auf Grund begrenzter technischer Möglichkeiten bei der Instrumentalisierung und Abweichungen zur vereinfachten Theorie von MPI kommt es zu Effekten, die sich negativ auf die Rekonstruktionsqualität auswirken oder zu Fehlinterpretationen führen können. Die vorliegende Arbeit beschäftigte sich mit der Behandlung solcher Imperfektionen mit Hilfe verschiedener mathematischer Methoden. Dabei wurden für vier unterschiedliche Problemstellungen Lösungen entwickelt und anhand von geeigneten Experimenten validiert. Im Folgenden werden diese vier Lösungsansätze und das jeweilige zugrunde liegende Problem zusammengefasst. Abschließend wird ein Ausblick auf weitere Anwendungsmöglichkeiten gegeben.

Das Gebiet, das von der Trajektorie des feldfreien Punktes abgetastet wird, bestimmt das intrinsische Sichtfeld von MPI (Drive-Field Field-Of-View, kurz FOV_{DF}). Dieses ist auf Grund technischer Limitierungen sowie sicherheitsrelevanter Grenzwerte begrenzt und liegt in der Größenordnung eines Quaders mit einer Kantenlänge im Zentimeterbereich. Eine Möglichkeit zur Vergrößerung des Untersuchungsbereiches besteht darin, das kleine FOV_{DF} mit Hilfe sogenannter Fokusfelder im Raum zu verschieben und an mehreren Positionen zu messen, um dann aus den Daten der Teilvolumina ein Bild für ein großes Sichtfeld zu rekonstruieren. In dieser Arbeit wurde eine Methode entwickelt, die Lage des FOV_{DF} präzise zu steuern. Dabei wurden sowohl die Inhomogenitäten der einzelnen Magnetfeldbeiträge als auch die Stromabhängigkeiten der Magnetfelder unter Berücksichtigung der magnetisch nichtlinearen Weicheisenplatten modelliert, die im untersuchten MPI-Scanner verbaut sind. Bei der entwickelten Methode handelt es sich um ein messbasiertes Verfahren, das aus drei Schritten aufgebaut ist. Zuerst werden die Magnetfelder für eine feste Stromeinstellung vermessen und in eine Reihe von Kugelflächenfunktionen entwickelt. Dadurch kann die räumliche Abhängigkeit des Magnetfeldes abgebildet werden. Für die Modellierung der Stromabhängigkeit der Magnetfelder werden im zweiten Schritt die Koeffizienten der Reihenentwicklung als stromabhängig angesehen. Indem verschiedene Stromeinstellungen vermessen werden, kann durch Regression ein Strommodell für jeden einzelnen Koeffizienten bestimmt werden. Das Einsetzen der gewünschten Position des FOV_{DF} in das stromabhängige Magnetfeldmodell führt zu einem nichtlinearen Gleichungssystem, das im dritten Schritt mittels des Newton-Verfahrens gelöst wird und die passende Stromeinstellung für die Verschiebung des FOV_{DF} liefert. Das vorgestellte Verfahren liefert für einen vermessenen Testdatensatz eine Genauigkeit der Position des FOV_{DF} im Zehntelmillimeterbereich. Die Erkenntnisse dieser Arbeit stellen die Basis für die akkurate Planung einer Messsequenz zur Abdeckung eines großen Field-Of-Views dar. Zur Bestimmung der exakten Trajektorie des feldfreien Punktes ist zusätzlich noch eine Beschreibung der Anregungsfelder notwendig. Dies kann ebenfalls mit dem gleichen Analyse- und Modellierungsverfahren durch eine Reihenentwicklung in Kugelflächenfunktionen geschehen. Für die Rekonstruktion der Partikelverteilung an unterschiedlichen Positionen des FOV_{DF} ist auf Grund der Magnetfeldverzerrungen jeweils eine eigene Systemmatrix notwendig. Das vorgestellte Verfahren liefert eine genaue und detaillierte Beschreibung der Magnetfeldgeometrie, auf deren Basis es möglich sein wird, eine im Zentrum des Magnetsystems oder in einem externen Spektrometer bestimmte Systemmatrix korrekt an verschobene Positionen anzupassen.

Das zweite Verfahren beschäftigte sich mit der Verbesserung der Qualität der Systemmatrix, die für die Rekonstruktion der Partikelverteilung verwendet wird. Die Systemmatrix wird nach dem derzeitigen Stand der Technik messbasiert kalibriert, indem eine Kalibrierprobe sukzessive an die verschiedenen Voxelpositionen bewegt und die Systemantwort aufgenommen wird. Aus diesem Grund enthält die Systemmatrix allerdings auch experimentelles Rauschen, das die erzielbare Auflösung reduziert. In dieser Arbeit wurde ein Verfahren entwickelt, die Systemmatrix nachträglich nach der Kalibration zu entrauschen. Dazu wurde separat für jede Systemfunktionskomponente mit Hilfe sogenannter Frequenzraum-Filter das Rauschniveau reduziert. Hierbei wurde ausgenutzt, dass die einzelnen Systemfunktionskomponenten mit Hilfe geeigneter Basistransformationen gut komprimierbar sind. Anhand von echten Messdaten konnte nachgewiesen werden, dass durch das Entrauschen der Systemmatrix mit dieser Methode die erzielbare Auflösung verbessert werden kann und die Rekonstruktionsergebnisse insgesamt rauschärmer sind. Das vorgestellte Verfahren kann in natürlicher Weise mit dem schnellen sparsen Rekonstruktionsverfahren kombiniert werden, das ebenfalls auf einer transformierten Systemmatrix basiert. Dadurch ist es möglich, ein besseres Rekonstruktionsergebnis in einer kürzeren Zeit zu erzielen.

Partikel, die nicht direkt vom feldfreien Punkt überstrichen werden, erzeugen in Abhängigkeit zum Abstand zur Trajektorie trotzdem ein Signal, das hauptsächlich Frequenzen mit niedriger Mischordnung aufweist. Aus diesem Grund tragen Partikel außerhalb des FOV_{DF} ebenfalls zum Messsignal bei. In dieser Arbeit wurden die Effekte untersucht, die auftreten, wenn ein Phantom sukzessive aus dem FOV_{DF} bewegt wird. Falls die Systemmatrix nur den Bereich des FOV_{DF} abdeckt, so treten Randartefakte auf, sobald das Phantom sich außerhalb des FOV_{DF} befindet. Wird eine Systemmatrix verwendet, die das FOV_{DF} überabtastet, so ist das Innere des FOV_{DF} frei von Artefakten. Es zeigt sich darüber hinaus, dass dem Rekonstruktionsergebnis außerhalb des FOV_{DF} aus zwei Gründen nicht vertraut werden kann. Erstens nimmt die rekonstruierte Signalintensität mit zunehmendem Abstand zum Rand des FOV_{DF} ab, sodass das Verfahren nicht mehr quantitativ ist. Zweitens wird das Signal unabhängig vom Abstand des Phantoms zum FOV_{DF} an den äußeren Rand projiziert. Aus diesen Gründen kann mit einer Überabtastung des FOV_{DF} nur ermittelt werden, ob und in welcher Richtung sich Partikel außerhalb des FOV_{DF} befunden haben. Für ein vertrauenswürdiges Rekonstruktionsergebnis muss deshalb eine Systemmatrix verwendet werden, die eine Überabtastung des FOV_{DF} aufweist. Zusätzlich muss das Rekonstruktionsergebnis nachträglich noch auf das FOV_{DF} zugeschnitten werden. Die Untersuchungen im Rahmen der vorliegenden Arbeit haben gezeigt, dass der Grad der Überabtastung für die Unterdrückung von Artefakten im Bereich des FOV keine signifikante Rolle spielt. Wichtig war nur, dass überhaupt eine Überabtastung verwendet wurde. Da die Kalibrations- und die Rekonstruktionszeit maßgeblich von der Anzahl der Ortspunkte der Systemmatrix abhängt, ist eine Überabtastung von nur einer Voxelreihe zu empfehlen. Die Erkenntnisse dieser Arbeit sind relevant für die Interpretation und Planung von allen Experimenten, bei denen ein FOV_{DF} nicht die gesamte Partikelverteilung abdeckt. Dies gilt insbesondere für Multi-Patch-Experimente, die mehrere FOV_{DF} zu einem großen Field-Of-View kombinieren.

Bei der Rekonstruktion mit Hilfe des Systemmatrix-Ansatzes wird das Messsignal im Zeitbereich durch die Anwendung der diskreten Fourier-Transformation in den Frequenzraum überführt. Da eine statische Partikelverteilung ein periodisches Signal erzeugt, liegen die Frequenzen des MPI-Nutzsignals exakt auf dem Frequenzraster der diskreten Fourier-Transformation. Dagegen können Störsignale auch Frequenzen aufweisen, die nicht auf dem Frequenzraster liegen. Diese führen dann auf Grund des Leck-Effektes zu breitbandigen Störungen, die sich über das gesamte Frequenzspektrum erstrecken und die Qualität der Rekonstruktionsergebnisse verringern. Im Rahmen dieser Arbeit wurde das Verfahren der spektralen Bereinigung entwickelt, mit dem der breitbandige Einfluss dieser Störungen wesentlich reduziert werden kann. Die spektrale Bereinigung kombiniert zur Verringerung des Leck-Effektes den Einsatz einer Fensterfunktion mit einer Vergrößerung des Beobachtungszeitraumes. Auf Grund der speziellen Struktur der MPI-Nutzsignale können die negativen Effekte der Fensterung durch die Vergrößerung des Beobachtungszeitraumes wieder ausgeglichen werden, sodass die MPI-Nutzsignale nicht verändert werden. Darüber hinaus zeigt sich, dass dynamische Partikelverteilungen im Allgemeinen kein periodisches Signal mehr aufweisen und deshalb in Messungen ebenfalls den Leck-Effekt generieren. Anhand einer Simulationsstudie wurde in dieser Arbeit gezeigt, dass mit Hilfe der spektralen Bereinigung diese Störungen verringert werden können, was die Rekonstruktion einer höheren Auflösung gestattet. Neben der Verringerung der Störungen spielten bei Dynamikmessungen auch die Quantifizierbarkeit der Dynamik eine wichtige Rolle. Dazu wurde in der vorliegenden Arbeit ausgehend von einem vereinfachten Dynamikmodell der Einfluss der Fensterung auf die Abbildung der Dynamik untersucht. Während die Standardanwendung der diskreten Fourier-Transformation zu einer Mittelung über den Beobachtungszeitraum führt, kann durch spezielle Fensterfunktionen der Dynamikumfang besser erhalten werden. Die einzige Annahme für die Anwendung der spektralen Bereinigung ist, dass es sich beim Nutzsignal um ein periodisches Signal handelt. Aus diesem Grund kann das Verfahren für beliebige geschlossene Trajektorien eingesetzt werden, unabhängig davon, ob für die Bildgebung ein feldfreier Punkt oder eine feldfreie Linie eingesetzt wird.

Neben den vier Verfahren, die in dieser Arbeit vorgestellt wurden, sind weitere Arbeiten zur Analyse der MPI-Bildgebung entstanden. So wurde in einer Simulationsstudie nachgewiesen, dass bei konstanter Gradientenstärke eine Verringerung der Anregungsfeldamplitude zu einer Verbesserung der erzielbaren Auflösung führt [20]. Durch die Verringerung der Anregungsfeldamplitude nimmt zwar die Signalstärke ab, und es stehen weniger Systemfunktionskomponenten zur Verfügung, diese korrespondieren allerdings mit einer höheren Auflösung. Bei niedrigeren Anregungsfeldamplituden verkleinert sich zusätzlich aber auch die Auslenkung des feldfreien Punktes, sodass stets ein Kompromiss aus zeitlicher und räumlicher Auflösung sowie der Größe des Sichtfeldes gefunden werden muss. Weiterhin wurde in einer Simulationsstudie gezeigt, dass es bei einer 2D-Anregung mit Hilfe des Systemmatrix-Ansatzes möglich ist, eine Partikelverteilung zu rekonstruieren, die über das gesamte Sichtfeld konstant ist [22]. Im Gegensatz dazu ist bei einer 1D-Anregung die Rekonstruktion einer konstanten Partikelverteilung nicht möglich, da die Information über den Homogenanteil ausschließlich in der Anregungsfrequenz gespeichert ist, die aus apparativen Gründen nicht zugänglich ist. Dagegen wird diese Information bei der 2D-Anregung durch die nichtlineare Mischung diese Information in die höheren Frequenzen hochgemischt.

Parallel zu diesen wissenschaftlichen Arbeiten wurde die Bruker-MPI-Bildrekonstruktionssoftware weiterentwickelt. In Rahmen dieser Tätigkeit entstanden eine optimierte SNR-Bestimmung anhand zusätzlicher Hintergrundmessungen, verbesserte Auswahlkriterien für die Wahl der verwendeten Systemfunktionskomponenten für die Rekonstruktion sowie Software-Werkzeuge zur Datenanalyse und -visualisierung. Einzelne der im Rahmen der vorliegenden Arbeiten entwickelten Verfahren konnten unmittelbar in die Bruker-Systemsoftware integriert werden. So wird nun die Datenaufnahme standardmäßig mit spektraler Bereinigung durchgeführt und für die Rekonstruktion kann eine entrauschte Version der Systemmatrix verwendet werden. In beiden Fällen liegen positive Ergebnisse aus der Praxis vor.

Literaturverzeichnis

Eigene Arbeiten

— Zeitschriftenartikel —

[1] A. Weber, J. Weizenecker, U. Heinen, M. Heidenreich, and T. M. Buzug. Reconstruction enhancement by denoising the magnetic particle imaging system matrix using frequency domain filter. *IEEE Transactions on Magnetics*, 51(2):1–5, 2015. doi:10.1109/TMAG.2014.2332612.

[2] A. Weber, F. Werner, J. Weizenecker, T. M. Buzug, and T. Knopp. Artifact free reconstruction with the system matrix approach by overscanning the field-free-point trajectory in magnetic particle imaging. *Physics in Medicine and Biology*, 61(2):475–487, 2015. doi:10.1088/0031-9155/61/2/475.

[3] T. Knopp and A. Weber. Sparse reconstruction of the magnetic particle imaging system matrix. *IEEE Transactions on Medical Imaging*, 32(8):1473–1480, 2013. doi:10.1109/TMI.2013.2258029.

[4] A. Weber and T. Knopp. Symmetries of the 2D magnetic particle imaging system matrix. *Physics in Medicine and Biology*, 60(10):4033, 2015. doi:10.1088/0031-9155/60/10/4033.

[5] T. Knopp and A. Weber. Local system matrix compression for efficient reconstruction in magnetic particle imaging. *Advances in Mathematical Physics*, 2015, 2015. doi:10.1155/2015/472818.

[6] A. Weber and T. Knopp. Reconstruction of the magnetic particle imaging system matrix using symmetries and compressed sensing. *Advances in Mathematical Physics*, 2015, 2015. doi:10.1155/2015/460496.

[7] M. Storath, C. Brandt, M. Hofman, T. Knopp, J. Salomon, A. Weber, and A. Weinmann. Edge preserving and noise reducing image reconstruction in magnetic particle imaging. *Submitted to IEEE Transactions on Medical Imaging*, 2016.

[8] J. Franke, U. Heinen, H. Lehr, A. Weber, F. Jaspard, W. Ruhm, M. Heidenreich, and V. Schulz. System characterization of a highly integrated preclinical hybrid MPI-MRI scanner. *IEEE Transactions on Medical Imaging*, PP(99), 2016. doi:10.1109/TMI.2016.2542041.

— Konferenzbeiträge —

[9] J. Franke, U. Heinen, A. Weber, N. Baxan, U. Molkentin, S. Hermann, W. Ruhm, and Heidenreich M. Initial results of the first commercial preclinical MPI scanner. In *4th International Workshop on Magnetic Particle Imaging - Book of Abstracts*, page 86, 2014.

[10] J. Franke, U. Heinen, H. Lehr, A. Weber, F. Jaspard, W. Ruhm, M. Heidenreich, and V. Schulz. First 3D dual modality phantom measurements of a hybrid MPI-MRI system using a resistive 12 channel MPI-MRI magnet design. In *5th International Workshop on Magnetic Particle Imaging (IWMPI)*, 2015. doi:10.1109/IWMPI.2015.7106990.

[11] A. Weber, J. Weizenecker, J. Franke, U. Heinen, M. Heidenreich, W. Ruhm, and T. M. Buzug. Reconstruction enhancement by using frequency domain filters. In *4th International Workshop on Magnetic Particle Imaging - Book of Abstracts*, page 21, 2014.

[12] A. Weber, J. Weizenecker, R. Pietig, U. Heinen, and T.M. Buzug. Controlling the position of the field-free-point in magnetic particle imaging. In *6th International Workshop on Magnetic Particle Imaging 2016 - Book of Abstracts*, page 37, 2016.

[13] A. Weber, J. Franke, H. Lehr, W. Ruhm, M. Heidenreich, T.M. Buzug, and U. Heinen. Artefact suppression in time-resolved magnetic particle imaging. In *6th International Workshop on Magnetic Particle Imaging 2016 - Book of Abstracts*, page 131, 2016.

[14] A. Weber, F. Werner, J. Weizenecker, T. M. Buzug, and T. Knopp. Investigation and removal of artifacts due to particles located outside the field-free-point

trajectory. In *6th International Workshop on Magnetic Particle Imaging 2016 - Book of Abstracts*, page 57, 2016.

[15] T. Knopp and A. Weber. Recovery of the magnetic particle imaging system matrix using compressed sensing reconstruction. In *2013 International Workshop on Magnetic Particle Imaging (IWMPI)*, 2013. doi:10.1109/IWMPI.2013.6528330.

[16] A. Weber and T. Knopp. Exploiting the symmetry of the magnetic particle imaging system matrix. In *2013 International Workshop on Magnetic Particle Imaging (IWMPI)*, 2013. doi:10.1109/IWMPI.2013.6528329.

[17] J. Franke, S. Köhler, F. Hennel, A. Weber, U. Heinen, W. Ruhm, M. Heidenreich, and T. M. Buzug. Challenges of stable MRI data acquisition using the preclinical MPI-MRI hybrid system. In *4th International Workshop on Magnetic Particle Imaging - Book of Abstracts*, page 96, 2014.

[18] A. Weber, F. Franke, J. Weizenecker, U. Heinen, M. Heidenreich, W. Ruhm, and T. M. Buzug. Evaluation of quantity and linearity with regard to tikhonov regularization, number of iterations and selection of frequency components in the mpi reconstruction process. In *4th International Workshop on Magnetic Particle Imaging - Book of Abstracts*, page 112, 2014.

[19] T. Knopp and A. Weber. Local compression of the magnetic particle imaging system matrix for efficient image reconstruction. In *5th International Workshop on Magnetic Particle Imaging (IWMPI)*, 2015. doi:10.1109/IWMPI.2015.7106991.

[20] A. Weber, J. Weizenecker, J. Rahmer, J. Franke, U. Heinen, and T. M. Buzug. Resolution improvement by decreasing the drive field amplitude. In *5th International Workshop on Magnetic Particle Imaging (IWMPI)*, 2015. doi:10.1109/IWMPI.2015.7107020.

[21] U. Heinen, J. Franke, N. Baxan, K. Strobel, H. Lehr, A. Weber, W. Ruhm, A. P. Khandhar, R. M. Ferguson, S. Kemp, K. M. Krishnan, and M. Heidenreich. Generic multi-purpose multi-modality phantom kit design. In *5th International Workshop on Magnetic Particle Imaging (IWMPI)*, 2015. doi:10.1109/IWMPI.2015.7107033.

[22] A. Weber, J. Weizenecker, J. Franke, U. Heinen, and T. M. Buzug. Reconstruction of constant concentrations using the system matrix approach. In *5th International Workshop on Magnetic Particle Imaging (IWMPI)*, 2015. doi:10.1109/IWMPI.2015.7107048.

[23] J. Franke, U. Heinen, H. Lehr, A. Weber, F. Jaspard, W. Ruhm, M. Heidenreich, and V. Schulz. 3d hybrid phantom measurement: Validation of a fully integrated preclinical 12 channel hybrid mpi-mri magnet system. In *Proceedings of the International Society for Magnetic Resonance in Medicine*, volume 23, page 5126, 2015.

[24] M. Hofmann, M. Storath, A. Weber, and T. Knopp. Real-valued least-squares reconstruction for magnetic particle imaging in frequency space. In *BMT - Bidomedical Technology/Biomedical Engineering*, volume 60, page S1, 2015.

[25] J. Franke, U. Heinen, A. Weber, H. Lehr, M. Heidenreich, W. Ruhm, and V. Schulz. Evaluation of the spatial confidence and dual modal FOV-center conformity of a highly integrated MPI-MRI hybrid system. In *6th International Workshop on Magnetic Particle Imaging 2016 - Book of Abstracts*, page 34, 2016.

[26] J. Franke, N. Baxan, U. Heinen, A. Weber, H. Lehr, M. Ilg, M. Heidenreich, W. Ruhm, and V. Schulz. First hybrid cardio vascular in vivo study using a highly integrated hybrid MPI-MRI system. In *6th International Workshop on Magnetic Particle Imaging 2016 - Book of Abstracts*, page 151, 2016.

[27] J. Franke, N. Baxan, U. Heinen, A. Weber, H. Lehr, M. Ilg, M. Heidenreich, W. Ruhm, and V. Schulz. Preliminary results of a dual-modal cardiovascular in vivo assessment using a highly integrated hybrid MPI-MRI system. In *European Molecular Imaging Meeting*, page 428, 2016.

[28] M. Storath, C. Brandt, M. Hofmann, T. Knopp, A. Weber, and A. Weinmann. Fused lasso regularization for magnetic particle imaging. In *6th International Workshop on Magnetic Particle Imaging 2016 - Book of Abstracts*, page 132, 2016.

[29] J. Franke, N. Baxan, U. Heinen, A. Weber, H. Lehr, M. Ilg, M. Heidenreich, W. Ruhm, and V. Schulz. Dual-modal cardiovascular in vivo assessment in rats using a highly integrated MPI-MRI hybrid system - inital results. In

Proceedings of the International Society for Magnetic Resonance in Medicine, page 5422, 2016.

— Patenteinreichungen —

[30] A. Weber. MPI-Verfahren. DE102015214071.7, eingereicht als deutsches Patent, 2015.

[31] A. Weber and U. Heinen. Verfahren zur Bestimmung einer räumlichen Zuordnung oder räumlichen Verteilung von Magnetpartikeln. DE102015220092.2, eingereicht als deutsches Patent, 2015.

Allgemeine Referenzen

[32] B. Gleich and J. Weizenecker. Tomographic imaging using the nonlinear response of magnetic particles. *Nature*, 435(7046):1214–1217, 2005. doi:10.1038/nature03808.

[33] J. Rahmer, J. Weizenecker, B. Gleich, and J. Borgert. Signal encoding in magnetic particle imaging: properties of the system function. *BMC Medical Imaging*, 9(1):4, 2009. doi:10.1186/1471-2342-9-4.

[34] J. Rahmer, J. Weizenecker, B. Gleich, and J. Borgert. Analysis of a 3-D system function measured for magnetic particle imaging. *IEEE Transactions on Medical Imaging*, 31(6):1289–1299, 2012. doi:10.1109/TMI.2012.2188639.

[35] B. Gleich, J. Weizenecker, and J. Borgert. Experimental results on fast 2D-encoded magnetic particle imaging. *Physics in Medicine and Biology*, 53(6):N81–N84, 2008. doi:10.1088/0031-9155/53/6/N01.

[36] J. Weizenecker, B. Gleich, J. Rahmer, H. Dahnke, and J. Borgert. Three-dimensional real-time in vivo magnetic particle imaging. *Physics in Medicine and Biology*, 54(5):L1–L10, 2009. doi:10.1088/0031-9155/54/5/L01.

[37] J. Weizenecker, B. Gleich, and J. Borgert. Magnetic particle imaging using a field free line. *Journal of Physics D: Applied Physics*, 41(10):105009, 2008. doi:10.1088/0022-3727/41/10/105009.

[38] K. Bente, M. Weber, M. Graeser, T. F. Sattel, M. Erbe, and T. M. Buzug. Electronic field free line rotation and relaxation deconvolution in magnetic particle imaging. *IEEE Transactions on Medical Imaging*, 34(2):644–651, Feb 2015. doi:10.1109/TMI.2014.2364891.

[39] J. Rahmer, B. Gleich, C. Bontus, I. Schmale, J. Schmidt, J. Kanzenbach, O. Woywode, J. Weizenecker, and J. Borgert. Results on rapid 3D magnetic particle imaging with a large field of view. In *Proceedings of the International Society for Magnetic Resonance in Medicine*, volume 19, page 629, 2011.

[40] E. U. Saritas, P. W. Goodwill, G. Z. Zhang, and S. M. Conolly. Magnetostimulation limits in magnetic particle imaging. *IEEE Transactions on Medical Imaging*, 32(9):1600–1610, 2013. doi:10.1109/TMI.2013.2260764.

[41] J. Rahmer, A. Halkola, B. Gleich, I. Schmale, and J. Borgert. First experimental evidence of the feasibility of multi-color magnetic particle imaging. *Physics in Medicine and Biology*, 60(5):1775–1791, 2015. doi:10.1088/0031-9155/60/5/1775.

[42] P. Vogel, S. Lother, M. A. Ruckert, W. H. Kullmann, P. M. Jakob, F. Fidler, and V. C. Behr. Mri meets mpi: A bimodal mpi-mri tomograph. *IEEE Transactions on Medical Imaging*, 33(10):1954–1959, 2014. doi:10.1109/TMI.2014.2327515.

[43] R. Lacroix, J. Rahmer, J. Borgert, O. Bonnefous, and S. Makram-Ebeid. Early results on image and signal processing for characterization of blood flow in 4D MPI images. In *2013 International Workshop on Magnetic Particle Imaging (IWMPI)*, 2013. doi:10.1109/IWMPI.2013.6528356.

[44] J. Rahmer, A. Antonelli, C. Sfara, B. Tiemann, B. Gleich, M. Magnani, J. Weizenecker, and J. Borgert. Nanoparticle encapsulation in red blood cells enables blood-pool magnetic particle imaging hours after injection. *Physics in Medicine and Biology*, 58(12):3965–3977, 2013. doi:10.1088/0031-9155/58/12/3965.

[45] J. Hägele, J. Rahmer, R. Duschka, C. Schaecke, N. Panagiotopoulos, J. Tonak, J. Barkhausen, and F. M. Vogt. Magnetic particle imaging (MPI): Visualisierung und quantifikation von gefäßstenosen. In *RöFo: Fortschritte auf dem Gebiet der Röntgenstrahlen und der bildgebenden Verfahren*, volume 186, page VO307_1, 2014. doi:10.1055/s-0034-1372774.

[46] J. Haegele, J. Rahmer, B. Gleich, J. Borgert, H. Wojtczyk, N. Panagiotopoulos, T. M. Buzug, J. Barkhausen, and F. M. Vogt. Magnetic particle imaging: visualization of instruments for cardiovascular intervention. *Radiology*, 265(3):933–938, 2012. doi:10.1148/radiol.12120424.

[47] J. W. Bulte, P. Walczak, M. Janowski, K. M. Krishnan, H. Arami, A. Halkola, B. Gleich, and J. Rahmer. Quantitative "hot spot" imaging of transplanted stem cells using superparamagnetic tracers and magnetic particle imaging (MPI). *Tomography: a Journal for Imaging Research*, 1(2):91–97, 2015. doi:10.18383/j.tom.2015.00172.

[48] B. Zheng, T. Vazin, P. W. Goodwill, A. Conway, A. Verma, E. U. Saritas, D. Schaffer, and S. M. Conolly. Magnetic particle imaging tracks the long-term fate of in vivo neural cell implants with high image contrast. *Scientific Reports*, 5:14055, 2015. doi:10.1038/srep14055.

[49] B. Thiesen and A. Jordan. Clinical applications of magnetic nanoparticles for hyperthermia. *International Journal of Hyperthermia*, 24(6):467–474, 2008. doi:10.1080/02656730802104757.

[50] K. Murase, M. Aoki, N. Banura, K. Nishimoto, A. Mimura, T. Kuboyabu, and I. Yabata. Usefulness of magnetic particle imaging for predicting the therapeutic effect of magnetic hyperthermia. *Open Journal of Medical Imaging*, 5(02):85–99, 2015. doi:10.4236/ojmi.2015.52013.

[51] M. Hofmann, J. Dieckhoff, H. Ittrich, and T. Knopp. Experimental distinction of different viscosities using multispectral magnetic particle imaging. In *6th International Workshop on Magnetic Particle Imaging 2016 - Book of Abstracts*, page 9, 2016.

[52] J. Haegele, S. Vaalma, N. Panagiotopoulos, J. Barkhausen, F. M. Vogt, J. Borgert, and J. Rahmer. Color MPI for cardiovascular interventions. In *6th International Workshop on Magnetic Particle Imaging 2016 - Book of Abstracts*, page 121, 2016.

[53] N. Nothnagel, J. Rahmer, B. Gleich, A. Halkola, T. Buzug, and J. Borgert. Steering of magnetic devices with a magnetic particle imaging system. *IEEE Transactions on Biomedical Engineering*, PP(99), 2016. doi:10.1109/TBME.2016.2524070.

[54] D. Wirtz. Device manipulation in an mpi-scanner. In *Magnetic Particle Imaging (IWMPI), 2016 International Workshop on.* IEEE, 2016.

[55] H. Ittrich, K. Peldschus, N. Raabe, M. Kaul, and G. Adam. Superparamagnetic iron oxide nanoparticles in biomedicine: applications and developments in diagnostics and therapy. *RöFo: Fortschritte auf dem Gebiete der Rontgenstrahlen und der Nuklearmedizin*, 185(12):1149–1166, 2013. doi:10.1055/s-0033-1335438.

[56] N. Panagiotopoulos, R. L. Duschka, M. Ahlborg, G. Bringout, C. Debbeler, M. Graeser, C. Kaethner, K. Lüdtke-Buzug, H. Medimagh, J. Stelzner, T. M. Buzug, J. Barkhausen, Vogt F. M., and J. Haegele. Magnetic particle imaging: current developments and future directions. *International Journal of Nanomedicine*, 10:3097–3114, 2015. doi:10.2147/IJN.S70488.

[57] I. N. Bronstejn, K. A. Semendjaev, G. Musiol, and H. Mühlig, editors. *Taschenbuch der Mathematik.* Europa-Lehrmittel, Haan-Gruiten, neunte Edition, 2013.

[58] H. R. Schwarz and N. Köckler. *Numerische Mathematik.* Vieweg + Teubner, Wiesbaden, siebte Edition, 2009.

[59] T. Butz. *Fouriertransformation für Fußgänger.* Vieweg + Teubner, Wiesbaden, siebte Edition, 2011.

[60] Konrad Königsberger. *Analysis 1.* Springer, Berlin, sechste Edition, 2003.

[61] M. Frigo and S. G. Johnson. FFTW subroutine package. http://www.fftw.org/. [Online; accessed 13-Nov-2015].

[62] W.-H. Chen, C. H. Smith, and S. C. Fralick. A fast computational algorithm for the discrete cosine transform. *IEEE Transactions on Communications*, 25(9):1004–1009, 1977. doi:10.1109/TCOM.1977.1093941.

[63] X. Shao and S. G. Johnson. Type-II/III DCT/DST algorithms with reduced number of arithmetic operations. *Signal Processing*, 88(6):1553–1564, 2008. doi:10.1016/j.sigpro.2008.01.004.

[64] M. Abramowitz and I. A. Stegun. *Handbook of mathematical functions: with formulas, graphs, and mathematical tables.* U. S. Government Printing Offices, Washington D.C., 1964.

[65] G. Arfken and H. J. Weber. *Mathematical methods for physicists.* Academic Press, San Diego (Calif.) [u.a.], fünfte Edition, 2001.

[66] P. Moon and D. E. Spencer. *Field theory handbook: including coordinate systems, differential equations and their solutions.* Springer, Heidelberg, 2012.

[67] E. U. Condon and G. H. Shortley. *The theory of atomic spectra.* Cambridge University Press, Cambridge, 1951.

[68] C. Cohen-Tannoudji, B. Diu, and F. Laloë. *Quantenmechanik.* de Gruyter, Berlin [u.a.], vierte Edition, 2010.

[69] W. Torge and J. Müller. *Geodesy.* De Gruyter, Berlin [u.a.], vierte Edition, 2012.

[70] R. J. Morris, R. J. Najmanovich, A. Kahraman, and J. M. Thornton. Real spherical harmonic expansion coefficients as 3D shape descriptors for protein binding pocket and ligand comparisons. *Bioinformatics*, 21(10):2347–2355, 2005. doi:10.1093/bioinformatics/bti337.

[71] D. E. Winch, D. J. Ivers, J. P. R. Turner, and R. J. Stening. Geomagnetism and schmidt quasi-normalization. *Geophysical Journal International*, 160(2):487–504, 2005. doi:10.1111/j.1365-246X.2004.02472.x.

[72] L. C. Evans. *Partial differential equations.* American Mathematical Society, Providence (RI), zweite Edition, 2010.

[73] E. Rebhan. *Theoretische Physik*, volume 1: Mechanik, Elektrodynamik, Spezielle und allgemeine Relativitätstheorie, Kosmologie. Spektrum Akadademischer Verlag, Heidelberg, 1999.

[74] J. D. Jackson. *Klassische Elektrodynamik.* de Gruyter, Berlin [u.a.], vierte Edition, 2006.

[75] M. Hermann. *Numerische Mathematik.* Oldenbourg, München, zweite Edition, 2006.

[76] C. P. Bean and J. D. Livingston. Superparamagnetism. *Journal of Applied Physics*, 30(4):S120–S129, 1959. doi:10.1063/1.2185850.

[77] R. Lawaczeck, H. Bauer, T. Frenzel, M. Hasegawa, Y. Ito, K. Kito, N. Miwa, H. Tsutsui, H. Vogler, and H.-J. Weinmann. Magnetic iron oxide particles coated with carboxydextran for parenteral administration and liver contrasting: pre-clinical profile of SH U555A. *Acta Radiologica*, 38(4):584–597, 1997. doi:10.1080/02841859709174391.

[78] P. Reimer and T. Balzer. Ferucarbotran (resovist): a new clinically approved RES-specific contrast agent for contrast-enhanced MRI of the liver: properties, clinical development, and applications. *European Radiology*, 13(6):1266–1276, 2003. doi:10.1007/s00330-002-1721-7.

[79] A. P. Khandhar, R. M. Ferguson, H. Arami, and K. M. Krishnan. Monodisperse magnetite nanoparticle tracers for in vivo magnetic particle imaging. *Biomaterials*, 34(15):3837–3845, 2013. doi:10.1016/j.biomaterials.2013.01.087.

[80] Q. A. Pankhurst, J. Connolly, S. K. Jones, and J. J. Dobson. Applications of magnetic nanoparticles in biomedicine. *Journal of Physics D: Applied Physics*, 36(13):R167, 2003. doi:10.1088/0022-3727/36/13/201.

[81] S. Chikazumi and S. H. Charap. *Physics of Magnetism*. Wiley, New York, 1964.

[82] L. R. Croft, P. W. Goodwill, and S. M. Conolly. Relaxation in x-space magnetic particle imaging. *IEEE Transactions on Medical Imaging*, 31(12):2335–2342, 2012. doi:10.1109/TMI.2012.2217979.

[83] R. Dhavalikar and C. Rinaldi. On the effect of finite magnetic relaxation on the magnetic particle imaging performance of magnetic nanoparticles. *Journal of Applied Physics*, 115(7):074308, 2014. doi:10.1063/1.4866680.

[84] D. Eberbeck, F. Wiekhorst, S. Wagner, and L. Trahms. How the size distribution of magnetic nanoparticles determines their magnetic particle imaging performance. *Applied Physics Letters*, 98(18):182502, 2011. doi:10.1063/1.3586776.

[85] N. Lowa, P. Knappe, F. Wiekhorst, D. Eberbeck, A. F. Thunemann, and L. Trahms. How hydrodynamic fractionation influences MPI performance of resovist. *IEEE Transactions on Magnetics*, 51(2):1–4, 2015. doi:10.1109/TMAG.2014.2326833.

[86] J. Weizenecker, B. Gleich, J. Rahmer, and J. Borgert. Particle dynamics of mono-domain particles in magnetic particle imaging. In *Magnetic Nanoparticles: Particle Science, Imaging Technology, and Clinical Applications: Proceedings of the First International Workshop on Magnetic Particle Imaging*, pages 3–15, 2010. doi:10.1142/9789814324687_0001.

[87] J. Weizenecker, B. Gleich, J. Rahmer, and J. Borgert. Micro-magnetic simulation study on the magnetic particle imaging performance of anisotropic mono-domain particles. *Physics in Medicine and Biology*, 57(22):7317–7327, 2012. doi:10.1088/0031-9155/57/22/7317.

[88] M. Gräser, K. Bente, A. Neumann, and T. M. Buzug. Trajectory dependent particle response for anisotropic mono domain particles in magnetic particle imaging. *Journal of Physics D: Applied Physics*, 49(4):045007, 2016. doi:10.1088/0022-3727/49/4/045007.

[89] T. Knopp, T. F. Sattel, S. Biederer, J. Rahmer, J. Weizenecker, B. Gleich, J. Borgert, and T. M. Buzug. Model-based reconstruction for magnetic particle imaging. *IEEE Transactions on Medical Imaging*, 29(1):12–18, 2010. doi:10.1109/TMI.2009.2021612.

[90] T. Knopp, S. Biederer, T. F. Sattel, J. Rahmer, J. Weizenecker, B. Gleich, J. Borgert, and T. M. Buzug. 2D model-based reconstruction for magnetic particle imaging. *Medical Physics*, 37(2):485–491, 2010. doi:10.1118/1.3271258.

[91] O. Dössel and J. Bohnert. Safety considerations for magnetic fields of 10 mt to 100 mt amplitude in the frequency range of 10 khz to 100 khz for magnetic particle imaging. *Biomedizinische Technik/Biomedical Engineering*, 58(6):611–621, 2013. doi:10.1515/bmt-2013-0065.

[92] I. Schmale, B. Gleich, J. Schmidt, J. Rahmer, C. Bontus, R. Eckart, B. David, M. Heinrich, O. Mende, O. Woywode, J. Jokram, and J. Borgert. Human PNS and SAR study in the frequency range from 24 to 162 khz. In *2013 International Workshop on Magnetic Particle Imaging (IWMPI)*, 2013. doi:10.1109/IWMPI.2013.6528346.

[93] I. Schmale, B. Gleich, J. Rahmer, C. Bontus, J. Schmidt, and J. Borgert. MPI safety in the view of MRI safety standards. *IEEE Transactions on Magnetics*, 51(2):1–4, 2014. doi:10.1109/TMAG.2014.2322940.

[94] A. M. Rauwerdink, A. J. Giustini, and J. B. Weaver. Simultaneous quantification of multiple magnetic nanoparticles. *Nanotechnology*, 21(45):455101, 2010. doi:10.1088/0957-4484/21/45/455101.

[95] J. B. Weaver, A. M. Rauwerdink, C. R. Sullivan, and I. Baker. Frequency distribution of the nanoparticle magnetization in the presence of a static as well as a harmonic magnetic field. *Medical Physics*, 35(5):1988–1994, 2008. doi:10.1118/1.2903449.

[96] S. Biederer, T. Knopp, T. F. Sattel, K. Lüdtke-Buzug, B. Gleich, J. Weizenecker, J. Borgert, and T. M. Buzug. Magnetization response spectroscopy of superparamagnetic nanoparticles for magnetic particle imaging. *Journal of Physics D: Applied Physics*, 42(20):205007, 2009. doi:10.1088/0022-3727/42/20/205007.

[97] J. B. Weaver, A. M. Rauwerdink, and E. W. Hansen. Magnetic nanoparticle temperature estimation. *Medical Physics*, 36(5):1822–1829, 2009. doi:10.1118/1.3106342.

[98] A. M. Rauwerdink, E. W. Hansen, and J. B. Weaver. Nanoparticle temperature estimation in combined ac and dc magnetic fields. *Physics in Medicine and Biology*, 54(19):L51–L55, 2009. doi:10.1088/0031-9155/54/19/L01.

[99] A. M. Rauwerdink and J. B. Weaver. Viscous effects on nanoparticle magnetization harmonics. *Journal of Magnetism and Magnetic Materials*, 322(6):609–613, 2010. doi:10.1016/j.jmmm.2009.10.024.

[100] A. M. Rauwerdink and J. B. Weaver. Measurement of molecular binding using the brownian motion of magnetic nanoparticle probes. *Applied Physics Letters*, 96(3):033702, 2010. doi:10.1063/1.3291063.

[101] T. Wawrzik, F. Ludwig, and M. Schilling. Magnetic particle imaging: exploring particle mobility. In *Magnetic Particle Imaging*, volume 140 of *Springer Proceedings in Physics*, pages 21–25. Springer, Berlin, 2012. doi:10.1007/978-3-642-24133-8_4.

[102] S. Biederer, T. Knopp, T. F. Sattel, K. Lüdtke-Buzug, B. Gleich, J. Weizenecker, J. Borgert, and T. M. Buzug. Magnetization response spectroscopy of superparamagnetic nanoparticles for magnetic particle imaging. *Journal of*

Physics D: Applied Physics, 42(30):205007, 2009. doi:10.1088/0022-3727/42/20/205007.

[103] R. M. Ferguson, K. R. Minard, and K. M. Krishnan. Optimization of nanoparticle core size for magnetic particle imaging. *Journal of Magnetism and Magnetic Materials*, 321(10):1548–1551, 2009. doi:10.1016/j.jmmm.2009.02.083.

[104] F. Ludwig, T. Wawrzik, T. Yoshida, and N. Gehrke. Optimization of magnetic nanoparticles for magnetic particle imaging. *IEEE Transactions on Magnetics*, 48(11):3780 – 3783, 2012. doi:10.1109/TMAG.2012.2197601.

[105] F. Ludwig, D. Eberbeck, N. Löwa, U. Steinhoff, T. Wawrzik, M. Schilling, and L. Trahms. Characterization of magnetic nanoparticle systems with respect to their magnetic particle imaging performance. *Biomedizinische Technik/Biomedical Engineering*, 58(6):535–545, 2013. doi:10.1515/bmt-2013-0013.

[106] K. Lüdtke-Buzug, J. Haegele, S. Biederer, T. F. Sattel, M. Erbe, R. L. Duschka, J. Barkhausen, and F. M. Vogt. Comparison of commercial iron oxide-based mri contrast agents with synthesized high-performance mpi tracers. *Biomedizinische Technik/Biomedical Engineering*, 58(6):527–533, 2013. doi:10.1515/bmt-2012-0059.

[107] P. I. Nikitin, P. M. Vetoshko, and T. I. Ksenevich. New type of biosensor based on magnetic nanoparticle detection. *Journal of Magnetism and Magnetic Materials*, 311(1):445–449, 2007. doi:10.1016/j.jmmm.2006.10.1180.

[108] T. Knopp, S. Biederer, T. Sattel, J. Weizenecker, B. Gleich, J. Borgert, and T. M. Buzug. Trajectory analysis for magnetic particle imaging. *Physics in Medicine and Biology*, 54(2):385–397, 2009. doi:10.1088/0031-9155/54/2/014.

[109] J. Rahmer, B. Gleich, J. Schmidt, C. Bontus, I. Schmale, J. Kanzenbach, J. Borgert, O. Woywode, A. Halkola, and J. Weizenecker. Continuous focus field variation for extending the imaging range in 3D MPI. In *Magnetic Particle Imaging*, volume 140 of *Springer Proceedings in Physics*, pages 255–259. Springer, Berlin, 2012. doi:10.1007/978-3-642-24133-8_41.

[110] N. D. Nothnagel and J. Sanchez-Gonzalez. Measurement of system functions with extended field-of-view. *IEEE Transactions on Magnetics*, 51(2), 2015. doi:10.1109/TMAG.2014.2326253.

[111] T. F. Sattel, T. Knopp, S. Biederer, B. Gleich, J. Weizenecker, J. Borgert, and T. M. Buzug. Single-sided device for magnetic particle imaging. *Journal of Physics D: Applied Physics*, 42(2):022001, 2008. doi:10.1088/0022-3727/42/2/022001.

[112] P. W. Goodwill, G. C. Scott, P. P. Stang, and S. M. Conolly. Narrowband magnetic particle imaging. *IEEE Transactions on Medical Imaging*, 28(8):1231–1237, 2009. doi:10.1109/TMI.2009.2013849.

[113] P. Goodwill, L. Croft, J. Konkle, K. Lu, E. Saritas, B. Zheng, and S. M. Conolly. Third generation x-space mpi mouse and rat scanner. In *Magnetic Particle Imaging*, volume 140 of *Springer Proceedings in Physics*, pages 261–265. Springer, Berlin, 2012. doi:10.1007/978-3-642-24133-8_42.

[114] T. Wawrzik, C. Kuhlmann, F. Ludwig, and M. Schilling. Scanner setup and reconstruction for three-dimensional magnetic particle imaging. In *SPIE Medical Imaging 2013:Biomedical Applications in Molecular, Structural, and Functional Imaging*, page 86721B, 2013. doi:10.1117/12.2006392.

[115] Y. Ishihara, T. Honma, S. Nohara, and Y. Ito. Evaluation of magnetic nanoparticle samples made from biocompatible ferucarbotran by time-correlation magnetic particle imaging reconstruction method. *BMC Medical Imaging*, 13(1):15, 2013. doi:10.1186/1471-2342-13-15.

[116] K. Murase, S. Hiratsuka, R. Song, and Y. Takeuchi. Development of a system for magnetic particle imaging using neodymium magnets and gradiometer. *Japanese Journal of Applied Physics*, 53(6):067001, 2014. doi:10.7567/JJAP.53.067001.

[117] P. Vogel, M. A. Ruckert, P. Klauer, W. H. Kullmann, P. M. Jakob, and V. C. Behr. Traveling wave magnetic particle imaging. *IEEE Transactions on Medical Imaging*, 33(2):400–407, 2014. doi:10.1109/TMI.2013.2285472.

[118] K. Gräfe, G. Bringout, M. Gräser, T. F. Sattel, and T. M. Buzug. System matrix recording and phantom measurements with a single-sided magnetic

particle imaging device. *IEEE Transactions on Magnetics*, 51(2):1–3, 2015. doi:10.1109/TMAG.2014.2330371.

[119] P. W. Goodwill, J. J. Konkle, B. Zheng, E. U. Saritas, and S. M. Conolly. Projection x-space magnetic particle imaging. *IEEE Transactions on Medical Imaging*, 31(5):1076–1085, 2012. doi:10.1109/TMI.2012.2185247.

[120] T. Knopp, M. Erbe, S. Biederer, T. F. Sattel, and T. M. Buzug. Efficient generation of a magnetic field-free line. *Medical Physics*, 37(7):3538–3540, 2010. doi:10.1118/1.3447726.

[121] P. W. Goodwill and S. M. Conolly. The x-space formulation of the magnetic particle imaging process: 1-D signal, resolution, bandwidth, SNR, SAR, and magnetostimulation. *IEEE Transactions on Medical Imaging*, 29(11):1851–1859, 2010. doi:10.1109/TMI.2010.2052284.

[122] P. W. Goodwill and S. M. Conolly. Multidimensional x-space magnetic particle imaging. *IEEE Transactions on Medical Imaging*, 30(9):1581–1590, 2011. doi:10.1109/TMI.2011.2125982.

[123] P. W. Goodwill, E. U. Saritas, L. R. Croft, T. N. Kim, K. M. Krishnan, D. V. Schaffer, and S. M. Conolly. X-space MPI: magnetic nanoparticles for safe medical imaging. *Advanced Materials*, 24(28):3870–3877, 2012. doi:10.1002/adma.201200221.

[124] T. Knopp, M. Erbe, T. F. Sattel, S. Biederer, and T. M. Buzug. A fourier slice theorem for magnetic particle imaging using a field-free line. *Inverse Problems*, 27(9), 2011. doi:10.1088/0266-5611/27/9/095004.

[125] J. J. Konkle, P. W. Goodwill, O. M. Carrasco-Zevallos, and S. M. Conolly. Projection reconstruction magnetic particle imaging. *IEEE Transactions on Medical Imaging*, 32(2):338 347, 2013. doi:10.1109/TMI.2012.2227121.

[126] T. Knopp and T. M. Buzug. *Magnetic Particle Imaging: An Introduction to Imaging Principles and Scanner Instrumentation.* Springer, Berlin, 2012.

[127] J.C. Mason and D.C. Handscomb. *Chebyshev polynomials.* CRC Press LLC, Boca Raton, 2003.

[128] A. Halkola, T. M. Buzug, J. Rahmer, B. Gleich, and C. Bontus. System calibration unit for magnetic particle imaging: focus field based system function.

In *Magnetic Particle Imaging*, volume 140 of *Springer Proceedings in Physics*, pages 27–31. Springer, Berlin, 2012. doi:10.1007/978-3-642-24133-8_5.

[129] M. Gräser, A. von Gladiß, P. Szwargulski, M. Ahlborg, T. Knopp, and T. M. Buzug. Reconstruction of experimental 2D MPI data using a hybrid system function. In *6th International Workshop on Magnetic Particle Imaging 2016 - Book of Abstracts*, page 130, 2016.

[130] A. von Gladiß, M. Ahlborg, T. Knopp, and T.M. Buzug. Compressed sensing of the system matrix and sparse reconstruction of the particle concentration in magnetic particle imaging. *IEEE Transactions on Magnetics*, 51(2):1–4, 2015. doi:10.1109/TMAG.2014.2326432.

[131] H. P. William, S. A. Teukolsky, W. T. Vetterling, and B. P. Flannery. *Numerical recipes 2rd edition: The art of scientific computing.* Cambridge University Press, Cambridge, 2002.

[132] P. C. Hansen. *Rank-deficient and discrete ill-posed problems: numerical aspects of linear inversion.* Siam, Philadelphia, 1998.

[133] R. C. Aster, B. Borchers, and C. H. Thurber. *Parameter estimation and inverse problems.* Academic Press, Amsterdam [u.a.], 2011.

[134] T. Knopp, S. Biederer, T. Sattel, and T. M. Buzug. Singular value analysis for magnetic particle imaging. *2008 IEEE Nuclear Science Symposium Conference Record*, pages 4525 – 4529, 2008. doi:10.1109/NSSMIC.2008.4774296.

[135] S. Kaczmarz. Angenäherte auflösung von systemen linearer gleichungen. *Bulletin International de l'Academie Polonaise des Sciences et des Lettres*, 35:355–357, 1937.

[136] L. Elsner, I. Koltracht, and P. Lancaster. Convergence properties of ART and SOR algorithms. *Numerische Mathematik*, 59(1):91–106, 1991. doi:10.1007/BF01385772.

[137] T. Knopp, J. Rahmer, T. F. Sattel, S. Biederer, J. Weizenecker, B. Gleich, J. Borgert, and T. M. Buzug. Weighted iterative reconstruction for magnetic particle imaging. *Physics in Medicine and Biology*, 55(6):1577–1589, 2010. doi:10.1088/0031-9155/55/6/003.

[138] T. Strohmer and R. Vershynin. A randomized kaczmarz algorithm with exponential convergence. *Journal of Fourier Analysis and Applications*, 15(2):262–278, 2009. doi:10.1007/s00041-008-9030-4.

[139] M. A. Saunders. Solution of sparse rectangular systems using LSQR and CRAIG. *BIT Numerical Mathematics*, 35(4):588–604, 1995. doi:10.1007/BF01739829.

[140] A. Dax. On row relaxation methods for large constrained least squares problems. *SIAM Journal on Scientific Computing*, 14(3):570–584, 1993. doi:10.1137/0914036.

[141] J.C. Maxwell. A dynamical theory of the electromagnetic field. *Philosophical Transactions of the Royal Society of London*, 155:459–512, 1865. doi:10.1098/rstl.1865.0008.

[142] W. Demtröder. *Experimentalphysik 2: Elektrizität und Optik*. Springer, Berlin, Heidelberg, 2013.

[143] G. Strassacker and R. Süße. *Rotation, Divergenz und Gradient : Einführung in die elektromagnetische Feldtheorie; mit 17 Tabellen und 70 Beispielen*. Teubner, Wiesbaden, sechste Edition, 2006.

[144] H. Amann and J. Escher. *Analysis II*. Birkhäuser, Basel, zweite Edition, 2006.

[145] A. Buades, B. Coll, and J.-M. Morel. A review of image denoising algorithms, with a new one. *SIAM Multiscale Modeling & Simulation*, 4(2):490–530, 2005. doi:10.1137/040616024.

[146] J. Weizenecker, J. Borgert, and B. Gleich. A simulation study on the resolution and sensitivity of magnetic particle imaging. *Physics in Medicine and biology*, 52(21):6363, 2007. doi:10.1088/0031-9155/52/21/001.

[147] D. L. Donoho and J. M. Johnstone. Ideal spatial adaptation by wavelet shrinkage. *Biometrika*, 81(3):425–455, 1994. doi:10.1093/biomet/81.3.425.

[148] J. Lampe, C. Bassoy, J. Rahmer, J. Weizenecker, H. Voss, B. Gleich, and J. Borgert. Fast reconstruction in magnetic particle imaging. *Physics in Medicine and Biology*, 57(4):1113–1134, 2012. doi:10.1088/0031-9155/57/4/1113.

[149] D. L. Donoho. De-noising by soft-thresholding. *IEEE Transactions on Information Theory*, 41(3):613–627, 1995. doi:10.1109/18.382009.

[150] T. Knopp, K. Them, M. Kaul, and N. Gdaniec. Joint reconstruction of non-overlapping magnetic particle imaging focus-field data. *Physics in Medicine and Biology*, 60(8):L15–21, 2015. doi:10.1088/0031-9155/60/8/L15.

[151] K. Lu, P. W. Goodwill, E. U. Saritas, B. Zheng, and S. M. Conolly. Linearity and shift invariance for quantitative magnetic particle imaging. *IEEE Transactions on Medical Imaging*, 32(9):1565–1575, 2013. doi:10.1109/TMI.2013.2257177.

[152] M. G. Kaul, O. Weber, U. Heinen, A. Reitmeier, T. Mummert, C. Jung, N. Raabe, T. Knopp, H. Ittrich, and G. Adam. Combined preclinical magnetic particle imaging and magnetic resonance imaging: Initial results in mice. *RöFo: Fortschritte auf dem Gebiete der Rontgenstrahlen und der Nuklearmedizin*, 187(5):347–352, 2015. doi:10.1055/s-0034-1399344.

[153] R. B. Blackman and J. W. Tukey. *The measurement of power spectra, from the point of view of communications engineering*. Dover Publications Inc., New York, 1959.

[154] G. Heinzel, A. Rüdiger, and R. Schilling. Spectrum and spectral density estimation by the discrete fourier transform (dft), including a comprehensive list of window functions and some new at-top windows., 2002. doi:11858/00-001M-0000-0013-557A-5.

[155] F. J. Harris. On the use of windows for harmonic analysis with the discrete fourier transform. *Proceedings of the IEEE*, 66(1):51–83, 1978. doi:10.1109/PROC.1978.10837.

[156] A. H. Nuttall. Some windows with very good sidelobe behavior. *IEEE Transactions on Acoustics, Speech and Signal Processing*, 29(1):84–91, 1981. doi:10.1109/TASSP.1981.1163506.

[157] K. Them, M. Kaul, C. Jung, M. Hofmann, T. Mummert, F. Werner, and T. Knopp. Sensitivity enhancement in magnetic particle imaging by background subtraction. *IEEE Transactions on Medical Imaging*, 35(3):893 – 900, 2015. doi:10.1109/TMI.2015.2501462.

[158] J. Kaipio and E. Somersalo. Statistical inverse problems: Discretization, model reduction and inverse crimes. *Journal of Computational and Applied Mathematics*, 198(2):493–504, 2007. `doi:10.1016/j.cam.2005.09.027`.

Index

Infinite Science Publishing